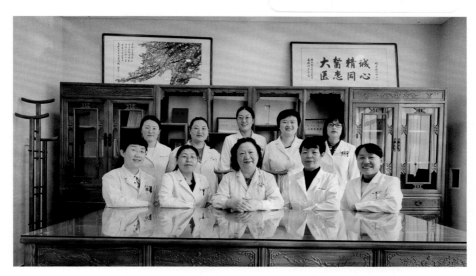

张晋峰全国名老中医药专家传承工作室成员合影

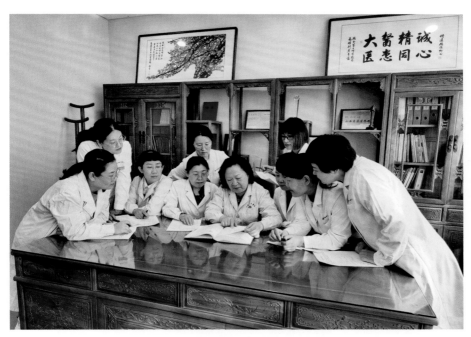

张晋峰正在授课

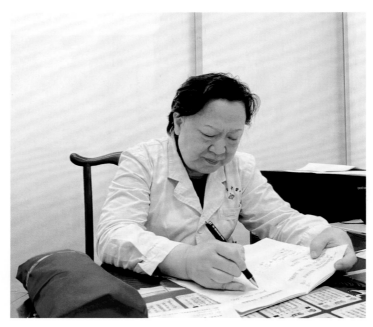

张晋峰正在书写门诊病历

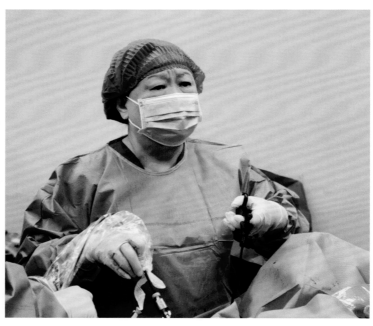

张晋峰正在做手术

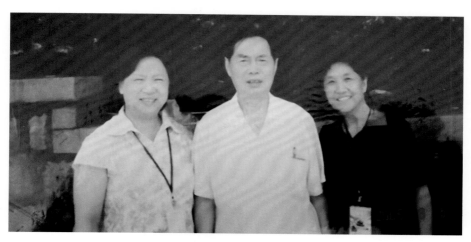

张晋峰和国医大师夏桂成

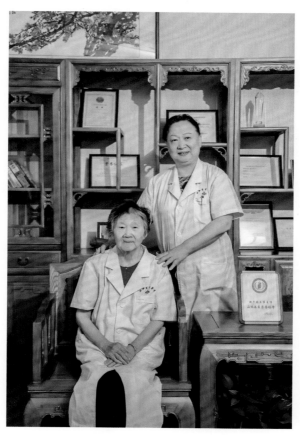

张晋峰和张玉芬主任医师

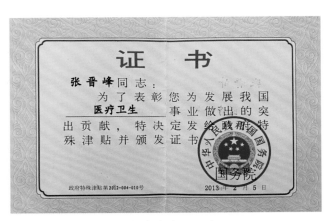

政府特殊津贴证书

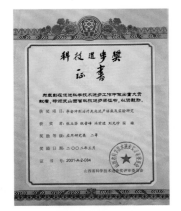

科技进步奖证书

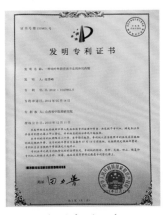

发明专利证书

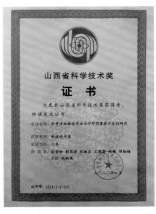

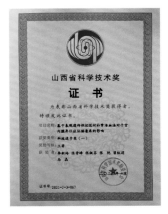

山西省科学技术奖证书

名老中医临证医案精粹（妇科卷）

张晋峰
妇科临证实录

薛勤梅◎主编

张晋峰◎主审

张晋峰全国名老中医药专家传承工作室　组织编写

中国健康传媒集团

中国医药科技出版社

内 容 提 要

张晋峰主任医师是山西省中医院妇产科主任、研究生导师，享受国务院政府特殊津贴专家，第五批、第六批全国名老中医药专家学术经验继承工作指导老师，山西省名医。从事中西医结合妇科临床诊疗工作40余年，在不孕症、月经失调、外阴营养不良、复发性流产、盆腔肿物等妇科疑难杂病领域均有专长，每年门诊患者达2万余人，临证经验丰富，诊疗效果确切。本书系统地整理了张晋峰主任医师临床诊疗中的经验，并广泛收集其学术继承人的跟师心得体会，归纳总结了张晋峰主任的学术思想及临床经验，对中医妇科临床医生、学生大有裨益。

图书在版编目（CIP）数据

张晋峰妇科临证实录/张晋峰全国名老中医药专家传承工作室组织编写；薛勤梅主编 . —北京：中国医药科技出版社，2023.4

（名老中医临证医案精粹.妇科卷）

ISBN 978-7-5214-2772-1

Ⅰ.①张…　Ⅱ.①张…　②薛…　Ⅲ.①中医妇科学—中医临床—经验—中国—现代　Ⅳ.①R271.1

中国版本图书馆CIP数据核字(2021)第255960号

美术编辑　陈君杞
责任编辑　樊　莹
版式设计　友全图文

出版　**中国健康传媒集团** | 中国医药科技出版社
地址　北京市海淀区文慧园北路甲22号
邮编　100082
电话　发行：010-62227427　邮购：010-62236938
网址　www.cmstp.com
规格　710×1000mm $\frac{1}{16}$
印张　18 $\frac{1}{4}$
字数　301千字
版次　2023年4月第1版
印次　2023年4月第1次印刷
印刷　三河市万龙印装有限公司
经销　全国各地新华书店
书号　ISBN 978-7-5214-2772-1
定价　**59.00元**

获取新书信息、投稿、为图书纠错，请扫码联系我们。

编委会

□ 出版说明

张晋峰，主任医师，研究生导师，享受国务院政府特殊津贴专家，第五批、第六批全国老中医药专家学术经验继承工作指导老师，山西省名医，"三晋英才"支持计划高端领军人才。张晋峰从医40余年，主张中西医结合，强调临床医生不仅要具备扎实的中医理论及丰富的实践经验，同时必须掌握西医的急救和手术技能，二者不可偏废，倡导辨病与辨证相结合，擅长治疗各种妇科疑难杂病。笔者耳濡目染，对张晋峰的学术特色、临床经验有切身体会，心得和感悟颇多。就在几个月前，遇一患者阵发性面部潮红，汗出频频，不分昼夜，甚是痛苦焦虑，人多虑其年届围绝经期，肾阴虚，不能上济心火致虚阳上越，予清骨散合交泰丸清虚热而引热下行，然用之不效。张晋峰查其舌苔黄腻，脉略有弦象，考虑为虚实夹杂证，予龙胆泻肝汤清泻肝胆湿热以祛邪，复诊时患者仅存夜间潮热，又予知柏地黄汤滋阴清热而症除。笔者反复斟酌，不禁敬佩张晋峰辨证精当，有邪者必先祛邪，邪去而后扶正的用药之道。

2012年，笔者有幸成为第五批全国老中医药专家学术经验继承人，师承张晋峰，跟师学习3年。在跟随张晋峰学习期间，写好每一篇心得和笔记，并以《医苑英华》为蓝本，编写《甲子回眸》张晋峰部分。2017年张晋峰全国名老中医药专家传承工作室成立，成立之初工作室即开始筹划《张晋峰妇科临证实录》的撰写，和同门师姐妹及研究生继续搜集张晋峰老师的临证验案，随时讨论相关病例的书写、随诊、评价，分析研究医案，总结提炼经验思路，再按病种分成月经病、妊娠病、不孕症、妇科杂病、产后病5大类30个具体病种加以撰写。

本书上篇以专题形式介绍了张晋峰的传承脉络，诊治妇科疾病的学术思想和临证特点，以及常用治法和方药。为了满足现代临床需要，下篇以西医病名为纲，分概述、辨证分型、病案实录及诊疗品析，篇幅中以中医理论为主导，融入西医相关认识。月经病异常子宫出血部分则与其他章节体例不同，囊括了月经病之月经先期、月经后期、月经先后不定期、经间期出血、经期延长、月经过少、月经过多，以及崩漏。崩漏虽然属于异常子宫出血，然崩漏为经乱之甚，故专列一节讨论以突出重点。无排卵性异常子宫出血不能完全体现崩漏的特点，故体例仍同异常子宫出血。杂病中，盆腔子宫内膜异位症和子宫腺肌症则列于子宫内膜异位性疾病中。产后病的体例和异常子宫出血相类似。本书2021年已完稿，又经过两年的打磨、校稿，和王瑞霞又对全书细节进行不断修改使之精益求精。

本书所载虽然不是张晋峰诊疗经验的全部，但仔细阅读已可知其学术体系之大概，上篇"理论篇"是对临证方药、学术思想的总结和提升；下篇"临证医案"则是本书的核心内容。本书的出版，以期对中西医妇产科同仁及医学生有所俾益和启迪。由于临床诊务繁忙，虽经众人努力，仍有部分优秀医案未能收集，故本书尚不能完全体现张晋峰的学术造诣，希望此书有再版充实的机会，也希望各位同仁对此书提出宝贵意见，以便不断修正完善。

编　者
2023年3月

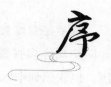

序

　　我曾长期在山西省中医药研究院及其附属医院（现山西省中医院）从事科研、医疗及管理工作。在我的心目中，张晋峰教授是一位各方面都非常优秀的专家，她无论对中医妇科学还是西医妇科学的学习和临床实践都精益求精，其学术和技术均有很高造诣，不仅临床疗效卓著，且取得很多科研成果，深受患者好评和学界称道。

　　平素我也经常受朋友之托慕名请她诊病，均获良效，其中不乏许多经多方治疗无果的不孕症患者，在张晋峰治疗之后喜得贵子。特别令我印象深刻的是，一位患子宫淋漓出血多年的老人经她医治后奇迹般痊愈，这些我所亲历的临床案例常常令我敬佩不已！实际上，张晋峰教授在几十年的临床工作中治愈了许许多多的患者，为她们解除了病痛，恢复身体健康。此次出版的《张晋峰妇科临证实录》就是她多年从事中医和中西医结合妇科临床工作的一个总结和写照。

　　我想这本著作只是她临床经验及研究成果的一部分，正如书名所言是一些经验"实录"，但却无疑是其中一个主要的部分。

　　该书的内容几乎涵盖了妇科"胎、产、经、带"的许多常见病、多发病和疑难病。在写法上，针对每一个疾病（病证），既说明了她采用的辨证论治方法，也阐释了其研究心得和学术思想，学来不仅实用，而且也多能从中获得许多学术研究上的感悟和启发。因此，在中医妇科学领域，无论对于临床医生的临证应用，还是启迪临床后学，抑或面向现代和未来的研究，该书都是一本值得学习和收藏的好书！

　　中医妇科学是一个有着巨大挖掘潜力和二次研究发展前景的学科。纵观现代医学近年来涌现并得到快速发展的胎儿医学、围产医学，以及健康与疾病的发育起源等多学科交叉的前沿理论和学科，我们从中都能看到传统中医妇科学理论与方法的"影子"，它们之间的交叉融合研究是中医妇科学未来发展的一个新方向，从中也必然产生出关于妇科疾病防治和促进妇幼健康的一系列新理论、新技术和新方法。

承蒙张晋峰教授赠阅《张晋峰妇科临证实录》初稿，阅后深有感触！由此回忆起许多张晋峰教授从事临床和科研工作的事迹，以及我自己的一些亲历，也联想到中医妇科学未来可能具有的创新发展，于是，写下了如上的一些文字，既是对张晋峰教授所取得优异成果的由衷祝贺，也是对中医妇科学未来发展前景的一个热心期待，是为序！

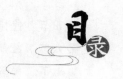

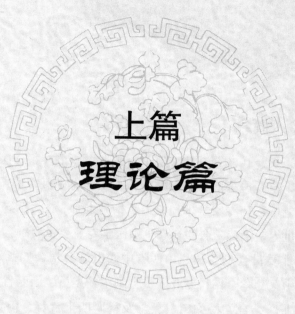

上篇
理论篇

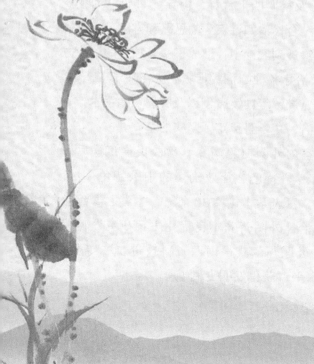

第一章
医家小传

一、个人简介

张晋峰，女，1959年9月出生于山西省太原市。主任医师，山西省名医，研究生导师，享受国务院特殊津贴专家，山西省中医院妇产科主任，第五批、第六批全国老中医药专家学术经验继承指导老师，"三晋英才"支持计划高端领军人才。世界中医药学会联合会生殖医学专业委员会副会长、中国民族医药学会妇科专业委员会副会长、山西省中西医结合学会妇科专业委员会主任委员、山西省中医药学会妇科专业委员会副主任委员、山西省妇产科学会委员。

从事中西医结合妇科临床、教学及科研四十余年，倡导"补肾"为主要法则治疗妇科疾病，积极探索中西医结合诊治妇科疾病的思路和方法，将辨病与辨证紧密结合，尤其是将妇科检查渗透到四诊中，形成了一套独特的诊疗方法，提高了辨证论治的准确性，擅长治疗各种妇科疑难病症。在临床工作中，引进先进的学术理念，开展腹腔镜、宫腔镜等内镜微创以及肿瘤切除手术，为科室发展成为现代化中医、中西医结合特色学科奠定了坚实的基础。

积极创建重点专科，规范了科室内外阴白色病变、盆腔炎性疾病后遗症、不孕症诊治流程，总结出具有专科特色、疗效确切的中医特色疗法。参与起草子宫腺肌病中医诊疗指南。发表学术论文30余篇，主编、参编著作5部。主持"补肾活血综合疗法治疗外阴营养不良优化方案研究"国家级课题1项，主持和参加十余项省级课题，获得山西省科技进步二等奖4项，其中1项经鉴定达到国内先进水平，获得发明专利1项。

二、传承脉络

张晋峰大学毕业参加工作后，又相继参加了国家级和省级西医培训班，并接受了研究生教育，后又跟师于全国著名中医妇科专家、国医大师夏桂成教授，从而博采众家之长，成就了自身深厚的学术造诣。

1.幼从名医得启蒙

张晋峰幼时母亲体弱多病，其常随母亲求医问药，接触医生日多，逐渐能辨识医者之医术。耳闻当地家传三代的名老中医周龙华（1931～2001）治愈的许多疑难病症实例，目睹周老用中药为母亲治愈顽疾，自此，中医中药神奇的疗效，给张晋峰留下了深刻的印象。在母亲的鼓励和支持下，张晋峰师从周老，每逢寒暑假便跟诊周老。周老要求张晋峰背诵《汤头歌诀》《药性赋》《医宗金鉴·十二经循行部位·妇人心法要诀》等。期间，张晋峰见证了周老屡起沉疴，激发了其对中医事业的热爱和憧憬。

2.正规教育打基础

1978年适逢国家恢复高考，为圆中医梦，张晋峰选择了山西省内当时唯一设有中医专业的大同医学高等专科学校。该校建校于1958年，师资力量雄厚，当时在山西省内知名度很高。开学典礼上，生性豪爽的门纯德（1917～1984）先生，面对数百莘莘学子，讲述了他创建中医专业的原因，发展中医的良好前景，光大中医、振兴中医的信念和决心，激励同学们坚定信念学习中医、发展中医。门纯德系著名中医临床家、教育家，于1978年在山西省内开创中医高等教育专业，其认为中医学理论源远流长，医学著作汗牛充栋，习医者必须具备极大的恒心与毅力。门纯德授课深入浅出，循循善诱，将深奥的医理生动形象地阐释于众学子。张晋峰因自幼接触中医，接受知识较快，门老常鼓励其除精研细读课本之外，还要博览群书、知新探源。门老除传道、授业、解惑外，还精勤实践，善于应用经方，方精药简，有山西省中医临床"北门"之美誉。在日常学习中，门老以精湛的医术深深影响着张晋峰。有一次，某位同学因高热住进了医院，七天过去了，该同学仍然高热不退，门老经过仔细诊察后，认为其发热的病机为气分发热兼阴分不足，投白虎汤合增液汤，予石膏30g、知母9g、麦冬15g、生地20g、玄参15g，服药2剂后，该同学即神清热退，疾病告愈。中医药如此神奇的疗效，更加坚定了张晋峰学习中医的决心和信心。张晋峰在大学期间学习了全部的中医基础课程，且孜孜不倦、博览群书，扎实地完成了学业，以优异的成绩毕业，为以后的临床工作奠定了坚实的理论基础。

3.工作学习博众长

1981年，张晋峰大学毕业后被分配到山西省中医研究所（现山西省中医药研究院、山西省中医院）工作，进院之初即聆听了四大名医之一的李翰卿（1892～1972）的诸多事迹和斐然成就，尤其是其合作完成的科研成果深深地震撼了张晋峰。

时任山西省中医研究所妇科主任国辕（1926～2015）严谨的治学态度、高超的诊治技艺熏陶、影响着张晋峰。在国老的培养下，张晋峰除了能熟练应用中医进行辨证论治，还能借助现代医学先进技术处理妇科疾病。国老自幼聪明好学，解放前在晋冀鲁豫军区医院就职，1952年毕业于山西医学院，1971年11月组建山西省吕梁地区人民医院，1976年3月调任山西省中医研究所妇产科主任，1989年离休。国老医术精湛、医德高尚，有"送子观音"之美誉，一生总结有效方剂70余首，其"国氏三法治滑胎"更是享誉三晋。

带教老师张玉芬，1963年毕业于山西医学院，1972年调入山西省中医研究所，从事中西医结合妇产科临床工作50余年。张玉芬将中西医优势集于一身，取长补短，不仅熟悉中医的理法方药，而且具有现代医学科研思路，张晋峰参与了其主持的"孕安冲剂的实验及临床研究"，为以后的科学研究奠定了良好的基础。

经过多年的临床磨炼，张晋峰积累了大量经验，并于20世纪90年代参加了山西省卫生厅举办的妇产科学习班，系统地掌握了人体解剖、生理、病理知识，以及妇产科常见疾病的西医诊治。理论及实践的学习拓展了张晋峰中医诊治疾病的思路和方法。之后，张晋峰又受训于全国中医妇科急诊班，聆听了著名中医妇科专家黄绳武、罗元恺、哈荔田的讲座，认识到中医不仅能治疗慢性病，还能治疗急性病，尤其在治疗痛经、血证、发热等方面具有独到之处。例如顽固性痛经，西医只能对症处理使用止痛药止痛，而中医则治病求本，可从根本上治疗痛经；对于西医束手无策的热入血室，中医用小柴胡汤即可治愈。这些学习经历为张晋峰后来从事中医妇科临床实践起到了很重要的作用。

1998年，为了更深入地学习祖国医学临床中宝贵的经验，张晋峰于临床之余参加了山西省卫生厅举办的第三批跨世纪学科带头人培训班，完成了研究生主要课程的学习。

1999年，张晋峰拜师于全国著名中医妇科专家夏桂成先生。夏老为南京中医药大学附属江苏省中医院教授，2014年当选第二届国医大师，从医60余年，深钻细研妇科理论，深入研究女性生理特点，结合长期临床实践创新性地提出"经间期学说"，健全周期的演变，经反复论证，将中医妇科传统的"肾-天癸-冲任-胞宫"生殖轴理论，拟定为"心（脑）-肾-子宫"轴，以心肾平衡为主轴，肝脾气血为枢纽的气血调节理论，构成新的女性生殖调整系统，演绎生殖节律变化。跟师期间，夏老以大医精诚之风范，倾囊相授，张晋峰潜心研究夏老学说，如月经生物圆运动及时间医学等，研读《周易》，深钻《傅青主女科》，中医妇科理论水平得到了进一步的提升。在夏老学术思想的影响下，张晋峰逐渐体会到肾虚，尤其是肾阴不足，是导致女性卵泡不发育、排卵功能障碍的主要原因；同时，气滞血瘀、痰浊阻滞等兼杂病机也不可忽视。在夏老的指导下，张晋峰完成了课题"滋阴抑亢汤用于免疫不孕的临床观察"。其后来在多年不断的临床实践中逐渐形成辨病、辨证、辨周期的思辨理念，在"心-肾-子宫"生殖轴学术思想的影响下，治疗妇科疾病亦主张宁心安神，交通心肾。

4.遵经崇古勇创新

中医妇科学渊远流长，据考证，在甲骨文卜辞中就有妇科方面的文字。现存《易经·爻辞》中就有"妇孕不育"和"妇三岁不孕"等记载。先秦战国时期的《山海经》即载有食之"宜子"或"无子"的药物。

《黄帝内经》确立了中医学的理论基础，论述妇科的经文比较散在，但内容充实，详述了妇女生理，妇科病的因机证治，开创了用中草药治疗妇科疾病的先河，为中医妇科学的形成和发展奠定了基础。历代医家从此经文出发，在实践中逐步充实和完善，最终形成了理法方药较为齐全的中医妇科学理论体系。

《素问·上古天真论》云："女子七岁，肾气盛，齿更发长；二七而天癸至，任脉通，太冲脉盛，月事以时下，故有子……七七任脉虚，太冲脉衰少，天癸竭，地道不通，故形坏而无子也。"系统地论述了妇女生长发育、生殖及衰老的过程，即从幼年开始，由于肾的精气逐渐充实，随之出现齿更发长等变化；发育到青春期，肾的精气充盛，发育完全，产生了"天癸"，于是女性就开始出现月经，性机能逐渐成熟，具备了生殖能力；待到老年，肾的精气渐衰，性机能和生殖能力随之减退而消失，形体也逐渐衰老。肾藏精，精为化血之源，直接为胞宫的行经、胎孕提供物质基础。肾气为产生月经和孕育胎儿的根本，成为后世"肾–天癸–冲任–胞宫"生殖轴的经典理论基础。

《素问·离合真邪论》指出风、热、寒、暑诸邪对人体经脉气血在生理、病理方面的影响，而月经与人体经脉、气血运行有着密切的关系。《灵枢·水胀》篇中论肠覃、石瘕之因则直接点明了寒邪的致病作用，情志损伤、劳逸失度亦是重要病因；病机变化主要为脏腑气血阴阳失调，冲、任、督、带等奇经损伤是其主要特点。当肾的精气不足时，会影响妇女的生长发育、月经的正常潮止及胎儿的孕育，补肾成为妇科疾病的主要治法之一。冲、任、督三脉均与胞宫有着密切的关系，且冲为血海，任主胞胎，冲任二脉受损，则血海不能按时满盈，胞胎无所系，而产生各种妇科疾病。张晋峰从肾论治，不离补肾的思想，以及调理冲任的临证特点即源于此。

汉代张仲景编撰的《金匮要略》有"妇人三篇"，包括月经病、带下病、妊娠病、产后病及妇科杂病等，既有症状描述，又有方药治疗，从理论、辨证论治和药物等方面对妇科疾病进行论述，基本形成对妇科经、带、胎、产、杂病的辨证论治体系，创立著名的温经汤、桂枝茯苓丸及胶艾汤。书中系统地论述了妇科血瘀证的病因病机、证候表现及方药。其病因病机可概括为风邪致瘀、气滞血瘀、寒凝血瘀、热灼血瘀、水与血结、离经之血成瘀、经产留瘀、瘀血留着积久成癥等。临床表现为腹痛、经水不利、经候不匀、闭经、阴道出血、发热、癥瘕积聚、肌肤甲错、两目黯黑、唇口干燥；舌质紫黯有瘀点；脉涩不利，见虚、迟、实、弦、紧等脉。治疗分别采用活血化瘀、活血消癥、破血逐瘀、行气活血、温经活血、清热活血、行水活血等诸法，从而建立了较为完备的中医妇科血瘀学说。张晋峰临证广泛应用上述方剂，并喜用活血化瘀法，取得了良好的疗效，其活血化瘀之临证特点即源于仲景的血瘀学说。

《景岳全书·妇人规》二卷是张介宾所论涉及妇产科的专篇，既引用各家之言，又阐述自己的观点，认为妇科病虚证多而实证少，必须补肾养脾、调和冲任，同时强调辨证论治；认为五脏病变均可影响月经，导致疾病，但关键在于"三本"，即本于冲脉、本于胃气、本于心脾，提出"四脏相移，必归脾肾"，故"调经之要，贵在补脾胃以资血之源；养肾气以安血之室。"对后世医家临床起到了非常重要的作用，是具有重要价值的妇科著作，为张晋峰学术思想的形成奠定了理论基础。"善补阳者，必于阴中求阳，则阳得阴助而生化无穷。善补阴者，必于阳中求阴，则阴得阳升而泉源不竭"，其创制的左归丸、右归丸流传千古，张晋峰受此启发制定"助孕1号""助孕2号"用以调经助孕。《景岳全书》以毓麟珠治疗"妇人气血俱虚，经脉不调，或断续，或带浊，或腹痛，或腰酸，或饮食不甘，瘦弱不孕"，张晋峰将毓麟珠用于气血亏虚兼肾阳不足导致的月经过少、月经后期、闭经、不孕症等收到良好的疗效，并用于试管婴儿失败者，增加了移植成功率。《景岳全书》中治疗滑胎强调"预培其损"并创制泰山磐石散，张晋峰受其启发，且在国辕学说基础上发展并形成防治复发性流产三阶段治疗。

朱丹溪的"六郁"学说是张晋峰解郁调畅气机学术思想的源流。《丹溪心法·卷三·六郁五十二》曰"凡郁皆在中焦""越鞠丸，解诸郁"。"肝主疏泄"与女性生理特点的关系密切，肝之"疏泄失常"与妇科病发病关系密切，结合妇人生理上"易郁易怒"、病理上"易亢易郁"的特点，张晋峰提出疏气解郁、调畅气机乃为妇科治病之要法。

张晋峰尤其喜爱著名医家傅山（1607~1684），反复研读《傅青主女科》，体会其"谈症不落古人窠臼，制方不失古人准绳，用药纯和，无一峻品，辨证详明，一目了然"。《傅青主女科》注重辨证，重视脏腑学说，将肾放于诸脏之首。傅氏指出："经原非血也，乃天一之水出自肾中，是至阴之精，而有至阳之气。"其把经、胎病均责重在肾，如经水先期量多为水火俱旺，先期量少则为肾中火旺水亏，创制了一系列实用价值极高的名方，如两地汤、清经散、养精种玉汤等。张晋峰临证喜用、善用傅氏方并加以扩展发挥，如以清经散加味治疗月经先期、经期延长、月经过多及崩漏等；在傅氏生化汤基础上创制益母生化汤，不仅可治疗产后诸证，亦可治疗不孕症、复发性流产、月经过少等属肾虚血瘀者。

张锡纯在《医学衷中参西录》中提出治病求于本，以恢复冲脉之功能为治疗月经病的重点。张晋峰临证调理冲任无不与其论有关，其创制的寿胎丸为张晋峰临证保胎所常用。

随着现代医学技术的发展，张晋峰认为要探索中医，更好地发展中医不仅要具备扎实的中医理论及丰富的实践经验，还必须具备西医的急救和手术技能。如在异位妊娠保守治疗的过程中，随时可能出现异位妊娠破裂，发生腹腔内大出血、失血性休克等危急情况；先兆流产应用中西药保胎过程中，可能保胎失败而出现不全流产、难免流产等导致阴道大出血。若不能正确地作出判断或不能做出相应的处理，必将造成严重后果。因此，掌握现代医学知识、应急技能及手术技巧是当代中医必备的能力，如此才能更好地传承和发展中医。张晋峰提倡中西医结合，二者不可偏废，注重西医辨病、中医辨证，并结合妇科检查以指导临床，拓展了中医辨证思路。

5.传承发扬，帮扶带教

张晋峰为第五批、第六批全国老中医药专家学术经验继承指导老师。2012年，本科室薛勤梅、赵淑英成为张晋峰的学生。薛勤梅，主任医师，1990年取得医学学士学位，1995年取得中西医结合妇科专业硕士学位，其遵照张晋峰"学而不思则罔，思而不学则殆"的教诲，好学勤思，借助深厚的专业功底，较强的领悟能力，对张晋峰学术思想及临证经验在传承的基础上有所发挥和创新。赵淑英，1988年山西医学院临床系毕业，受张晋峰师身垂范，常能精读细研经典理论。2018年，王瑞霞、康岩芳成为第六批全国老中医药专家学术经验继承人。王瑞霞，副主任医师，2003年取得医学学士学位，2011年取得博士学位。康岩芳，副主任医师，1996年取得医学学士学位。

张晋峰每日面对数百名患者，仔细寻诊辨证处方，常常刚出诊疗室又上手术台，全力以赴忘我的精神引领着学生，4位学生在3年师承学习期间不仅顺利完成了各项师承任务，如期结业，而且在工作中处处以师身为典范，传承着中医，践行着现代医学。

张晋峰医术精湛，理论厚重，跟随其学习者既有来自基层的妇科同仁，又有来自北京中医药大学等高校的本科生、硕士研究生、博士研究生。其亲自指导的硕士研究生毕业后在各自的工作岗位继续实践着张晋峰的学术思想及临证经验。

第二章
学术思想初探

一、四诊合参，专科检查

辨证论治是中医认识疾病、治疗疾病的特色所在。妇科疾病，通过四诊收集资料，进行全身证候辨证固然重要。《医学心悟》中"见微知著"明示机体的某些局部常包含着整体的生理病理信息，通过微小的变化，可以测知整体的情况。

张晋峰认为生殖器局部的阴阳、寒热、虚实等辨证不可忽视，妇科检查是临床辨证中不可缺少的方法和手段，能更客观地反映疾病的真实情况。将妇科检查归属于四诊中，当属于望、闻、切的范畴，使四诊的内容更加丰富、辨证的依据更多、辨证的准确性更高，更符合祖国医学整体观及辨证论治的思想。体现了既从整体调治，又从局部病损施治的现代理念。

1.辨出血

月月如期，经常不变为"月水"。月经的周期、经期、经量、经色、经质异常为月经病。经血及异常阴道出血的性状、色泽、量可直接反映妇科病的虚、实、寒、热，以及在气在血的不同和脏腑所属。出血量多，质稠，色鲜红，有臭味，属血热；出血量少，色淡，属肾虚、血虚或寒凝血滞；出血量时多时少，多属肾虚、气郁；阴道出血量少，淋漓不断，色紫暗，多属血瘀；阴道出血量少，质稀薄，多属寒、属虚。

2.辨带下

女子"带下生而即有，津津常润，本非病也"，带下量明显增多或减少，色、质、气味发生异常均为带下病。带下量多、质稀如水，湿为患，属脾肾阳虚；带下量多、色白、质稠，属湿邪困脾；带下呈脓性、色黄、有臭味，属湿热蕴结且热重于湿；带下量多、恶臭难闻，多为邪毒壅盛或瘀阻败脓，为临床险证。

3.辨外阴、阴道、宫颈的局部表现

若外阴一侧或两侧可及囊肿，为湿邪所致；外阴红肿、脓水淋漓，为热毒壅结、湿热下注，属肝胆经疾患；外阴色泽晦暗，甚则脱色变白、皮肤粗糙、角化、萎缩、皲裂，多为阳虚血瘀，阴部失于温煦濡养，属肾虚血瘀；阴道、宫颈充血，带下量多、色黄、有臭味，属湿热蕴结；若阴道、宫颈色泽正常，仅见带下量多、色白，属湿邪为患。

4.辨下腹疼痛

下腹疼痛为常见的症状，多种妇科疾病均可出现下腹疼痛，如盆腔炎性疾病后遗症、功能性痛经、盆腔子宫内膜异位症等。不能笼统地认为下腹疼痛就是盆腔炎性疾病后遗症，炎症一定是感受湿热邪毒所致，而一味地予以清热解毒之品，如此就完全背离了中医学整体观及辨证论治的思想。

疼痛位于下腹正中，系任脉为病，与肾相关；疼痛位于两少腹，系肝经为病。妇科检查见子宫附件部位压痛，触及索条状结块，多为气滞血瘀；结块坚硬、推之不移，按之痛甚者，为血瘀；结块囊性或质韧且推之可移、按之可散者，为气滞；下腹绵绵作痛、喜温喜暖、压之痛减，为冲任虚寒。

二、多维思辨，病证结合

病是对疾病全过程的特点与规律的概括，中医辨病是在中医学理论指导下，综合分析四诊资料，对疾病的病种作出判断，得出病名诊断的思维过程，病注重从贯穿疾病始终的根本矛盾上认识病情；证是对疾病当前阶段的病位、病性等所做的结论，从机体整体上认识病情，辨证是对病人的各种临床资料进行分析、综合，从而对疾病当前阶段的病位与病性等本质作出判断，并概括为完整证名。徐灵胎《医学源流论》曰"欲治病者，必先识病之名"，辨病有助于提高辨证的预见性，辨证是辨病的具体化，辨证与辨病二者是不可分割的统一体。

中医学在辨证过程中所取得的四诊资料，是靠感官直接观察而获得，人感觉器官直接观察的局限性决定了四诊资料的局限性。随着科学技术的进步，

人的观察已从宏观世界进入到微观世界，既立足于感官的观察，又借助于科学仪器，延伸感官的直觉观察。现代中医既要基于感官直接观察，从宏观、整体上把握疾病的现象，又要应用各种科学方法和手段获得资料，使观察更科学、更全面。因此，张晋峰认为临证必须中西兼顾，既要发扬中医特色，运用整体观念，对四诊收集的资料进行分析，找出其证候的关键所在，以及证型的主次轻重，又要结合先进的仪器及有关检查，深入地认识疾病，发挥其客观指标明确、诊断明确，并能进行鉴别诊断的优势。诊治妇科疾病时，通过采集病史、症状，结合理化检查、B超、妇科检查，确定为某种妇科病，根据全身情况结合妇科生殖器的局部表现进行辨证，并处理好病证的主次关系。舍证从病，见于无证可辨时；舍病从证，同时注意辨证中辨病。

临床辨病辨证的同时融入人工周期疗法，即将月经周期分为行经期、经后期、经间期、经前期四期，根据各期的特点采取不同的方剂和用药，调整周期，燮理阴阳，使女性生殖内分泌得到动态协调平衡，如此，遵循多维思辨规律用药，达到治疗经带胎产诸疾之目的。

三、疏气解郁，调畅气机

气的运动是自然界万物发生、发展、变化的根源，人体的气流行于全身各脏腑、经络等组织器官，推动和激发人体的各种生理活动，通过气机的升降出入运动体现出来。五脏贮藏精气宜升，六腑传导化物宜降，脾胃居中为五脏之枢纽，肝主生发，肺主肃降。脏腑气机协调，气血津液流畅，升降出入有常，才可百病不生。

妇人以血为本，经孕产乳均以血为用，气为血之帅，血为气之母，二者相互维系，若气血不和，则百病丛生。肝主一身气机，七情内伤最易导致肝的功能失常和气血失调，从而发生经带胎产诸疾。七情中，抑郁愤怒多致气郁、气逆，忧思不解每使气结，妇科疾病或脏腑功能失常也可导致情志异常。张晋峰临证无论经、产、杂诸疾，均喜借用越鞠丸中苍术解痰郁、湿郁，香附解气郁，易川芎为红花解血郁，易神曲为山楂解食郁，使脏腑功能趋于协调而疾病向愈。

张晋峰临证尤其重视妊娠期气机的调理。"疏得一分气，养得一分胎"，妊娠期疾病治疗遵循治病与安胎并举之则。据证培土健脾、清热养血、补益肝肾的同时，伍以疏理气机。张晋峰认为疏脾胃之气，升降协调则胎自安。如脾胃升降失常之妊娠恶阻用香砂六君子汤之类调理脾胃之气；子肿用健脾渗湿、理气行水的全生白术散或茯苓导水汤调理，则脾胃健运、升降正常、水肿自愈；胎动不安、胎漏，常用泰山磐石散，配伍陈皮、砂仁等理气之品，调理脾胃之气。张晋峰认为参芪固摄胎元固然重要，疏调中焦之气更有妙处，脾胃协调，有升有降，气血生生不息，胎自安宁。

疏肝胆之气，肝气条达则胎自安。肝主藏血，主疏泄，喜柔恶刚，肝肾同居下焦，妊娠期精血多供养胎儿，肝失所养，气常有余，故易滞易亢。"气有余便是火"，亢盛则生热生风。肝气郁结，肝火偏旺，易致胎气上逆；木克土，胃气上逆可为恶阻，肝郁化热下扰冲任，迫血妄行，损伤胎元，可引起胎动不安或胎漏；肝阳亢盛生热，热伤阴，肝阴不足，肝阳愈亢，甚则动风，而致子痫。治疗应在养血清热息风的同时，配伍紫苏、香附、枳壳、大腹皮、陈皮、川朴等理气之品以疏肝解郁、调胃降逆，则肝气条达、气机调畅、阴血即生、炽热自息，胎元自然无恙。

疏脏腑气机，气血调和则胎自安。胞宫与脏腑、经络有密切关系，妊娠后，胎儿之所以能在胞宫内正常发育，主要依赖脏腑、经络、气血的滋养。若脏腑功能障碍，气血不足，以致冲任不固，不能摄血载胎，可出现胎动不安、胎漏、水肿等症。治宜补气血、畅气机，使脏腑相使以生气血。正如《妇科玉尺》中所言："血虚者，四物汤加香附；气虚者即以四君加香附。古人治胎前每将人参、砂仁同用，取其一补一顺，补则气旺而无堕胎之患，顺则气血通和而无难产之忧。"虚则补之是常法，顺就是调畅气机，顺的目的在于调动脏腑自身的能动性，脏腑协调，气血自生，只补不顺，补而无功。即使是由于脾肾两虚、冲任不固所致的滑胎，在补益脾肾的同时，佐以疏理气机之品效果亦好。

四、水火既济，贯穿始终

肾为水火之脏，内寓元阴元阳，能滋养五脏之阴，升发五脏之阳，既为生殖之本，又为脏腑生理活动的先天之本，在五行属水，居下焦；心者君主之官，神之所舍也，在五行属火，居上焦，心肾相交，水火既济，精神合一。正如《慎斋遗书》曰："心肾相交，全凭升降，而心气之降，由肾气之升，肾气之升，又由心气之降。夫肾属水，水性就下，如何而升？盖因水中有真阳，故水亦随阳而升至心，则生心中之火；心属火，火性炎上，如何而降？盖因火中有真阴，故火亦随阴降至于肾，则生肾中之水。升降者水火，其所以使之升降者，水火中之真阴真阳也，真阴真阳者，心肾中之真气也。""胞络者，系于肾。""胞脉者，属心而络于胞中。"心、肾与子宫之间存在着密切的联系，而其联系的主要途径是经脉，子宫的作用，全在心肾两脏的主持。心主血脉，心气下降，胞脉通畅，子宫开放，行泻的作用；肾为生殖之本，藏精，又为封藏之脏，子宫闭阖，行藏的作用，故子宫的藏泻功能实际上受心肾所主宰。

张晋峰秉承夏桂成教授"欲补肾者先宁心，心宁则肾自实"的教诲，以宁心安神之治贯穿于妇女经带胎产诸疾治疗中，常用钩藤、郁金、石菖蒲、远志、百合交通心肾。

如胎漏、胎动不安者常有焦虑、急躁等不良情绪，影响安胎效果，加之屡孕屡堕加重恐惧心理，临证辨证论治基础上加用宁心镇静安胎之酸枣仁等为保胎治疗的重要环节。

妇女绝经期前后，肾气渐衰，天癸将绝，冲任亏虚，精血不足，五脏失去滋养与濡润，阴精亏虚，不能制约浮阳，致心肾不交，水火失济，阴阳失衡而出现潮热面红、心烦不宁、失眠多梦、头晕耳鸣、腰膝酸软等症。治从调整肾之阴阳为大法，滋肾阴为主，佐以交通心肾、宁心安神之郁金、石菖蒲、远志、百合等。

五、妇科之病，从肾论治

"肾者主水，受五脏六腑之精而藏之""肾水主五液，五气所化之液悉归于肾"。肾主藏精既寓储藏男女生殖之精，又指摄纳其他脏腑的精气，为机体的后备力量。"肾有两脏也，其左为肾，右为命门，精神之所舍也，男子以藏精，女子以系胞，其气与肾通""五脏之真，唯肾为根""肾无此，则无以作强……膀胱无此，则三焦之气不化，而水道不行矣；脾胃无此，则不能腐熟水谷，而五味不出矣；肝胆无此，则将军无决断而谋虑不出矣……心无此，则神明昏，而万事不能应矣"，可见肾在脏腑中占有重要的地位，是"元气之所系"。

肾为先天之本，藏精、主生殖、系胞，肾气的盛衰与人体的生长发育、衰老和生殖能力直接相关。女性的特殊生理为生殖生理，包括经、带、胎、产、育；胞宫是女性特有的生殖器官，其功能涵盖内生殖器功能，受肾、天癸主宰。而肾–天癸–冲任–胞宫生殖轴是以肾气为主导，由天癸调节，通过冲任的通盛、相资，由胞宫体现经带胎产的生理特点。肾气初盛，天癸亦微；肾气既盛，天癸蓄极而泌；肾气渐衰，天癸乃竭。天癸源于肾，在本质和功能上又有独立性。肾主生殖的功能是通过天癸来体现的。到了一定年龄，随着肾、肝等五脏精气的衰减，天癸渐至竭尽，女性月经不再潮至，男性精子质量渐差，生育能力也就衰退了。

天癸藏于肾，来源于男女之肾精，受后天水谷精微的滋养而逐渐充盛，所以天癸与后天之本脾胃也有着重要的关系。除了对生殖系统的影响外，天癸对其他生命系统，如骨骼肌肉的发育、声音外貌的变化、神志思维活动，以及内在脏腑的气化功能都能产生广泛而重要的影响。

冲任男女皆有，"冲任之本在肾"。胞宫主月经与孕育，"子宫者，肾脏藏精之所也""冲任二脉皆起于胞中，上循背里，为经络之海"，在天癸的作用下，冲任汇集脏腑气血下达胞宫，胞宫藏泻有期。二脉之起点与循行路径及其作用，与子宫和卵巢所在位置及功能有密切关系。

妇科疾病发生的主要机制为肾–天癸–冲任–胞宫生殖轴失调，其中任何一个环节障碍都会引起生殖轴功能失常，发生经带胎产等妇科诸疾。补肾法为妇科疾病的主要治法之一。张晋峰认为临证除肾虚本证必补肾之外，其他诸多妇科疾患需补肾才效如桴鼓。"经水出诸肾"，调经之本在肾，肾又主生殖，故调经种子在辨证论治基础上加补肾之品；肾主系胎，安胎必补肾；久病及肾，瘀血日久伤肾，故治疗盆腔炎性疾病后遗症在理气活血、化瘀止痛的同时加入补肾固肾之巴戟天，而不论其肾虚证候的有无，体现了未病先防、防微杜渐的理念。

六、调理冲任，活血化瘀

冲为血海，任主胞胎，"此皆血之所从生，而胎之所维系，明于冲任之故，则本源洞悉，而后所生之病，则千条万绪，以可知其所从起"，明确指出冲任气血失调为妇科病异于其他疾病的病机特点。"凡治妇人，必先明冲任之脉"，故治疗妇科病必调理冲任气血。

妇人以血为本，经孕产乳均以血为用。月经为气血所化，妊娠需气血濡养，分娩靠气血推动，产后则气血上化为乳汁以哺育。"血脉流通，病不得生""气运乎血，血本随气以周流"，气血畅行则经孕产乳均可正常，正如《校注妇人良方》所言"血气宜行，则神自清，月水如期，自凝成孕"，反之妇产科诸疾发生。《素问·调经论》曰"血气不和，百病乃变化而生"，《医宗金鉴·妇科心法要诀》曰"妇人产后经行之时，伤于风冷，则血室之内必有瘀血停留"，是故冲任气血不畅，胞宫血脉瘀阻，则经行不畅或血不归经或壅聚成癥，均可产生经孕产乳诸证。

《金匮要略》妇人三篇对血瘀证的成因、脉证、治疗有着精辟的论述。《妇人杂病脉证并治》曰："妇人之病，因虚、积冷、结气，为诸经水断绝，至有历年，血寒凝结，胞门寒伤，经络凝坚"。虚是气血虚少，积冷为寒邪凝结，结气属气机郁结。气血需充盈，血脉宜通畅，气机贵调达。气血亏虚，血少难行而成瘀，气为血帅，气滞则不运血则成瘀，血得寒则凝滞成瘀，瘀血阻滞则气机不畅，气滞则血瘀更甚。妇科疾病中血瘀证多，常表现为疼痛、出血、癥瘕等。瘀血既可为致病因素，亦可成为病理结果，因果相干致使许多妇科病迁延难愈，甚至成为顽症痼疾。故凡血瘀证或兼有血瘀证者当用活血化瘀法，气虚血瘀者益气养血、行气活血，寒凝血瘀者温经活血、散寒化瘀，气滞血瘀者行气解郁、活血化瘀，使瘀滞的经脉恢复，达到祛瘀、止痛、止血、散结、通经之目的。

"瘀血不行，则新血断无生理，故凡血证，总以祛瘀为要"，妇科血证中活血化瘀占据重要的地位，一则血证可由血瘀引起，二则出血容易留瘀，且离经之血即为瘀血，故因血瘀而致者宜活血而止血，求其"经脉以通，血气以从"达瘀血化而止血之目的，且血止而不留瘀。张晋峰主张崩漏出血多或日久，内膜仍厚，益气摄血、固肾止血同时亦不忘活血止血方能奏效，即所谓通因通用，否则无效。王清任认为"凡肚腹疼痛，总不移动是瘀血"。妇人腹痛及经行腹痛，无论寒热虚实均以不通则痛或不荣而痛为病机，活血化瘀止痛为其治疗所必须的法则。"瘀血在经脉脏腑之间，结为癥瘕"，癥瘕之证为瘀久而成，故活血为其治疗要点。此外，根据久病入络理论，临证无论有无血瘀兼证，病程长者必加活血药，如赤芍、川芎等以加强疗效。

第三章
常用治法及方药

第一节 常用治法

一、内外并施，综合治疗

中医外治法由来已久，是中医药治疗妇科疾病的特色疗法。盆腔炎性疾病后遗症、子宫腺肌病、盆腔子宫内膜异位症病灶位于盆腔，通过直肠给药，药物经由盆腔的直肠静脉丛吸收，直达病所，可促进盆腔组织的血液循环，加速炎症及增生组织的吸收和消散。同时，直肠给药可以避免肝脏代谢，减轻肝脏负担，同时规避了某些刺激性药物引起的消化道反应。中药灌肠是妇科痛症外治法中较为常见的一种给药途径，张晋峰创立妇科1号、妇科2号灌肠方治疗妇科痛症来减轻炎症引起的组织增生和纤维化粘连，从而达到止痛效果。

"汤药不足尽病……用膏药贴之，闭塞其气，使药性从毛孔而入其腠理，通经活络""以通郁闭之气……以散瘀结之肿"。贴敷法为将中药敷于身体局部，使高浓度药物直接由皮肤、毛窍渗透吸收到达病所的治疗方法，可达活血化瘀生新之效，并可加速炎症后病理产物的吸收和消散。临床选穴为神阙、子宫、三阴交、关元等，方以吴萸暖宫贴温经活血。

腹部热敷借助药理和热力的作用，使局部气血流畅，达到活血化瘀、消肿止痛或温经通络的目的，常用方为盆炎外敷方。

足部是足三阴经、足三阳经的起止点，且与奇经交会甚密，与全身所有脏腑经络均有密切关系。中药足浴可使经皮肤吸收的药物循经上行到达胞宫，能促进子宫的血液循环，祛除胞宫瘀血，缓解痉挛疼痛，达到温经散寒、活血化瘀之目的，可治疗痛经、慢性盆腔痛。以经前、经期用药最佳。

综合疗法为通过辨证论治将中药内服、保留灌肠、腹部热敷、足浴疗法，以及贴敷法等多种方法结合治疗妇科痛症，可提高临床疗效，预防复发。

贴敷法中的敷脐疗法是以中医经络学说为理论基础，根据不同病症的需要，选择相应的药物，制成膏、散、丹、丸、糊等剂型，贴敷于脐上，外以纱布或胶布封盖固定。神阙穴是任脉的一个重要穴位，任脉为阴脉之海，与督脉相表里，共同司管人体诸经百脉，脐为冲脉、任脉循环之所，任、督、冲脉"一源三岐"，三脉经气相通，中药敷脐，药物直达经脉渗入体内，具有内外一贯之妙。

耳穴治疗的方法之一为直接贴敷法，其中最常用的是磁珠（磁铁粉制成的圆珠）贴敷。耳穴磁疗法是利用磁体中产生的磁力线透入耳廓穴位达到治疗疾病的方法。磁珠的直径是 $1\sim3mm$，磁场强度为 $0.02\sim0.05T$ 或 $0.1T$ 以上，探准耳穴，将磁珠放在胶布中央，直接贴在耳穴上，通过适度的揉捏按压产生局部的麻胀、酸痛等刺激效应，达到疏通经络、运行气血的功能。取穴肝、脾、胃、内分泌，每耳四珠。

中药口服联合敷脐疗法和耳穴磁疗治疗妊娠恶阻，疗效确切，安全、无痛苦。

二、辨证与辨病相结合，勿忘体质

体质受之于父母，并受后天影响，"其态不同，其筋骨血气各不等"，体质在生理学可以表现出形态组织结构、机能活动、生理代谢，以及心理性格气质等方面的个体差异。体质在疾病的发生、发展、转归及辨证论治中占据重要的地位，在发病学和病理学则关系着其对某种致病因素的易感性，以及既病之后产生某种证候的倾向性；在治疗学则关系着某种体质对某种治疗方法或措施的不同适应性。

妇科疾病与体质关系密切，"年质壮大，血气充盈，肤革坚固……此肥人也""肥者不孕，因躯脂闭塞子宫，而致经事不行。"胖人多痰，痰湿下注壅滞胞宫冲任，妨碍血海满盈，故月事不调渐致闭经或致精髓不利，影响"两神相搏"致冲任不通，不能成孕。

辨病能了解疾病的发生、发展及变化的规律，"证"反映病机本质，辨证便于把握疾病当前的主要矛盾，是论治的基础；证候是体质属性的反映，体质是产生各种不同证候的重要物质基础，因而张晋峰主张辨证与辨病相结合，同时注意辨体质，尤其当无证可辨时，可根据体质辨证，而后据证立治。

张晋峰临证治疗月经病、不孕症除常规辨证外，常结合体质辨证。"若是肥盛妇人，禀受甚厚，恣于酒食，经水不调，不能成胎，谓之躯脂满溢，闭塞子宫。宜行湿燥痰，用星、夏、苍术……或导痰汤之类。""若是怯瘦性急之人，精神不调，不能成胎，谓之子宫干涩无血，不能摄受精气。宜凉血降火……养阴等药可宜。"瘦人则多郁多火，予瘦人滋阴降火方药，如瓜石六味汤、两地汤用于调经助孕则临床疗效显著，支持了张晋峰辨病、辨证、辨体质的辨治思路。

第二节　常用方药

一、加味清经散

【组成】丹皮、地骨皮、白芍、生地、青蒿、茯苓、黄柏、女贞子、旱莲草、茜草、马齿苋、蒲黄、五灵脂。

【功效】清热养阴，活血调经。

【主治】月经先期、经期延长、月经过多及崩漏等血证。

【加减】心悸失眠、多梦，加酸枣仁、远志以养肝血、安心神；月经过多，酌加地榆凉血止血；经行腹痛，经血夹瘀块，加三七化瘀止血。

二、益母生化汤

【组成】当归、川芎、桃仁、炮姜、炙甘草、益母草、马齿苋、鸡血藤、阿胶、蒲黄、五灵脂、巴戟天。

【主治】产后诸证、不孕症、习惯性流产、月经过少等。

【功效】养血活血，温经止痛。

【加减】烦热，加丹参清心除烦；白带多或子宫内膜炎，加红藤、白芷活血止痛、燥湿止带。

三、坐胎方

【组成】巴戟天、鹿角霜、仙茅、淫羊藿、当归、黄芪、紫河车、枸杞子、白术、香附、丹参、鸡血藤、党参、甘草。

【功效】益气养血，补肾填精。

【主治】不孕症。

【加减】五心烦热，加知母、黄柏清虚热；失眠多梦，加酸枣仁、百合宁心安神；氤氲乐育之时，加红花、附子温经活血。

四、瘦身调经汤

【组成】荷叶、地黄、枳实、山楂、丹参、车前子、怀牛膝、茺蔚子、苍术、茯苓、香附、益母草。

【功效】祛湿化痰，活血通经。

【主治】月经稀发形体肥胖者。

【加减】痰多，加竹茹、胆南星清热化痰；胸闷气短，加石菖蒲宽胸利气。

五、二至地黄汤

【组方】女贞子、旱莲草、生地、山药、山茱萸、茯苓、丹皮、泽泻。

【功效】滋阴清热，益肾固冲。

【主治】经间期出血、围绝经期月经失调。

【加减】带下量多，加苍术、牛膝、薏苡仁燥湿止带；烦躁，加钩藤、百合宁心、交通心肾；纳呆食少，加太子参、白术健脾。

六、益坤抗衰汤

【组成】熟地、当归、白芍、川芎、鸡血藤、菟丝子、鹿角霜、枸杞子、淫羊藿、仙茅、山茱萸、香附、郁金、丹参、酸枣仁、百合。

【功效】益肾填精，疏肝宁心。

【主治】卵巢早衰，卵巢储备功能下降。

【加减】腰困明显，加狗脊、杜仲补肾强腰；手脚冰凉，加肉桂温通经脉；胸闷，加石菖蒲、柴胡行气解郁，宽胸利气。

七、助孕1号方

【组成】山茱萸、当归、白芍、熟地、山药、白术、香附、鹿角霜、菟丝子、覆盆子。

【功效】补肾填精助孕。

【主治】排卵障碍性不孕症。

【加减】阴虚血燥或经后期，加知母、麦冬、石斛滋阴助卵泡；不寐，加五味子补肾宁心安神。

八、助孕2号方

【组成】巴戟天、川断、桑寄生、杜仲、当归、白芍、熟地、香附、艾叶、甘草、紫石英、山茱萸。

【功效】温肾助孕。

【主治】排卵障碍性不孕症。

【加减】纳少腹胀，加白术、山药健脾；性淡漠，加肉苁蓉补肾益精。

九、更年方

【组成】钩藤、百合、生地、白芍、黄连、丹皮、山茱萸、煅龙骨、煅牡蛎、麻黄根、浮小麦、酸枣仁。

【功效】滋阴清热，泻火宁心。

【主治】绝经前后诸证。

【加减】烦躁不宁，加夏枯草、柴胡平肝解郁；眼干涩，加决明子清肝明目。

十、盆炎1号方

【组成】当归、丹参、赤芍、香附、乌药、木香、橘核、荔核、陈皮、甘草、元胡、川楝子。

【功效】理气活血，化瘀止痛。

【主治】盆腔炎性疾病后遗症。

【加减】腰困，加杜仲、桑寄生、续断、巴戟天补肾强腰；带下色黄，加红藤、薏苡仁清热祛湿。

十一、盆炎2号方

【组成】当归、丹参、赤芍、香附、乌药、木香、陈皮、甘草、橘核、荔核、元胡、川楝子、银花、连翘、土茯苓、薏苡仁。

【功效】理气活血，清热祛湿。

【主治】盆腔炎性疾病后遗症。

【加减】腹痛甚，加蒲黄、五灵脂、郁金化瘀止痛；病程日久，加红藤清热通络。

十二、盆炎3号方

【组成】红藤、忍冬藤、苍术、黄柏、薏苡仁、牛膝、柴胡、枳壳、赤芍、元胡、川楝子、蒲黄、五灵脂、甘草。

【功效】清热祛湿，化瘀止痛。

【主治】盆腔炎性疾病后遗症。

【加减】湿热盛，加蒲公英、败酱草清热解毒；腹痛甚，加郁金解郁活血止痛；积块，加夏枯草、三棱、莪术活血散结，化瘀消癥。

十三、盆炎外敷方

【组成】丹参、赤芍、三棱、莪术、乳香、没药、白芷、苍术、透骨草、败酱草、红藤、连翘。

【功效】清热祛湿，活血散结。

【主治】慢性盆腔痛。

【加减】痛甚，加蒲黄、五灵脂活血止痛；积块，加皂角刺、桃仁、冬瓜仁活血消肿。

十四、妇科1号灌肠方

【组成】薏苡仁、延胡索、鱼腥草、木香、红藤、败酱草、土茯苓。

【功效】清热祛湿，活血止痛。

【主治】慢性盆腔痛。

【加减】疼痛甚，加乳香、没药活血止痛；积块，加皂角刺、桃仁、冬瓜仁活血消肿。

十五、妇科2号灌肠方

【组成】丹参、赤芍、三棱、莪术、木香、皂角刺、乳香、桃仁。

【功效】活血止痛。

【主治】慢性盆腔痛。

【加减】寒凝血瘀，加肉桂、干姜温通经脉；气滞，加大腹皮、陈皮理气除胀；积块，加皂角刺、冬瓜仁散结消肿。

十六、阴痒1号方

【组成】蛇床子、地肤子、紫花地丁、苦参、黄柏、花椒、明矾、硼砂、蝉蜕、甘草。

【功效】清热祛湿，杀虫止痒。

【主治】滴虫性阴道炎，细菌性阴道病。

【加减】痒甚，加白鲜皮祛风燥湿止痒；有破溃，去花椒加白芷、黄连、黄柏清热燥湿。

十七、阴痒2号方

【组成】决明子、女贞子、菟丝子、明矾、紫花地丁、花椒、硼砂、蝉衣、苦参、黄柏、地肤子、甘草。

【功效】清热祛湿，扶正止痒。

【主治】外阴阴道假丝酵母菌病，生殖道支原体、衣原体感染。

【加减】痒甚，加白鲜皮燥湿止痒；有破溃，去花椒加白芷、黄连、黄柏清热燥湿。

十八、抗毒汤

【组成】灵芝、山药、大青叶、车前子、土茯苓、黄柏、生薏仁、川牛膝、白果、莪术、甘草、白花蛇舌草、半枝莲、木贼、黄芪。

【功效】扶正固本，解毒除湿。

【主治】宫颈人乳头瘤病毒感染。

【加减】带下量多，加白芷燥湿止带。

十九、痛经方

【组成】肉桂、艾叶、干姜、丹参、赤芍、川芎、元胡、五灵脂、补骨脂、巴戟天、山药、吴茱萸、半夏、陈皮、香附、川牛膝、甘草。

【功效】温经散寒、化瘀止痛。

【主治】原发性痛经。

【加减】少腹胀痛，加乌药行气止痛；疼痛甚，加乳香、没药活血止痛；带下量多，加苍术健脾渗湿；便秘，去山药、补骨脂，加肉苁蓉润肠通便；精神紧张，加钩藤平肝定惊；四肢厥冷，加肉桂温通经脉。

二十、痛经足浴方

【组成】香附、蒲黄、五灵脂、延胡索、赤芍、桃仁、没药、红花。

【功效】温经通络、活血止痛。

【主治】痛经、慢性盆腔痛。

【加减】寒湿盛，加附子、肉桂散寒通阳。

二十一、吴茱暖宫贴

【组成】吴茱萸、巴戟天、紫石英、小茴香、肉桂、干姜、艾叶、香附、延胡索、沉香。

【功效】温经散寒止痛。

【主治】痛经。

【加减】寒甚痛厥，加附子散寒止痛。

二十二、抑亢助孕汤

【组成】熟地、山药、山茱萸、牡丹皮、茯苓、泽泻、丹参、赤芍、黄芪、白术、防风、苎麻根、牛膝、续断。

【功效】补肾活血益气。

【主治】免疫性不孕。

【加减】五心烦热，加女贞子、旱莲草滋阴清热；畏寒，加仙茅、淫羊藿温阳助孕。

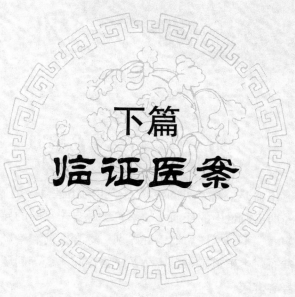

下篇
临证医案

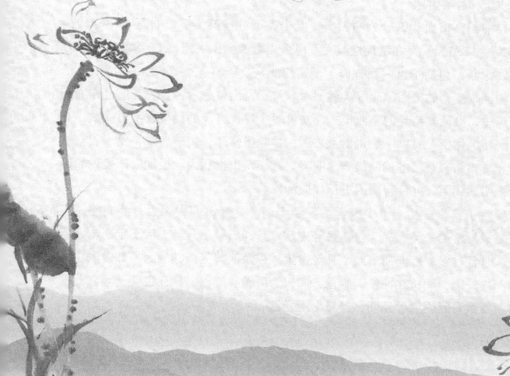

第四章
月经病

第一节　异常子宫出血

异常子宫出血是妇科常见的症状，是指与正常月经的周期频率、规律性、经期长度、经期出血量中的任何一项不符、源自子宫腔的异常出血。限定于生育期非妊娠妇女，不包括产褥期、妊娠期、青春期前和绝经后出血。异常子宫出血可造成贫血、生殖道感染、不孕及子宫内膜病变等问题，严重影响患者的生活质量和身心健康。

异常子宫出血病因分为两大类，九个类型，按英文字母缩写为"PALM-COEIN"。"PALM"存在结构性改变，可采用影像学技术和（或）组织病理学方法明确诊断，包括子宫内膜息肉、子宫腺肌病、子宫肌瘤等；"COEIN"无子宫结构性改变，如排卵障碍等疾病。对异常子宫出血患者，首先要通过详细询问月经史，确认其特异的出血模式。初诊时全身检查及妇科检查不可或缺，及时发现相关体征，有助于确定出血来源，排除子宫颈、阴道病变，发现子宫结构的异常；结合必要的辅助检查，明确异常子宫出血病因。根据临床表现的诊断流程明确病因，并针对病因进行相应治疗。

异常子宫出血相当于中医学的月经不调。月经不调表现为月经周期、经期或经量异常的一类病症，包括月经先期、月经后期、月经先后不定期、经期延长、月经过多、经间期出血、月经过少，以及崩漏等。其病因不外内因、外因和不内外因，病位在冲任、胞宫，病机为脏腑、气血、冲任失调，胞宫藏泻失常，导致月经周期、经期、经量出现异常。

月经先期

月经先期指月经周期提前7天以上，或20天左右一行，连续发生2个周期或以上者。"先期者木气之疏泄，崩漏之机也"，月经先期是崩漏之先兆，如合并经量过多或经期延长，日久可致经血暴下或淋漓不净，最终形成"崩中"或"漏下"，使病情加重，难以治愈。

一、辨证分型

月经先期又名"经期超前""经行先期""经早""经水不及期"等，其病机主要是气虚统摄无权，冲任不固；血热热扰冲任，血海不宁。"夫同是先期而来，何以分虚实之异"，辨证重在辨月经的期、量、色、质、味，以及伴随症状。治疗重在益气固冲，清热调经。临床以血热证、气虚证多见。

1.血热证

月经先期，量或多或少，色红，质稠，舌红，苔少或苔黄，脉细滑数。兼两颧潮红、手足心热，为阴虚血热；兼烦躁易怒、口苦咽干，为肝郁血热；兼面红口干、尿黄便结，为阳盛血热。治宜清热凉血调经，方选芩连四物汤或清经散或两地汤加味治疗。量多者，加贯众、仙鹤草、茜草凉血止血。

2.气虚证

月经提前，或伴量多，神疲懒言，面色少华，头晕，舌淡红，苔薄，脉细弱。治宜补气摄血、固冲任，方选固冲汤或补中益气汤或香砂六君子加味。腰困者，加桑寄生、川断补肾强腰；经血量多者，加乌贼骨、煅龙牡收敛固涩。

二、病案实录

病案一：月经先期（血热证）

李某，女，15岁。2013年8月5日初诊。

【主诉】月经提前1年。

【现病史】月经13岁初潮，周期20天，经期5天，经量中等，色红，无明显痛经。末次月经：2013年7月21日。现月经周期第16天，丝状带，量多，无阴痒及异味，纳寐好，二便调。形体偏瘦，面部痤疮。舌红，苔黄，脉细滑。

【妇科检查】少女未查。

【辅助检查】盆腔超声：子宫及双侧附件未见异常。

【中医诊断】月经先期（血热证）。

【西医诊断】异常子宫出血。

【辨证分析】热伏冲任，扰动血海，故月经先期；血为热灼，故经色红；热熏蒸于面，郁乃为痤；舌红苔黄，属血热之象。治宜清热凉血调经，方选芩连四物汤加味。

【处方】黄芩9g、黄连3g、生地9g、当归9g、白芍12g、川芎9g、女贞子9g、旱莲草9g、白僵蚕6g、银花15g、连翘15g，10剂，水煎服。

二诊：2013年9月1日。末次月经：2013年8月15日，量中。痤疮无改善，舌脉同前。

【辨证分析】月经如期而至，周期延至26天，而热象未除，故继续清热凉血调经以巩固疗效。

【处方】上方，7剂，继服。

后随访，月经基本正常。

病案二：月经先期（血热证）

周某，女，40岁。2014年1月7日初诊。

【主诉】月经提前1年。

【现病史】平素月经规律，量中等，色红，无明显痛经。1年来月经提前来潮，周期15~20天，经期6~7天，经量较以往增多，色红，伴腰背困。末次月经：2013年12月30日。现症：月经周期第9天，纳寐好，带下量少，二便调。裂纹舌，苔少，脉细。

【妇科检查】外阴：婚型。阴道：通畅，分泌物量少。宫颈：光滑。宫体：后位，正常大小，无压痛。附件：双侧附件未触及异常。

【辅助检查】盆腔超声：子宫及双侧附件未见异常。

【中医诊断】月经先期（血热证）。

【西医诊断】异常子宫出血。

【辨证分析】"阳气乘阴则血流散溢……故令乍多而在月前"，月经提前，经量增多，色红，伴腰背困，裂纹舌，苔少，脉细，辨证属阴虚内热。治宜养阴清热调经，方选两地汤加味。

【处方】生地 12g、地骨皮 15g、白芍 15g、玄参 15g、麦冬 15g、阿胶 6g、女贞子 15g、旱莲草 15g、黄芪 9g、川断 15g、贯众 15g、酸枣仁 15g，10 剂，水煎服。

二诊：2014 年 1 月 20 日。月经未至，舌脉同前。

【辨证分析】月经周期已达 22 天，邪未祛而证同前，故继养阴清热为治。

【处方】上方，7 剂，继服。

三诊：2014 年 3 月 10 日。月经来潮 2 次，经量稍减。前次月经：2014 年 1 月 23 日，末次月经：2014 年 2 月 20 日。舌偏红，苔薄，脉细滑。

【辨证分析】月经周期正常，经量减少，舌象示邪恋热留，故守前法祛邪扶正。

【处方】上方，7 剂，继服。

后随访，月经基本正常。

❁ 病案三：月经先期（气虚证）

陈某，女，33 岁。2013 年 8 月 27 日初诊。

【主诉】上环后月经提前 4 年。

【现病史】既往月经规律，量中等，色红，无明显痛经。4 年前上环后出现月经提前来潮，周期 20~22 天，经期 5~7 天，量较以往增多，色红。末次月经：2013 年 8 月 10 日。现月经周期第 18 天，神疲懒言，面色少华，带下量多，色白，无异味，纳寐好，二便调。舌淡红，苔薄，脉细弱。

【妇科检查】外阴：婚型。阴道：通畅，分泌物量中，色白，呈水样。宫颈：见节育器尾丝。宫体：后位，正常大小，无压痛。附件：双侧附件未触及异常。

【辅助检查】①阴道分泌物涂片：清洁度Ⅱ度。

②盆腔超声：子宫内节育器，位置适中，双侧附件未见异常。

【中医诊断】月经先期（气虚证）。

【西医诊断】异常子宫出血。

【辨证分析】气虚失摄，冲任不固致月经先期，量多；神疲懒言，面色少华，舌淡红，苔薄，脉细弱为气虚之候，治宜补气摄血，固冲任，方选固冲汤加减。

【处方】黄芪 30g、白术 15g、白芍 15g、山茱萸 12g、茜草炭 15g、煅龙骨

30g、煅牡蛎30g、乌贼骨15g、太子参15g、补骨脂15g、女贞子15g、旱莲草15g、赤石脂15g、花蕊石12g、仙鹤草30g、黑芥穗30g，10剂，水煎服。

二诊：2013年9月25日。末次月经：2013年9月3日，经量稍减。精神好转，余症改善，舌脉同前。

【辨证分析】周期、经量均有所改善，时值经前，证未变，宜继益气摄血为治。

【处方】上方，10剂，继服。

三诊：2013年10月21日。末次月经：2013年9月28日，量中等。精神好，面色润泽，带下减少，舌脉同前。

【辨证分析】经两个周期的治疗，月经周期恢复正常，自舌脉知其正气未复，气虚不足，故继益气摄血为主治疗。

【处方】上方，7剂，继服。

病案四：月经先期（脾肾两虚证）

孟某，女，15岁。2014年1月14日初诊。

【主诉】月经提前2月。

【现病史】月经初潮半年，近2个月月经周期20天，经期10天，量中等，无痛经。末次月经：2014年1月3日。现月经周期第12天，经净1天，伴头晕、手足冷，纳呆，食少，二便调。舌淡嫩，苔薄，脉细。

【妇科检查】少女未查。

【辅助检查】盆腔超声：子宫及双侧附件未见异常。

【中医诊断】月经先期、经期延长（脾肾两虚证）。

【西医诊断】异常子宫出血。

【辨证分析】天癸初至，肾气未实，肾气不足，封藏失职，故月经先期而至；思虑伤脾，脾虚血失统摄，致经事延长；头晕，手足不温，纳呆，食少，舌淡嫩，脉细，为气虚证中的脾肾两虚之象，治宜健脾温阳调经，方选香砂六君子汤合补肾之品。

【处方】太子参9g、白术9g、茯苓9g、陈皮6g、半夏6g、木香6g、砂仁6g、山药15g、枸杞子15g、川断15g、补骨脂15g、鹿角霜15g、甘草6g、艾叶9g，14剂，水煎服。

二诊：2014年2月11日。末次月经：2014年2月1日，经行11天，至今未止，纳呆，舌脉同前。

【辨证分析】经行过期不止，纳呆为脾虚冲任虚损之故，宜继健脾温阳调经，并加止血之剂。

【处方】上方加阿胶6g、茜草9g、姜炭6g，14剂，水煎服。

三诊：2014年3月11日。末次月经：2014年3月1日，7天经净，头晕好转，手足转温，食欲增加，舌脉同前。

【辨证分析】月经如期而至且自止，然脾肾不足证仍在，继先后天同治，以巩固疗效。

【处方】首诊方，继服7剂。

后随访，月经如常。

三、诊疗品析

【病案一品析】

"月水是经络之余，若冷热调和，则冲任脉气盛，太阳少阴所生之血宣流""过于阳则前期而来"。本案例证属血热，热扰冲任，冲任不固故经早。"经水不及期而来者，血热也，四物汤加芩、连……"，治宜清热凉血调经。芩连四物汤载于《竹林寺女科二种》，"形瘦多热多郁，血少气虚。宜服芩连四物汤……"。本案以芩连四物汤清热凉血和血，血中之气药川芎有防热灼阴血，碍滞血行而未病先防之意；女贞子、旱莲草养阴以防热灼阴血而阴伤；银花、连翘清解肺热之毒；僵蚕散风泄热。全方清热调经不忘清解皮毛之循经上乘之热，调经消痤兼顾，陈莝既去，血海蓄溢复常则经调。

【病案二品析】

"凡血热者，多有先期而至，然必察其阴气之虚实。若形色多赤，或紫而浓，或去多，其脉洪滑，其脏气饮食喜冷畏热，皆火之类也。先期而至，虽曰有火，若虚而挟火，则所重在虚，当以养营安血为主"。该案例从经色及舌脉辨为血热证之阴虚血热，治宜养阴清热调经，方选两地汤合二至丸滋阴为主，清热为辅；热伤气，虑邪居下焦已久，其气必虚，故加黄芪、川断补肾益气、固摄冲任；酸枣仁甘酸补敛，敛阴生津；贯众清血分之热。全方养阴清热兼益气摄血，方证相符，正与"谨守病机""谨察阴阳所在而调之，以平为期"之旨相合，故效着。

【病案三品析】

本案系金刃硬物损伤胞宫、冲任，致胞宫藏泻失司而致月经先期与量多二者并见。月经先期、月经过多病机基本相同，均可因气虚统摄无权或血热流行散溢，使冲任不固。辨证以经色、经质、经量结合舌、脉为准。该患者病程日久，兼见面色少华，脉细弱，为气虚摄血无权，冲任不能约制经血所致。治疗遵循"矧亦有无火而先期者则或补中气，或固命门，皆不宜过用寒凉"，予补气固冲任为主，方选固冲汤。方中重用黄芪，与白术、太子参相伍，补气摄血；肝肾足则冲任固，故以白芍、山茱萸补肝肾以调冲任，并养血敛阴；乌贼骨、花蕊石、煅龙牡、赤石脂、仙鹤草敛涩固冲任；茜草凉血止血，活血化瘀，止血而不留瘀；黑芥穗引血归经；经病之本在肾，故加女贞子、旱莲草资肾；补骨脂温补肾阳且具收敛之性，以达防微杜渐之功。全方补气固摄，俾冲任固、血海盈，经血遂安。

【病案四品析】

"方书以趋前为热，退后为寒，其理近似，然亦不可尽拘也。假如脏腑空虚，经水淋漓不断，频频数见，岂可便断为热……必须察其兼证"，该案例虽有月经先期但实属虚证。"妇人月水不断者，由损伤经血，冲脉任脉虚损故也……冲任之气虚损，不能约制其经血，故令月水不断也"，月经先期、经期延长二病合一均为虚损所致，据四诊所得可知属脾肾两虚，治宜脾肾双补。初诊以香砂六君子健脾益气；加山药、枸杞子、川断、补骨脂、鹿角霜温补肾阳；合艾叶加强温阳之力。二诊时值经行逾期未净，更加阿胶养血止血，茜草凉血止血而不留瘀，姜炭温经止血以塞流。三诊时为非经期，宜扶正固本巩固疗效，故月经得以正常。

【小结】

月经先期属于以周期异常为主的月经不调。"先期有火""如虚不能摄，则虽无火，亦必先期"，临证月经先期多见血热和气虚证。仅血热一证又有阴虚内热、阳盛血热及肝郁血热之不同，"先期者火气之冲，多寡者水气之验。故先期而来多者，火热而水有余也；先期而来少者，火热而水不足也"。气虚证尚有脾气虚、肾气虚、脾肾两虚之异。故张晋峰强调临证宜详审之，勿犯"一见先期之来，俱以为有余之热，但泄火而不补水，或水火两泄之"之戒。

月经后期

月经后期为育龄期较常见的妇科疾病，指月经周期延后7天以上，甚至3~5个月一行，不超过6个月，经期基本正常，连续两个月经周期以上。月经初潮后一年内，或围绝经期，周期有时延后，不兼其他症状者，属生理现象，不做病论。

一、辨证分型

本病又名"经行后期""经迟"，多发生于育龄期妇女。早在《金匮要略》温经汤方中就有月经至期不来的论述："主妇人少腹痛，久不受胎，兼取崩中去血，或月水过多及至期不来"。病机有虚实之分，虚者为冲任不足，不能按时满溢；实者为实邪阻滞胞脉，气血运行迟缓，不能按时满溢。张晋峰认为月经后期以寒凝胞脉、痰瘀互结、肝郁血瘀、虚寒证最为常见。

1.寒凝胞脉证

月经错后，量少，色暗有血块，腹部冷痛拒按喜热，肢冷畏寒，舌暗，苔白，脉沉紧。治宜温经散寒，活血调经。方选少腹逐瘀汤加减。寒证明显，加艾叶温经散寒。

2.痰瘀互结证

月经错后，量少，色淡，质黏稠，伴经行小腹疼痛拒按，块下痛减；肥胖，多毛；带下量多，色白，质清稀；或胸胁满闷或呕恶痰多或神疲嗜睡；舌暗红，舌边有瘀点，脉弦滑。治宜活血化痰，调理冲任。方选苍附导痰汤加味。

3.肝郁血瘀证

月经后期甚或闭经，胸胁乳房胀痛，烦躁易怒，舌质暗，有瘀点，脉弦。治宜疏肝理气、活血化瘀，方选逍遥散合免怀汤加减。热象明显者，加牡丹皮、栀子清肝泄热；乳房胀痛有块者，加莪术、夏枯草、浙贝母软坚散结，活血化瘀；失眠、多梦者，加柏子仁、酸枣仁宁心安神；若数月未行经，加益母草、泽兰活血通经。

4.虚寒证

经期错后，量少，色淡质稀，腹部隐痛，喜热喜按，小便清长，面色㿠白，舌淡，苔白，脉沉迟无力。治宜温通经脉，养血调经。方选金匮温经汤加减。

二、病案实录

 病案一：月经后期（寒凝胞脉证）

张某，女，42岁。2018年3月13日初诊。

【主诉】月经错后2年。

【现病史】患者2年前冬天经期外出感寒后出现月经错后，周期 40～50 天，经期3天，量少，色暗有血块，伴下腹痛，肢冷恶寒、经期加重。末次月经：2018年2月28日。现症：月经周期第14天，下腹不适，拒按喜热，纳眠可，二便调，舌暗，苔白，脉沉紧。

【妇科检查】外阴：婚型。阴道：通畅，分泌物量少，色白。宫颈：光滑。宫体：后位，正常大小。附件：双侧附件未触及明显异常。

【辅助检查】①白带常规：未见异常。

②妇科彩超：子宫及双侧附件未见异常。

【中医诊断】月经后期（寒凝胞脉证）。

【西医诊断】异常子宫出血。

【辨证分析】患者因经期感寒，寒邪侵袭搏于冲任，寒凝血瘀，冲任气血运行受阻，血行迟滞，致经行后期。不通则痛，腹部冷痛拒按，得热则行，故喜热。寒凝血瘀，故肢冷恶寒，经期加重。经色暗紫有血块，舌暗，苔白，脉沉紧均为寒凝胞脉之征。治宜温经散寒，活血调经。方选少腹逐瘀汤加减。

【处方】当归9g、川芎9g、赤芍12g、延胡索15g、没药3g、炒蒲黄9g、醋五灵脂15g、牡丹皮12g、盐小茴香6g、炮姜3g、肉桂3g、甘草6g、牛膝15g，14剂，水煎服。

二诊：2018年3月31日。服药后腹部怕冷不适症状改善，舌暗，苔白，脉沉紧。

【辨证分析】适值经前，当因势利导，活血通经，故加活血通经之品以促进月经来潮。

【处方】上方加益母草15g、泽泻15g，7剂，水煎服。

停药后月经来潮，量较前增多，腹痛、肢冷症状好转，如此每于经后服用14剂，治疗3个月经周期，诸症消失，月经周期复常。

❁ **病案二：月经后期（痰瘀互结证）**

赵某，女，30岁。2019年4月11日初诊。

【主诉】月经错后1年。

【现病史】平素体健，1年前体重突然增加遂月经后错，周期40～90天，经期5天，量中，色暗，经行小腹胀痛拒按，块下痛减。末次月经：2019年2月7日。现症：停经2月余，多毛，痤疮，呕恶痰多，喜食肥腻，眠可，二便调。带下色白、清稀。舌暗，舌边有瘀点，脉细弦。

【妇科检查】外阴：婚型。阴道：通畅，分泌物量多，色白。宫颈：光滑。宫体：后位，正常大小。附件：双侧附件未及明显异常。

【辅助检查】①白带常规：未见异常。

②尿早孕试验：阴性。

③妇科彩超：双卵巢呈多囊样改变。

【中医诊断】月经后期（痰瘀互结证）。

【西医诊断】异常子宫出血；多囊卵巢综合征。

【辨证分析】素体肥胖，为痰湿体质。经行延后，多毛，痤疮，带下色白、清稀，呕恶痰多，经行小腹胀痛拒按，块下痛减，舌暗，舌边有瘀点，脉细弦，辨证为痰瘀互结。治当化痰活血，调理冲任，方选苍附导痰汤加减。

【处方】苍术15g、香附15g、陈皮9g、半夏9g、枳壳9g、胆南星6g、茯苓15g、丹参15g、泽兰叶15g、泽泻15g、鸡血藤15g、益母草15g、丹皮9g、菟丝子15g、补骨脂15g、巴戟天15g、淫羊藿15g，10剂，水煎服。

二诊：2019年4月25日。患者服药后，月经仍未来潮，带下量中，面部痤疮明显，纳眠可，二便调。舌暗，舌边有瘀点，脉细弦。

【辨证分析】体肥痰滞，令经血不能通，仍辨证为痰瘀互结，当继续化痰活血，调理冲任，并加消痤之品。

【处方】上方加连翘15g，7剂，水煎服。

嘱患者调畅情志，控制体重。

三诊：2019年5月7日。今月经来潮，量少，色暗，无血块，经行小腹胀痛明显好转，稍有呕恶，无痰，痤疮明显好转。体重减轻1kg，舌暗，舌边有瘀点，脉弦细。

【辨证分析】患者体重减，呕恶轻，值经期，去连翘之寒，加艾叶温通经脉，以助血行。

【处方】上方去连翘，加艾叶15g，5剂，水煎服。

以后患者间断服用首诊处方3个月，月经逐渐规律，30～35天一行，体重减轻，痤疮改善，呕恶除，经行无腹痛。

病案三：月经后期（肝郁血瘀证）

唐某，女，25岁。2017年11月21日初诊。

【主诉】月经稀发2年，停经2月余。

【现病史】既往月经规律，否认性生活史。2年前无明显诱因出现月经错后，周期35～40天，经期3～7天，经量适中，伴经前双侧乳房胀痛、溢乳，无痛经、腰困等不适。末次月经：2017年9月15日。现症：停经2月余，易烦躁，难入寐，纳尚好，二便调。舌质暗，苔薄白，脉弦。

【肛诊检查】外阴：未婚型。阴道：未查。宫颈：未查。宫体：正常大小，活动，质中，无压痛。附件：双侧附件未触及明显异常。

【辅助检查】①血清性激素：PRL 58.11ng/ml，余项检查均在正常范围内。

②妇科彩超：子宫内膜厚8mm，双侧附件未见明显异常回声。

③垂体MRI检查：未见明显异常。

【中医诊断】月经后期（肝郁血瘀证）。

【西医诊断】异常子宫出血；高泌乳素血症。

【辨证分析】患者月经稀发，经前乳房胀痛，溢乳，结合舌脉，证属肝气郁结，瘀血阻滞，血海不能按时满盈。治宜疏肝理气，活血化瘀，调经回乳，方选逍遥散合免怀汤加减。

【处方】柴胡6g、当归9g、白芍12g、赤芍12g、薄荷6g、红花6g、丹参15g、川牛膝15g、茯苓15g、白术15g、山楂9g、麦芽15g、酸枣仁15g、益母草15g、泽兰12g、炙甘草6g，10剂，水煎服。

二诊：2017年12月10日。服药期间，睡眠明显改善。服药第3天月经来潮，量不多，色暗红，伴乳房胀痛，但程度减轻，5天干净。舌质暗，苔薄黄，脉弦数。

【辨证分析】月经来潮后仍乳胀，程度稍减轻，肝郁之象未尽除，仍宜疏肝理气活血。值经后期，故去益母草、泽兰；舌脉提示出现热象，故加牡丹皮清热。

【处方】上方去益母草、泽兰，加牡丹皮9g，15剂，水煎服。

三诊：2018年2月1日。末次月经：2018年1月10日，经量、经色、经质均正常，5天净，无经前乳房胀痛。双乳挤压后无乳汁外溢，舌质暗，苔薄白，脉弦。

【辨证分析】月经自行来潮，虽无经期乳胀，自舌脉知肝郁血瘀证存，故继疏肝理气，活血调经。热象消失，去丹皮之寒。

【处方】上方去牡丹皮，继服15剂。

1个月后随访，月经可自行来潮，复查血清PRL为13.49ng/ml。

❀ 病案四：月经后期（虚寒证）

陈某，女，40岁。2018年4月8日初诊。

【主诉】月经错后1年。

【现病史】既往体健，患者1年前无明显诱因出现月经错后，周期45～55天，经期3天，量少，色淡质稀。末次月经：2018年4月1日。现症：月经周期第8天，腹部隐痛，喜热喜按，面色㿠白，纳眠可，小便清长，舌淡，苔白，脉沉迟。

【妇科检查】外阴：婚型。阴道：通畅，分泌物量少，色白。宫颈：光滑。宫体：后位，正常大小。附件：双附件未触及异常。

【辅助检查】①白带常规：未见异常。

②妇科彩超：子宫及双附件区未见异常。

【中医诊断】月经后期（虚寒证）。

【西医诊断】异常子宫出血。

【辨证分析】患者阳气不足，脏腑虚寒，推动无力，血海满溢延迟，故月经后错；胞脉虚寒，失于温养，腹部隐痛喜按；小便清长，舌淡，苔白，脉沉迟，为胞脉虚寒之证。治宜温经通脉，养血调经。方选金匮温经汤加减。

【处方】肉桂3g、当归6g、白芍15g、党参15g、半夏6g、麦冬12g、甘草3g、杜仲15g、巴戟天15g、艾叶6g、香附15g、阿胶6g，10剂，水煎服。

二诊：2018年4月20日。服药后上症好转，舌脉同前。

【辨证分析】虚寒症状减轻，继续温经散寒治疗以巩固疗效。

【处方】上方，继服7剂。

停药8天后月经来潮，如此治疗3个月经周期，经期停药，诸症消失，月经可按时来潮。

三、诊疗品析

【病案一品析】

该病案为寒凝胞脉所致月经后期，治当温经散寒，活血调经，方选少腹逐瘀汤加减。原方中干姜、肉桂、小茴香辛热，温通血脉；当归、赤芍入肝，行瘀活血；蒲黄、五灵脂、川芎、延胡索、没药入肝，活血理气，使气行则血活，气血通畅，故能痛止；牛膝活血通经，并可引药下行；甘草调和诸药。张晋峰常易原方中干姜为炮姜，以温经散寒，通达下焦，共成温逐少腹瘀血之剂。

二诊时为经前，胞宫将泻，当因势利导，故加益母草、泽泻活血通经，促进月经来潮。

后经周期性用药，胞脉气血畅行而月经如常。

【病案二品析】

该病案为痰湿阻滞于胞宫，痰湿互结，郁久化热，上蒸于面，可致痤疮；火旺则毛发易长，故多毛；痰湿壅盛，故见呕恶痰多；痰湿下注冲任，致带下量多；痰湿困阻气机，影响血液运行，瘀血阻滞胞宫，不通则痛，故经行腹痛；"血积日久，亦能化为痰水"，痰瘀交结致胞宫藏泻失司，月经不能按时来潮。治宜祛痰除湿，调理冲任，方选苍附导痰汤加味。苍附导痰汤化痰燥湿；丹参活血调经；泽兰、泽泻活血通利，使痰瘀得泻；鸡血藤活血通瘀；益母草、丹皮活血化瘀调经；肾主水，故加巴戟天、淫羊藿、菟丝子温补肾阳，以助气化。诸药相合，除痰湿瘀血。间断服用3个月，湿去痰消，月经逐渐规律。

【病案三品析】

"乳房属胃"，乳汁为血所化，无子而乳房膨胀，亦下乳汁，"此非血之有余，乃血不循其道下归冲脉以为月水，反随肝气上入乳房变为乳汁。"肝属木，为阴中之阳，通于春气，其经脉为足厥阴肝经。肝主疏泄，具有藏血之功，经血赖肝血充盈以下注冲任，赖肝气疏泄以顺势而潮。肝气条达，疏泄功能正常，才能血海蓄溢有时，月经规律来潮。若肝气郁结，疏泄功能失常，则冲任气机失调，一方面气机上逆而致冲任气血随肝气上逆，壅滞于上，而致溢乳、乳胀；另一方面肝气郁结，疏泄不利致瘀血内生，离经之血积于胞宫、胞脉，致使冲任气血不能正常下达胞宫，则月经后期，故肝气郁结、瘀血阻滞为本病的主要病机。

该案例证属肝郁血瘀，张晋峰遵循"方从法出，法随证立"的原则，以疏肝理气、活血化瘀为基本治法，方选逍遥散合免怀汤加减。方中以柴胡、当归、生麦芽疏肝理气、活血化瘀、调经回乳，为君药；赤芍、白芍、丹参、红花柔肝活血，为臣药，配合君药恢复肝之疏泄条达，活血调经；川牛膝助君药增强活血化瘀之功，且引血下行；山楂、益母草、泽兰活血化瘀通经；酸枣仁宁心安神助眠；薄荷助柴胡疏肝理气；白术、茯苓健脾，防肝气横逆犯脾之弊，共为佐药；炙甘草调和诸药，为使药。全方共奏疏肝活血之功。

二诊、三诊谨守病机，守原方加减疏肝活血调经为治而后经调，复查血清泌乳素恢复正常。研究表明，逍遥散加减可通过多巴胺受体环磷酸腺苷／蛋白激酶A信号转导通路调节泌乳素水平，生麦芽可降低由利培酮所致雌性大鼠的高血清泌乳素水平。

【病案四品析】

该病案为月经后期之虚寒证，当温经通脉，养血调经，方选金匮温经汤加减。方中易原方吴茱萸之燥烈之性，代之以艾叶直走下焦；合肉桂温通血脉，温经助阳；当归、白芍活血养血，白芍合甘草缓急止痛，阿胶、麦冬养血滋阴润燥，体现善补阳者，必于阴中求阳；党参健脾益气，气足则阳旺；半夏辛温行散，温通胃气以助通冲任；去丹皮之寒、川芎之走窜，而加杜仲、巴戟天温补肾阳；香附理气，使全方补而不滞。诸药合用，共奏温经助阳，养血调经之功。

张晋峰在临证时注重先后天互养，补脾益肾，脾肾双补。将阴阳互根理论体现在遣方用药当中，于阳中求阴、阴中求阳，收效较好。

【小结】

月经后期属于月经周期异常为主的月经失调，以月经错后，经期正常为辨证要点。如合并月经量少，日久不愈，可致不孕甚至闭经。治疗时应详辨虚实，虚者补其不足，实者损其有余。

月经先后不定期

月经先后不定期临床常见，若及时治疗，周期尚能恢复，若未予以重视，导致病情延误，则可致疾病向较重阶段发展。月经先后不定期若伴经量增多及经期延长，常可因经乱之甚发展为崩漏；月经先后不定期若伴经量减少，如不及时治疗可发展为闭经。

一、辨证分型

"妇人月经一月再来或隔月不来"为月经先后不定期，即是指月经周期时或提前、时或延后7天以上，交替不定且连续3个月经周期以上者，又称"经水先后无定期""月经愆期""经乱"等。肝主疏泄，直接影响月经的来潮。肝气条达，疏泄功能正常，血海按时满盈，则月经周期正常。若情志抑郁，或忿怒伤肝，以致肝气逆乱，疏泄失司，气血失调，则血海满溢失常，遂致月经周期异常，或前或后。"气之根，肾中之真阳也，血之根，肾中之真阴也。"月经的产生与肾密切相关。肾气亏损，藏泄功能失司，冲任气血失调，则血海蓄溢失常，以致月经先后不定期。肝肾同源，肝为肾之子，母子相及，故肝肾二者相互影响。肝的疏泄功能失常，子病及母，可致肾封藏失司；反之，肾虚亦可影响肝的疏泄，故临床多见肝郁肾虚证，症见经行或前或后，经量时多时少，色暗，胁胀作痛，精神抑郁，耳鸣，腰膝酸软，小便频数，舌质淡暗，苔薄白，脉细弦。治宜疏肝解郁、补肾调经，方选定经汤加减。

二、病案实录

病案：月经先后不定期（肝郁肾虚证）

赵某，女，45岁。2020年8月16日初诊。

【主诉】月经提前或错后7月余。

【现病史】患者14岁月经初潮，周期28~30天，经期3~5天，经量中等，色暗红，有血块，偶有腹痛。患者自诉7个月前生闷气后出现月经提前或延后7~10天，经期基本正常，经量时多时少，色暗红，有血块。末次月经：2020年7月29日，5天经净，经前、经期胸胁、乳房憋胀疼痛，精神抑郁，耳鸣，腰膝酸软，偶感腹胀，饮食尚可，入睡困难，多梦易醒，小便频数，大便调；舌质淡暗，苔薄白，脉细弦。

【妇科检查】外阴：婚产型。阴道：通畅，分泌物量中，无异味。宫颈：光滑。子宫：前位，正常大小，质中，活动尚可。附件：双侧附件未及明显异常。

【辅助检查】妇科彩超：子宫及双附件区未及明显异常回声。

【中医诊断】月经先后不定期（肝郁肾虚证）。

【西医诊断】异常子宫出血。

【辨证分析】患者情志抑郁，致肝气郁结，疏泄失常；子病及母致肾之封藏失司，故月经先后不定期。经行乳胀为肝郁之象，腰膝酸软、耳鸣为肾虚之候，结合舌脉为肝郁肾虚证。治宜补肾疏肝调经，方选定经汤加减。

【处方】菟丝子30g、白芍30g、当归30g、熟地15g、山药15g、茯苓9g、荆芥穗6g、柴胡9g、柏子仁30g、酸枣仁30g、厚朴9g，7剂，水煎服。

二诊：2020年8月22日。2020年8月21日月经来潮，现月经第2天，经量少，色暗红，有血块，胸胁、乳房憋胀疼痛未见明显改善，精神抑郁，腰膝酸软，能顺利入睡，多梦易醒，小便频数，大便调；舌质淡暗，苔薄白，脉细弦。

【辨证分析】正值经期，此期宜活血调经，重在祛瘀，因势利导，以促进经血的顺利排泄，并加强疏肝解郁之功，使气行则血行。

【处方】上方加香附15g、郁金15g、益母草15g、泽兰叶15g、川牛膝15g，7剂，水煎服。

三诊：2020年8月28日。经净2日，胸胁、乳房憋胀疼痛较前改善，仍腰膝酸软，多梦易醒，小便频数，大便调。舌质淡暗，苔薄白，脉细弦。

【辨证分析】正值经后期，为阴长的开始阶段，此期当滋阴养血，以阴补阴，促进阴长，使肾阴充足，肝木得养。

【处方】上方去益母草、泽兰叶、川牛膝，加山药15g、山茱萸12g，20剂，水煎服。

四诊：2020年9月17日，月经尚未来潮，感胸胁、乳房憋胀疼痛，精神郁闷，腰膝酸软，饮食尚可，多梦易醒，小便频数，大便调。舌质淡暗，苔薄白，脉细弦。

【辨证分析】患者仍感腰膝酸软，小便频数，且胸胁乳房憋胀疼痛，精神郁闷，仍辨证为肝郁肾虚，继以补肾疏肝调经，并加补肾缩尿之品。

【处方】上方加怀牛膝15g、金樱子15g，15剂，水煎服。

五诊：2020年9月30日。2020年9月28日月经来潮，现月经第3天，经量少，色暗红，有血块，胸胁、乳房憋胀疼痛，精神郁闷，腰膝酸软，睡眠改善，能顺利入睡，多梦易醒，二便调。舌质淡暗，苔薄白，脉细弦。

【辨证分析】正值经期，应因势利导，故加益母草、泽兰叶，更怀牛膝为川牛膝活血调经，并去金樱子之收涩，促进胞宫泻而不藏。

【处方】上方去金樱子，加益母草15g、泽兰叶15g、川牛膝15g，5剂，水煎服。

六诊：2020年10月5日。经净1日，胸胁乳房憋胀疼痛明显改善，劳累后偶感腰膝酸软，饮食睡眠尚可，二便调。舌质淡暗，苔薄白，脉细弦。

【辨证分析】值经后期，诸症虽减而未除，治宜继疏肝补肾为法。

【处方】上方去益母草、泽兰叶、川牛膝，20剂，水煎服。

后随访3个月，患者月经周期经期正常，经量中等，经期偶感乳房憋胀，无腰膝酸软不适。

三、诊疗品析

【病案品析】

本病案为肝郁肾虚致胞宫藏泻失司、冲任失调。张晋峰详审病机后，以调理肝脾及冲任二脉为主治疗，使气血和调，血海蓄溢有度，经水方能按时来潮。方选傅氏女科定经汤加减。方中重用当归为君，养血柔肝活血；芍药入肝经阴分，敛阴养阴，可增强疏肝、柔肝、解郁之功，两药共为君药；熟地味甘微温，入手足少阴、厥阴经，滋肾水补真阴；菟丝子性和平，补肾养肝，强阴益经，温而不燥，不助相火，与熟地合用，一阴一阳，使阳生阴长；加山药、茯苓健脾助运，柏子仁、酸枣仁养心安神，厚朴行气，共为臣药；佐以荆芥、柴胡疏肝解郁。诸药相合以疏肝肾之气，非通经之药也；补肝肾之精，非利水之品，肝肾之气舒而经通，肝肾之精旺而水利，使肝气得舒，肾气得补，气机调畅，气得以行，血得以养，冲任调和，经水自有定期矣。复诊时加强疏肝补肾之力并结合周期治疗，终使肝主疏泄、肾主封藏功能正常，藏泄有度，月经按期而行。

【小结】

月经先后不定期为月经周期异常，张晋峰认为本病的病机为肝失疏泄，肾失封藏，以致血海蓄溢失常，胞宫藏泻失度，证属肝郁肾虚。临证以定经汤加味治疗月经愆期，临床疗效显著。

❧ 经期延长 ❧

经期延长指月经周期基本正常，行经时间超过7天甚至2周方净，可伴见月经过多或月经过少。病程较长，治疗棘手。

一、辨证分型

经期延长又名"经事延长""月水不断"。责之于虚、热、瘀引起血海不宁，冲任不固，胞宫失于封藏之职。治疗重在调经止血，缩短经期。临证多见阴虚内热证、冲任虚寒证，以及气血亏虚证。

1.阴虚内热证

经期延长至7天以上，量不多，色红，体瘦，五心烦热，咽干，尿黄，便干，舌红，苔少，脉细数。治宜清热养阴，调经止血，方选瓜石六味汤治疗。量多者，加地榆凉血止血，柴胡升阳举陷。

2.冲任虚寒证

经期延长，经量少，经色淡，带下清稀，面色少华，腰困，畏寒肢冷，舌淡，苔薄，脉迟。治宜温经养血，方选胶艾四物汤加减。小腹冷痛者，加炮姜温中止痛；经量多者，加黄芪、太子参益气健脾；经色黑，有血块者，加蒲黄、五灵脂化瘀止血。

3.气血亏虚证

经期延长，量多，色淡红，质清稀，面色无华，神疲乏力，气短懒言，舌淡红，苔薄，脉细。治宜补气健脾，止血调经，方选八珍汤加味治疗。食少纳呆者，加砂仁、陈皮行气开胃；头晕、量多者，加黄芪、升麻益气摄血，升阳举陷。

二、病案实录

❀ **病案一：经期延长（阴虚内热证）**

郝某，女，40岁。2013年11月12日初诊。

【主诉】经行淋漓伴低热数年。

【现病史】月经周期规律，经期10余天，量中等，色红，无明显痛经。末次月经：2013年11月1日。现月经周期第12天，自感乏力，时低热，体温最高达37.5℃，纳寐好，二便调。舌红，少苔，脉细滑。

【妇科检查】外阴：婚产型。阴道：通畅，少许血污。宫颈：肥大。宫体：前位，正常大小，质中，活动，无压痛。附件：双侧附件未触及异常。

【辅助检查】盆腔超声：子宫及双侧附件未见异常。

【中医诊断】经期延长（阴虚内热证）。

【西医诊断】异常子宫出血。

【辨证分析】阴虚内热，扰及冲任，血海不宁致经行淋漓；乏力，低热，舌红苔少，属虚热之征，治宜滋阴清热，凉血调经，方选瓜石六味汤加味。

【处方】瓜蒌15g、石斛9g、生地12g、麦冬15g、瞿麦12g、益母草15g、车前子15g、川牛膝15g、苍术15g、香附9g、丹皮9g、丹参9g、甘草6g，7剂，水煎服。

二诊： 2014年1月9日。用药期间精神好转，低热消退，月经如常，停药后又见低热。舌偏红，苔薄，脉细数。

【辨证分析】月经如期，停药而身热反复，考虑邪伏阴分，治宜养阴透热，方选青蒿鳖甲汤加减治疗。

【处方】青蒿15g、鳖甲9g、丹皮9g、知母15g、生地12g、玄参15g、浙贝母9g、生牡蛎30g、川断15g、桃仁9g、怀牛膝15g、枸杞子15g，14剂，水煎服。

后随访，热退，月经如常。

❀ **病案二：经期延长（冲任虚寒证）**

李某，女，38岁。2012年11月28日初诊。

【主诉】月经前后淋漓出血2年。

【现病史】2年前出现月经前后淋漓出血。月经周期规律，经期12~13天，周期30天，量多，无痛经。末次月经：2012年11月19日。现症：月经周期第10天，阴道少量出血，色褐，伴畏寒，腰困，纳好，夜寐易醒，二便调。舌淡红，苔薄白，脉细滑。

【妇科检查】外阴：婚产型。阴道：通畅，少许血污。宫颈：光滑。宫体：后位，正常大小，质中，活动，无压痛。附件：双侧附件未触及异常。

【辅助检查】盆腔超声：宫内节育器，位置居中。

【中医诊断】经期延长（冲任虚寒证）。

【西医诊断】异常子宫出血。

【辨证分析】"劳伤经脉，冲任之气虚损，故不能约制经血，故令月水不断也。"阳虚生内寒，月经前后淋漓出血，畏寒，腰困，为冲任虚寒证，治宜温经散寒，益气养血，方用胶艾四物汤加减。

【处方】艾叶9g、阿胶6g、当归9g、白芍12g、熟地9g、黄芪15g、黑姜6g、川断15g、桑寄生15g、蒲黄9g、五灵脂9g、太子参15g、黑芥穗9g，14剂，水煎服。

二诊：2012年12月30日。末次月经：2012年12月17日，量多，7天经血止，无经前后淋漓出血，舌脉同前。

【辨证分析】方已对证，月经如期自止，然经量多，故加升提摄血之品。

【处方】上方加柴胡6g，14剂，水煎服。

三诊：2013年1月30日。末次月经：2013年1月17日，量中，7天净，无行经前后淋漓出血，诸症好转，舌脉同前。

【辨证分析】月经如期，量正常，仍畏寒腰困，虚寒证未除，宜继续温经散寒、养血调经。

【处方】上方，14剂，继服。

后随访，月经如常，诸症消失。

❀ 病案三：经期延长（气血两虚证）

张某，女，32岁。2012年12月14日初诊。

【主诉】月经推后逾期不止3年。

【现病史】3年来月经周期35~40天，经期8~14天，量中等，色红，乳胀，乏力，无明显痛经。末次月经：2012年10月4日。曾口服活血通经中药不效。现停经70天，乏力，纳呆，二便调。舌淡红，苔白，脉细沉。

【妇科检查】外阴：婚型。阴道：分泌物量少。宫颈：光滑。宫体：正常大小，活动，无压痛。附件：双侧附件区未触及明显异常。

【辅助检查】盆腔超声：子宫及双侧附件未见异常。

【中医诊断】经期延长，月经稀发（气血两虚证）。

【西医诊断】异常子宫出血。

【辨证分析】"经事延长，淋漓不断，下元无固摄之权，虚象显然。"经期延长，乏力，纳呆，舌淡红，苔白，脉细沉，辨证属气血亏虚。脾为气血生化之源，肾藏精，精血同源，治宜健脾益气养血，补肾填精调经，方选八珍汤加味。

【处方】太子参15g、白术15g、茯苓12g、当归9g、赤芍9g、川芎9g、山药15g、枸杞子15g、鸡内金9g、鹿角霜9g、香附9g、苍术15g、山楂9g、益母草15g、泽兰12g、甘草6g，14剂，水煎服。

二诊：2013年4月16日。月经正常3个月。末次月经：2013年4月6日。量不多，至今未止，舌生溃疡，纳差，二便调。舌稍红，可见溃疡，苔薄黄，脉细滑。

【辨证分析】经治经事正常，然停药后反复，辨证属脾虚，舌生疮及舌象为壅热之候。经行已11天，治宜健脾养血，调经止血为主，方选归脾汤加味。

【处方】黄芪30g、党参9g、白术15g、当归9g、桂肉9g、白芍12g、茯苓12g、酸枣仁15g、阿胶6g、煅龙骨30g、煅牡蛎30g、乌贼骨15g、茜草9g、益母草15g、马齿苋20g，10剂，水煎服。

如此调治3个周期后，月经正常。

三、诊疗品析

【病案一品析】

"阴虚者能发热，此以真阴亏损，水不制火也"，初诊以瓜石六味汤滋阴清热，凉血调经。方中以瓜蒌、石斛、麦冬、生地滋阴增液；瞿麦、车前子苦寒降泄热邪；益母草清热调经；苍术、香附、丹参、川牛膝合丹皮理气活血行滞，防热灼血瘀，寒凉阻碍气机；甘草补中，调和诸药；故热退身凉而月经如常。

二诊停药后再现低热，虑"邪气深伏阴分，混处气血之中，不能纯用养阴，又非壮火，更不得任用苦燥"，故更方青蒿鳖甲汤清虚热，退骨蒸。以鳖甲蠕动之物，入肝经至阴之分，既能养阴，又能入络搜邪；以青蒿芳香透络，从少阳领邪外出；生地清阴络之热；丹皮泄血中伏火；知母佐鳖甲、青蒿而成搜剔之功也；加玄参清虚热，浙贝母、牡蛎清热散结，川断、怀牛膝、枸杞子补肾调经，桃仁活血，全方滋中有清，清中透热，邪正兼顾并补肾调经，体现了通因通用的治则。

【病案二品析】

"妇人陷经，漏下黑不解，胶姜汤主之"，本案例为经期延长并伴经量多，证属冲任虚寒，治宜温养冲任，方予胶艾四物汤。方中"当归、芍药、地黄，味厚者也，味厚为阴中之阴，故能生血；川芎味薄而气清，为阴中之阳，故能行血中之气"，然本案患者月经量多，故去其香燥走而不守；艾叶性温，专入三阴经而直走下焦，能温经脉，暖胞宫，散寒调经，合阿胶能温经散寒，养血止血；黑姜温经止血；黄芪、太子参益气摄血；川断、桑寄生补肾固冲；因本病日久，久病必瘀，故加蒲黄、五灵脂化瘀止血，可达止血不留瘀之功；黑芥穗引药入血分。全方合而温补冲任，温经养血。

二诊经血量仍多，故继养血调补冲任，同时加柴胡升提中气以摄血，故能经调。

【病案三品析】

"夫经水，阴血也，属冲任二脉主"，经水与冲任关系密切。冲为血海，太冲脉盛月事以时下，可见冲脉为月经之本。"然血气之化由于水谷，水谷盛则血气亦盛，水谷衰则血气亦衰。而水谷之海，又在阳明。故月经之本所重在冲脉，所重在胃气，所重在心脾生化之源。四脏相移，必归脾肾"。该案例以健脾补肾为治，方中八珍汤去地黄之滋腻以补益气血；山药、枸杞子、鹿角霜补肾固本；适月经2个月未至，佐益母草、泽兰活血通经；鸡内金、香附、苍术、山楂理气行滞，以疏中焦之郁滞，防补益太过而碍脾胃。全方补而不滞。

二诊以归脾汤减木香、远志健脾为主，更加阿胶养血止血；煅龙牡、乌贼骨固涩止血；茜草化瘀止血，止血不留瘀；益母草、马齿苋活血调经，有利于排出瘀血，使旧血祛而新血生，又取二者清热解毒之功，使血海宁则经自调。

【小结】

经期延长证有虚实，病程日久，进一步发展，气随血耗，气虚更甚，气虚运血无力，进一步加重血瘀，瘀久化热，致"虚""热""瘀"三者夹杂，互为因果，循环往复，病久难愈。治疗重在调经止血，缩短经期。张晋峰强调临证宜辨证施治，扶正与祛邪相结合，同时应结合现代医学，辅以必要的检查以明确诊断，使中西医优势互补。

月经过多

月经过多亦称"经水过多"或"月水过多"，是指月经量明显增多，多出平常正常经量的1倍以上，或一次行经总量超过80ml，在一定时间内能自然停止，连续2个周期或以上者。严重者可继发贫血、子宫内膜病变。

一、辨证分型

"室女经水过多连绵不绝"，月经过多的主要病机是气虚、血热和血瘀引起血海不宁，冲任不固，胞宫失于封藏之职。治宜经期重在固冲任，减少经量以治标，采用清热凉血止血或益气摄血止血或活血化瘀止血。平时调理气血以治本，如中气虚弱者，补气升阳，摄血固冲；实热者，清热凉血安冲；瘀血阻滞者，活血化瘀理冲。总以气血安和、阴平阳秘为要，少用温燥动血之品，使"冲气安而血海宁"。

1.血热证

经行量多如注，经色深红，质黏稠，口干烦渴喜冷饮，便秘溲黄，舌质红，苔黄，脉数。治宜清热凉血固冲，方选清经散加味。血块多，加茜草、三七化瘀止血；口干，加沙参、知母养阴生津。

2.气虚证

经行量多，色淡红，质清稀，伴气短懒言，神疲乏力，舌淡红，苔薄，脉细弱。治宜补中益气摄血，方选补中益气汤或归脾汤加减。腰痛，加杜仲、川断补肾强腰；头晕、心悸，加阿胶、熟地养血。

3.血瘀证

经行量多，色紫黑，血块多，舌暗或有瘀点、瘀斑，苔薄白，脉涩。治宜活血化瘀调经，方选活血消瘤汤或桂枝茯苓丸加减。少腹冷痛，加炮姜炭、艾叶炭温经止血。

二、病案实录

❀ 病案一：月经过多（血热证）

李某，女，30岁。2014年11月7日初诊。

【主诉】经行量多1年。

【现病史】既往月经规律，量中等，色红，无明显痛经。近1年月经增多，周期25天，经期6天，较以往增多约1倍有余，色红，偶头晕。末次月经：2014年10月30日。现月经周期第9天，带下量少，口干欲饮，纳寐好，尿黄，大便调。舌红，苔黄，脉细数。

【妇科检查】外阴：婚型。阴道：通畅，分泌物量少。宫颈：光滑。宫体：后位，正常大小，无压痛。附件：双侧附件未扪及异常。

【辅助检查】盆腔超声：子宫及双侧附件未见异常。

【中医诊断】月经过多（血热证）。

【西医诊断】异常子宫出血。

【辨证分析】热盛于里，扰及血海，趁经行之际，迫血下行，故使月经量增多。经色红，口干欲饮，尿黄，舌红，苔黄，脉细数为血热之候，治宜清热凉血调经，方选清经散加味。

【处方】青蒿9g、黄柏9g、生地12g、地骨皮15g、茯苓12g、牡丹皮12g、白芍12g、女贞子15g、旱莲草15g、茜草15g、山药15g、山茱萸12g，14剂，水煎服。

二诊：2014年12月10日。末次月经：2014年11月26日，经量稍减，余症好转，舌脉同前。

【辨证分析】经量有所控制但仍多，血热证在，故继清热凉血调经，更加固涩之品以加强收敛固摄之功。

【处方】上方加煅龙骨30g、煅牡蛎30g，10剂，水煎服。

三诊：2015年1月10日。末次月经：2014年12月23日，量中等。无口干。舌偏红，苔薄，脉细。

【辨证分析】经量正常，舌象仍见热象，系余邪未尽，故继清热凉血为治，使邪去而正安。

【处方】上方，7剂，继服。

 病案二：月经过多（气虚证）

姜某，女，29岁。2012年12月3日初诊。

【主诉】月经量增多半年，伴头晕。

【现病史】平素月经规律，量中等，无痛经。半年前出现月经量增多，2012年11月5日查及"子宫内膜息肉"后行宫腔镜子宫内膜息肉电切术，术后经量不减。末次月经：2012年11月26日，6天干净。现症：月经周期第8天，头晕乏力，纳尚好，寐不安，二便调。面色少华，结膜色淡，舌淡，苔薄，脉细弱。患桥本氏甲状腺功能减退症。

【妇科检查】外阴：婚型。阴道：分泌物量少。宫颈：光滑。宫体：正常大小，活动，无压痛。附件：双侧附件区未触及明显异常。

【辅助检查】盆腔彩超：子宫内膜厚5mm，子宫肌壁间肌瘤结节，直径约15mm，双侧附件区未见明显异常。

【中医诊断】月经过多（气虚证）。

【西医诊断】异常子宫出血，子宫肌瘤。

【辨证分析】"经水过多……为气虚不能摄血"，月经量增多，伴头晕，乏力，夜寐不安，面色少华，结膜色淡，舌淡，苔薄，脉细弱，辨证属气虚证。治宜健脾养血固冲，方选归脾汤加味。

【处方】党参15g、黄芪30g、白术15g、当归9g、茯苓12g、炒酸枣仁30g、桂圆肉9g、白芍12g、木香9g、夜交藤30g、黄精9g、何首乌9g、熟地9g、阿胶6g，7剂，水煎服。

二诊：2012年12月30日。末次月经：2012年12月24日，经量减少，余症好转。舌脉同前。

【辨证分析】肾者封藏之本，其封藏固摄功能对月经潮止起到开关作用。肾气盛则封藏有司，冲任按时满溢，经水潮止有时，至而有节；肾虚则封藏失司，对经水失去制约，可致月经过多。适经后，胞宫宜藏，故宜脾肾同补以达恢复经量正常之目的，继予归脾汤更合五子衍宗丸加阿胶先后天同治。

【处方】党参15g、黄芪30g、白术15g、当归9g、茯苓12g、炒酸枣仁30g、桂圆肉9g、木香9g、阿胶6g、枸杞子15g、菟丝子15g、覆盆子15g、五味子9g、车前子15g，14剂，水煎服。

❁ **病案三：月经过多（血瘀证）**

郝某，女，35岁。2013年1月8日初诊。

【主诉】月经量多1年。

【现病史】既往月经规律，量中等，色暗红，伴痛经。1年前开始出现月经量增多，较之前增加1倍，色暗，有血块。末次月经：2012年12月22日。现症：月经周期第18天，无不适，纳寐尚好，二便调，舌淡暗，苔薄，脉细涩。

【妇科检查】外阴：婚型。阴道：分泌物量少。宫颈：光滑。宫体：增大如孕50天大小，饱满，活动，无压痛。附件：双侧附件区未触及明显异常。

【辅助检查】盆腔彩超：子宫内膜厚7mm，子宫肌壁间多个肌瘤结节，双侧附件区未见明显异常。

【中医诊断】月经过多，癥积（血瘀证）。

【西医诊断】异常子宫出血，子宫肌瘤。

【辨证分析】瘀血阻滞胞宫，络伤血溢，故经量增多；瘀血凝结，则色暗有块；舌淡暗，脉细涩，属血瘀之候。值非经期，治宜活血化瘀，理冲消癥，方选活血消瘤汤加减。

【处方】王不留行15g、鸡内金9g、夏枯草15g、三棱9g、莪术9g、丹皮12g、赤芍12g、桃仁9g、浙贝母15g、地鳖虫9g、香附9g、鹿角霜9g、巴戟天15g，14剂，水煎服。

二诊：2013年1月27日。末次月经：2013年1月20日，经量稍减，血块多，舌脉同前。

【辨证分析】经量控制，然"久病入络"，正值经后期，宜继活血化瘀消癥，更加活血通络之品。

【处方】上方加水蛭3g，10剂，水煎服，水蛭另冲服。

三诊：2013年3月2日。末次月经：2013年2月20日，经量中等，血块减少。舌偏红，苔薄黄，脉细涩。

【辨证分析】经量正常，然癥块未消，舌有热象，故去温补之品，并去搜剔化瘀通络之攻逐峻剂，以防伤正，加软坚散结之品以缩减癥块。

【处方】上方去鹿角霜、巴戟天、水蛭，加紫石英30g、马齿苋15g、生牡蛎15g、陈皮9g、益母草15g，14剂，水煎服。

四诊：2013年4月2日。末次月经：2013年3月20日，经量中等。舌淡红，苔薄白，脉细涩。复查超声示子宫肌瘤缩小。

【辨证分析】月经正常，癥块缩减，血瘀证未尽除，故继活血消癥以巩固疗效。

【处方】上方，继服15剂。

三、诊疗品析

【病案一品析】

"经水来太多者，不问肥瘦皆属热也。"阳盛则热，热伏冲任，迫血妄行，血溢不守，因而月经过多。该案例为热伏冲任，迫血妄行致月经过多。治以清热凉血调经，方选清经散加味。清经散是傅青主为"月经先期量多者，水火俱旺所致"而设，治疗阳盛血热，经行先期量多。清经散全方清热凉血；加旱莲草、女贞子滋肾阴、益冲任，既防血热伤阴，且有安血室，壮水制火之意；加茜草根以凉血止血兼化瘀；肾为经水之本，故予山药、山茱萸补肾固本。全方清热凉血而不伤正，止血而不留瘀。二诊加煅龙牡以固涩冲任而经调。

【病案二品析】

该案例因故经水多，术后未瘥，忧思多虑伤脾，脾虚中气下陷，统摄无权，冲任不固，血随气泄，日久成气血两虚，气血虚少失于上荣头面、营心、灌溉四末，故面色少华、头晕、夜寐不安。正如"妇人有经水过多，行后复行，面色萎黄，身体倦怠，而困乏愈甚者，人以为血热有余之故，谁知是血虚而不归经乎……治法宜大补血而引之归经"。

一诊为经后期，宜安冲固冲，方选归脾汤加味。归脾汤"此手少阴、足太阴药也。血不归脾则妄行，参、术、芪、黄、甘草之甘温，所以补脾；茯神、远志、酸枣仁、龙眼之甘温酸苦，所以补心，心者，脾之母也。当归滋阴而养血，木香行气而舒脾，既以行血中之滞，又以助参、芪而补气，气壮则能摄血，血自归经"；张晋峰去原方中远志之辛开苦泄，取茯苓健脾之功，另加黄精、白芍、何首乌、熟地、阿胶养血；夜交藤养心安神；全方健脾养血，扶正固本。二诊诸症减后，予归脾汤合五子衍宗丸加阿胶以心脾肾同补、水火土同治。"饮食得宜，则阳生阴长而百脉充实，又何不调之有"。

【病案三品析】

"瘀血占据血室而致血不归经"，终致月经量多。该案例为癥瘕害，属血分病。张晋峰认为癥积为病，无不由于衃血蓄留所致。无论何种原因内著气血，滞留胞脉，治疗均须以活血化瘀为先，瘀血蓄留日久积而成癥，愈结愈坚，辅以软坚散结，对克削有形之癥积效捷。据此以活血软坚为基本治法。方中三棱、莪术、赤芍、桃仁、王不留行、地鳖虫、丹皮活血化瘀；夏枯草、鸡内金、浙贝母软坚散结；香附理气行滞；鹿角霜、巴戟天补肾阳助气化使气行则血行，寓攻中有补之意，以达祛邪不伤正之目的；且王不留行能走血分，乃阳明冲任之药，引诸药入血分与冲任。全方既清除胞宫瘀滞，又防止药性通利月经量多难以控制，诚如傅青主所言："倘不知解瘀而用补涩，则瘀血内攻，疼无止时，反至新血不得生，旧血无由化"。

二诊瘀血祛，血归于经脉，故经量减。加水蛭"为其味咸，故善入血分；为其原为噬血之物，故善破血……故但破瘀而不伤新血"。功善化瘀通络，冲服为宜。三四诊在活血消癥基础上更加生牡蛎、紫石英活血软坚散结；益母草苦泄辛行，主入血分活血调经；马齿苋味酸收敛，收敛止血以控制经量；陈皮芳香醒脾，行中焦气滞以利气血运行。故经量控制且癥块缩减。

【小结】

月经过多不外乎虚、热、瘀三者。张晋峰强调明辨虚实，治疗以减少月经量为目的，平时审证求因，调理气血；出血期则重在"摄血止血"，止血之法根据月经的颜色、质地以及伴随症状，并结合舌苔、脉象，或施以凉血止血，或化瘀止血，或补气摄血，或固冲止血。

经间期出血

经间期出血临床较为常见，是指两次月经之间，发生周期性阴道少量出血者，出血时间较短，常伴下腹部轻微疼痛。如果反复出血，出血量过多，可能发展成崩漏。

一、辨证分型

经间期出血多发生于育龄期妇女氤氲之时。氤氲期为阴阳转化的关键阶段，此期阴精充足，阳气渐长，重阴转阳，转化失常，枢机不利，则发生出血。张晋峰认为热伏冲任证、肾阴虚证在此病中最为常见。

1.热伏冲任证 经间期出血，血色深红或鲜红，质稠，带下量多，色黄质稠，常伴下腹部疼痛，胸闷，口苦，咽干，小便短赤，舌红，苔黄，脉数。治宜清热凉血，调冲止血，方选清经散加减。出血时，加茜草凉血止血，乌贼骨收敛止血。

2.肾阴虚证 经间期出血，量少，色鲜红，质稠，耳鸣头晕，腰困膝软，五心烦热，舌红，苔少，脉细数。治宜补肾益阴，清热止血，方选二至地黄汤化裁。

二、病案实录

❀ 病案一：经间期出血（热伏冲任证）

王某，女，36岁。2017年7月14日初诊。

【主诉】经间期出血9个月，阴道出血3天。

【现病史】平素月经规律，周期27~30天，经期5天，量中，色红，质稠。9个月前出现两次月经中间阴道少量出血伴清涕样白带，未予治疗。末次月经：2017年7月1日，量、色、质同前。3天前出现阴道少量出血。现症：月经周期第14天，阴道出血，色深红，质稠，量少，少腹部时有灼痛，胸闷，口苦，咽干，小便短赤，舌红，苔黄，脉数。

【妇科检查】外阴：婚型。阴道：通畅，可见血性分泌物。宫颈：光滑。宫体：前位，正常大小，轻压痛。附件：双附件串珠样增厚，轻压痛。

【辅助检查】妇科彩超：右侧卵巢可见一黄体，大小约25mm×21mm；直肠窝液暗25mm。

【中医诊断】经间期出血（热伏冲任证）。

【西医诊断】异常子宫出血。

【辨证分析】热邪伏于冲任，氤氲之时，阳气内动，引动热邪，损伤冲任，迫血妄行。热邪迫血外泄，热随血泄致阴道出血色深红，质稠；热阻血瘀，不通则痛，故少腹灼痛；热灼阴血，津不上承，故口苦，咽干；胸闷，小便短赤，舌红，苔黄，脉数，均为热伏冲任之象。治宜清热凉血，调经止血，方选清经散加味。

【处方】丹皮9g、地骨皮15g、白芍15g、生地黄15g、青蒿9g、茯苓12g、黄柏15g、车前子15g、茜草15g、炒地榆12g、乌贼骨15g、薏苡仁15g，5剂，水煎服。

二诊：2017年7月22日。服药3天后阴道血止，口干口苦明显好转，带下量减。舌偏红，苔薄黄，脉细略滑数。

【辨证分析】血止，热证已减，故去收敛止血之品，继清热凉血，调理冲任，巩固疗效。

【处方】上方去茜草、乌贼骨，继服7剂。

后每个月经周期服用二诊方10剂，3个月后，经间期再未出血，随访半年，未再复发。

❀ **病案二：经间期出血（肾阴虚证）**

胡某，女，44岁。2016年5月14日初诊。

【主诉】经间期出血4个月，阴道出血2天。

【现病史】4个月前无明显诱因出现两次月经中间少量出血，未诊治。平素月经规律，周期28~30天，经期5天，量少，色红，质稠。末次月经：2016年5月2日，量、色、质同前。现症：月经周期第13天，阴道少量出血2天，色红，质稠；耳鸣头晕，五心烦热，舌红少苔，脉细数。

【妇科检查】外阴：婚型。阴道：通畅，少量血性分泌物。宫颈：光滑。宫体：前位，正常大小，无压痛。附件：双附件区未见明显异常。

【辅助检查】①白带常规：清洁度Ⅱ度。

②盆腔彩超：子宫及双附件无异常。

【中医诊断】经间期出血（肾阴虚证）。

【西医诊断】异常子宫出血。

【辨证分析】肾阴亏虚，精血耗伤，阴虚生内热，热伏于冲任，的候之时，不能平稳转化，迫血妄行而见阴道出血色红，量少；肾阴亏虚，脑窍失养，故耳鸣头晕；五心烦热，舌红苔少，脉细数均为阴虚内热之象。治宜补肾养阴，清热止血，方选二至地黄汤加味。

【处方】女贞子15g、旱莲草15g、山药15g、生地15g、丹皮9g、茯苓12g、山茱萸9g、泽泻15g、茜草15g，7剂，水煎服。

间断服用上方2个月，随访半年，经间期未再出血。

三、诊疗品析

【病案一品析】

外感热邪，或过食辛辣温燥之品，或心情过激，五志化火，以致火热炽盛，血分蕴热，氤氲之时，阳气内动，热迫血妄行，致经间期出血，热随血泄，热泄血停。该案例系外邪侵袭胞宫，热伏冲任之故，治宜清热凉血，调冲止血，方选清经散加味。方中清经散清热凉血，调冲止血；车前子、薏苡仁清热利水，使热从水出；茜草、炒地榆、乌贼骨清热凉血，化瘀止血。全方清热泄火为主，抑阳少佐滋阴，使热去而阴血不伤。二诊时出血已停，去茜草、乌贼骨止血之品，以防止收敛固涩，碍余邪外出。终邪去而正安，故经调。

【病案二品析】

肾阴不足，的候期阴阳转化不相协调，阴络易伤，阴虚生内热，热伏于冲任，氤氲之时，阳气内动，引动热邪，迫血妄行，致经间期阴道出血。治当补肾益阴，清热止血，予二至地黄汤化裁治疗。方中女贞子、旱莲草补肾滋阴，旱莲草兼具凉血止血之功，二者合用滋阴止血；六味地黄丸三补三泻，滋补肾阴，清虚热，降虚火；茜草凉血调经止血。诸药相合，使肾阴得补，虚热得清，冲任调和。后间断服用两个月巩固疗效，防止复发，方证相符故愈。

【小结】

张晋峰在临床中将经间期出血分为热伏冲任、肾阴虚两型论治。经间氤氲期阴精充足，阳气渐长，从阴转阳，转化失常，枢机不利，则发生出血。辨证论治善用清经散、二至地黄汤加减，疗效显著。

🌸 月经过少 🌸

月经过少为月经量明显减少，少于平时正常经量的1/2，或一次行经总量不足30ml，或行经持续时间仅1~2天，甚至点滴即净，连续2个周期或以上者。常与周期异常并见，可发展为闭经。

一、辨证分型

月经过少为月经周期正常，月经量减少和经期缩短的异常改变。"经水涩少，为虚为涩"，月经过少的病机分虚实两种，虚者多因精亏血少，冲任亏虚，精血乏源；实者多由瘀血内停或痰湿阻滞，冲任壅塞，血行不畅所致。临床以虚证或虚实夹杂证多见，虚证尤以肾虚为多。治疗遵循"虚则补之""实者泻之"。

1.气血两虚证

经行量少，色淡红，质地稀薄，伴面色黄或㿠白，心悸气短，舌淡红，苔薄，脉细弱。治宜益气养血调经，方选毓麟珠加减。面色苍白，加鸡血藤、阿胶养血；经血点滴即止，加山茱萸益精血；心悸失眠，加夜交藤、酸枣仁养心安神。

2.肾虚证

经行量少，色淡暗，伴头晕耳鸣，腰困，舌淡暗，苔薄白，脉沉细。治宜补肾养血调经，方选四二五合方加减。夜尿多，加益智仁暖肾缩尿；五心烦热，加女贞子、旱莲草、龟甲滋阴益肾。

3.血瘀证

经行量少色暗，有血块，伴少腹胀痛，或伴有胸胁胀痛，舌暗或有瘀点瘀斑，脉沉。治宜理气活血、化瘀调经，方选膈下逐瘀汤或生化汤加味。胸胁胀痛，加青皮、郁金理气活血止痛；少腹冷痛，加肉桂、乌药温阳行气止痛。

4.痰湿证

经血量少，形体肥胖，伴胸脘满闷，倦怠乏力或带下量多，色白；舌胖，苔腻，脉滑。治宜化痰祛湿，和血调经，方选苍附导痰汤加味。兼脾虚，加党参、白术健脾；兼肾虚，加山药、枸杞子、补骨脂益肾。

二、病案实录

✿ **病案一：月经过少（气血两虚证）**

赵某，女，22岁。2014年7月3日初诊。

【主诉】月经量少6个月。

【现病史】平素体健。因职业需要，间断性节食减肥控制体重，近半年来经量减少，经期缩短。月经规律，经期2~3天，周期23~25天，量少，色淡红，无明显痛经。末次月经：2014年6月24日。现症：月经周期第10天，手足不温，纳呆，二便调。舌淡红，苔薄，脉细。

【肛诊检查】外阴：未婚型。阴道：未查。宫颈：未查。宫体：正常大小，质中，活动，无压痛，附件：双侧附件区未触及明显异常。

【辅助检查】①甲状腺功能：各项指标均在正常范围。

②性激素：FSH 6.43mIU/ml，E_2 69Pg/ml，T 0.36ng/ml。

③盆腔彩超：子宫内膜厚5mm，双侧附件区未见明显异常。

【中医诊断】月经过少（气血两虚证）。

【西医诊断】异常子宫出血。

【辨证分析】节食致化源不足，血海不充，气血两虚，故经行量少，经色淡红；手足不温系气血不能达于四末之候；舌淡红，脉细系气血两虚之征。治宜补气养血调经，方选毓麟珠加味。

【处方】当归9g、川芎9g、白芍12g、党参12g、熟地9g、白术15g、茯苓9g、甘草6g、菟丝子15g、杜仲15g、川椒6g、鹿角霜9g、山药15g、柏子仁15g、鸡内金6g，10剂，水煎服。

二诊：2014年7月22日。末次月经：2014年7月20日，经量增多。手足转温，食欲增加，舌脉同前。

【辨证分析】经期过后胞宫血海空虚，宜藏而不泻，证仍属气血不足，故继益气养血为治。

【处方】上方，10剂，经后继服。

如此治疗3个月经周期，随访月经量基本正常。

 病案二：月经过少（肾虚证）

王某，女，34岁。2013年11月13日初诊。

【主诉】月经量少8个月。

【现病史】已婚已育。平素月经规律，2013年3月起，无明显诱因出现月经量减少，色淡暗，无痛经。末次月经：2013年9月10日。现停经60余天，无明显腰腹不适，纳寐好，二便调。舌淡红，苔薄白，脉细缓。

【妇科检查】外阴：婚型。阴道：通畅。宫颈：光滑。宫体：正常大小，质中，活动，无压痛。附件：双侧附件区未触及明显异常。

【辅助检查】①性激素：FSH 42.39mIU/ml，LH 28.88mIU/ml，E_2 12pg/ml。

②盆腔彩超：子宫内膜厚6.8mm，双侧附件区未见明显异常。

③尿HCG：阴性。

【中医诊断】月经过少（肾虚证）。

【西医诊断】异常子宫出血。

【辨证分析】肾气亏虚，精血不足，故月经后期量少。肾阳虚，血不化赤，故经色淡暗。辨证属肾虚，治宜补肾养血调经，方选四二五合方加味。

【处方】当归9g、川芎9g、赤芍12g、熟地12g、仙茅12g、淫羊藿12g、覆盆子15g、枸杞子15g、菟丝子15g、五味子9g、车前子15g、鹿角霜9g、夏枯草15g、酸枣仁15g、百合12g，20剂，水煎服。

二诊：2013年12月17日。末次月经：2013年12月5日，经量稍增多。舌脉同前。

【辨证分析】经后期呈阴长运动，胞宫宜藏而不泻，证仍属肾虚，宜继补肾养血调经为治。

【处方】上方，20剂，水煎服。

嘱上方再服用3个月后复查。

三诊：2014年4月6日。月经正常3个月。末次月经：2014年4月2日，量色正常。复查性激素：FSH 12.39mIU/ml，E_2 22pg/ml。

【辨证分析】月经恢复正常，性激素结果提示卵巢功能显著改善，继补肾养血调经，以巩固疗效。

【处方】上方，继服20剂。

❀ 病案三：月经过少（血瘀证）

刘某，女，25岁。2014年7月4日初诊。

【主诉】人流术后月经量少5个月。

【现病史】未婚，有性生活史。5个月前因"早孕"行无痛人工流产术，术后月经来潮，经量较前减少约1/2，色黑红。既往月经规律，经期5天，周期30天，量中，色暗红，无痛经。末次月经：2014年6月20日。现症：月经周期第15天，无不适，纳寐尚好，二便调。舌淡暗，苔薄，脉细。

【妇科检查】外阴：婚型。阴道：分泌物量少。宫颈：肥大。宫体：正常大小，质中，活动，无压痛。附件：双侧附件区未触及明显异常。

【辅助检查】盆腔彩超：子宫内膜厚5mm，双侧附件区未见明显异常，盆腔积液。

【中医诊断】月经过少（血瘀证）。

【西医诊断】异常子宫出血。

【辨证分析】流产后月经量少，经色黑红，有血块，舌淡黯，苔薄，脉细，辨证为血瘀，系手术损伤胞宫、冲任所致，治宜活血调经，方选生化汤加味，"经水出诸肾"，故佐以补肾之品。

【处方】当归9g、川芎9g、桃仁9g、炮姜6g、甘草6g、益母草15g、苍术9g、香附15g、菟丝子15g、枸杞子15g、女贞子15g、怀牛膝15g、覆盆子15g、川断15g、紫河车6g、荆芥穗9g，10剂，水煎服。

二诊：2014年7月29日。末次月经：2014年7月19日，经量增多，色转红。舌淡红，苔薄白，脉细。

【辨证分析】月经色、量正常，舌无血瘀之象，值经后重阴期，宜补肾养血为治，佐活血之品以利阴阳转化，方选八珍汤加味。

【处方】当归9g、川芎9g、白芍12g、熟地15g、党参9g、白术15g、茯苓12g、炙甘草6g、苍术9g、香附9g、菟丝子15g、覆盆子15g、女贞子15g、山茱萸9g、茺蔚子15g，10剂，水煎服。

后随访，月经正常。

❀ 病案四：月经过少（血瘀证）

王某，女，24岁。2013年7月21日初诊。

【主诉】月经量少半年。

【现病史】已婚未育。平素月经不规律，经期5~6天，周期30~50天，量中等，色暗红，痛经，偶尔恶心，腰困。半年前无明显诱因出现经期缩短至2~3天，量少，色黑红。末次月经：2013年6月26日。现症：月经周期第26天，下腹胀痛，纳寐尚好，二便调。舌淡暗，苔薄，脉弦滑。

【妇科检查】外阴：婚型。阴道：分泌物量少。宫颈：光滑。宫体：正常大小，无压痛。附件：双侧附件区未触及明显异常。

【辅助检查】①甲状腺功能：各项指标均正常。

②性激素：各项指标均在正常范围内。

③盆腔彩超：子宫内膜厚7mm，双侧附件区未见明显异常。

【中医诊断】月经过少（血瘀证）。

【西医诊断】异常子宫出血。

【辨证分析】"女子胞中之血每月一换，除旧生新，旧血即是瘀血，此血不去，便阻气化"，经行量少，经色黑红有块，下腹胀痛，舌淡黯，苔薄，脉弦滑，辨证属血瘀。女子多郁，郁则血滞，故治宜理气活血调经，方选膈下逐瘀汤加减。

【处方】当归9g、川芎9g、桃仁9g、丹皮9g、赤芍12g、乌药9g、红花9g、延胡索15g、五灵脂15g、甘草6g、香附9g、枳壳9g、巴戟天15g、川断15g、益母草15g，10剂，水煎服。

二诊：2013年8月1日。末次月经：2013年7月22日，经量较前增多，色黑红，腹痛缓解，舌脉同前。

【辨证分析】月经如期，腹痛缓解，诸症未尽除，故继理气活血为主。

【处方】上方，10剂，水煎服。

❀ 病案五：月经过少（痰湿证）

贾某，女，25岁。2013年11月6日初诊。

【主诉】月经推后、量少数年。

【现病史】平素月经不规律，经期7~10天，周期30~160天，量少，色红，有血块，无痛经。末次月经：2013年10月30日。现月经周期第8天，带下量中，纳寐好，二便调。体胖，多毛，皮肤粗糙，舌淡暗，苔腻，脉沉细。

【妇科检查】外阴：婚型。阴道：通畅，分泌物量中等。宫颈：光滑。宫体：正常大小，质中，活动，无压痛。附件：双侧附件区未触及明显异常。

【辅助检查】①阴道分泌物涂片：清洁度Ⅱ度。

②盆腔彩超：双侧卵巢呈多囊改变。

【中医诊断】月经过少（痰湿证）。

【西医诊断】异常子宫出血；多囊卵巢综合征。

【辨证分析】痰湿阻滞，经脉壅阻，胞宫冲任气血不调，月经推后量少；带下量中，体胖，多毛，皮肤粗糙，为痰湿壅聚之征；舌淡暗，苔腻，脉沉细，属痰湿兼瘀阻之象。治宜化痰除湿，活血调经，方选苍附导痰汤合免怀汤加味。

【处方】苍术15g、香附9g、陈皮9g、清半夏9g、茯苓15g、胆南星6g、枳实9g、当归9g、赤芍9g、红花9g、川牛膝15g、丹参15g、黄连6g、淫羊藿15g，14剂，水煎服。

二诊：2013年12月13日。末次月经：2013年12月5日，经量较前增多。皮肤粗糙似有改善，舌脉同前。

【辨证分析】月经来潮，经量较前增多，而痰湿瘀阻证未变，值经后期，胞宫血海空虚宜藏，故加血肉有情之品以补肾、资冲任。

【处方】上方加鹿角霜10g，14剂，水煎服。

如此治疗3个月经周期后月经基本正常，经促排卵治疗后怀孕。

三、诊疗品析

【病案一品析】

"瘦人经水来少者，责其血虚少也，四物人参汤主之"。本案例源于化源不足，气血虚少，血海不能满盈，单用四物人参汤尚显单薄。肾主藏精，精能生血，精血同源而相互滋生，"命门为精血之海"，故取毓麟珠补气血，兼温肾助命门。毓麟珠主治妇人气血俱虚，经脉不调，方中八珍汤双补气血；菟丝子、杜仲温肾，调补冲任；鹿角霜、川椒温肾助阳，温养冲任；山药健脾补肾；柏子仁养心；鸡内金健胃消食以改善食欲。全方既补先天肾气以生精，又培后天脾胃以生血，终使阳生阴长，精血充旺，而得以经行如常。

【病案二品析】

肾为水火之脏，寓元阴元阳，为先天之根本。肾阴亏虚，癸水不充，则胞宫失于滋养，阴损及阳，或肾阳本虚，命门火衰，胞宫失于温煦，精卵无阳以动，肾虚血海不盈而致经行量少。该案例虽不能明确诊断卵巢功能不全，但已出现生化异常。张晋峰宗"元阴元阳损伤"理论予以补肾为治，方选四二五合方。方中四物养血；仙茅、淫羊藿合五子衍宗丸及血肉有情之品鹿角霜补肾；另加百合、酸枣仁养心交通心肾；夏枯草"能解内热，缓肝火"，符合《备急千金要方》载"女子嗜欲多于丈夫，感病倍于男子，加以慈恋爱憎，嫉妒忧恚，染着坚牢，情不自抑"，以其清肝火防阴不制阳而阳亢。全方共具阴中求阳，阳中求阴，阴阳并调，气血同治，温而不燥之功，使阴平阳秘，经量如常，卵巢功能恢复。

【病案三品析】

本案例发生于人工流产后，手术损伤胞宫、冲任，瘀留胞宫，胞宫冲任气血不畅而经少，故活血调经为治，以生化汤加味。方中生化汤合益母草清理胞宫、养血活血、祛瘀生新；子宫属子脏，其藏泻作用，亦赖肾阳的支持，阳气不足，气化不利，故加入菟丝子、覆盆子、怀牛膝、川断补肾助阳；紫河车为血肉有情之品温养冲任；女贞子、枸杞子滋补肝肾以资冲任；苍术、香附理气行滞以助血行，且防补益太过壅滞生热；荆芥穗引药入于血分。全方活血祛瘀，补肾调经。

二诊时瘀邪已去大半，故以扶正为主，方以八珍汤气血双补；菟丝子、覆盆子、女贞子、山茱萸补肾资冲任；苍术、香附理气；茺蔚子辛散苦泄，主入血分，活血祛瘀通经。全方补气养血，活血补肾调经，使精充血足，冲任得养而经调。

【病案四品析】

"经脉流行不止，环周不休，寒气入经而稽迟，泣而不行，客于脉外则血少，客于脉中则气不通，故卒然而痛"。该案例源于寒气客脉，气血得寒则凝，气滞血瘀，冲任不畅，故经行量少而痛经。血非气不运，"疏其气血，令其条达"，治宜理气行血、温通经脉，方选膈下逐瘀汤行气活血止痛；气血得温则行，故加巴戟天、川断温肾助气化；值经前，加益母草苦泄辛行，入血分，活血调经，有利于排出瘀血，使旧血祛而新血生。全方既逐客邪，又能温经止痛，气血畅行而经调。

【病案五品析】

胖人多痰，痰湿壅滞胞宫、冲任，血海不能按时满盈，故月经稀少；痰湿积聚，脂膜壅塞，故多毛。治宜化痰除湿为主，"若是肥盛妇人，禀受甚厚，恣于酒食之人，经水不调，不能成胎，谓之躯脂满溢，闭塞子宫。宜行湿燥痰，用星、夏、苍术……或导痰汤之类"，方选苍附导痰汤；"痰之本无不在肾"，故加牛膝、淫羊藿补肾温化痰湿；痰湿壅滞胞宫则气血不畅，故予免怀汤（当归、赤芍、红花、川牛膝）加丹参活血调经。其中，川牛膝兼具补肾利水之功，并能引血下行；痰瘀互结，聚而不行，则必生热，故以黄连清热燥湿、泻火解毒。现代药理研究表明黄连煎剂能改善胰岛抵抗，治疗多囊卵巢综合征。全方化痰除湿，补肾活血，而能经调成孕，体现了张晋峰辨证与辨病相结合的学术观点。

【小结】

月经过少常为闭经的先驱表现，临证以气血两虚、肾虚、血瘀、痰湿证多见。张晋峰认为调理月经的根本在于补肾，脾与肾又为先后天关系，肾精充养赖脾之健运，而脾之运化，不离肾阳之温煦，故补肾健脾为治疗月经过少的关键。肾虚者，以四二五合方加味；气血两虚者，用毓麟珠补肾养血调经；血瘀者，以膈下逐瘀汤或生化汤加味，同时加入补肾助阳之品治疗；近年来痰湿证常见，可能与生活条件好转，多食膏粱厚味有关，但张晋峰认为单纯的痰湿证少，大多与肾虚有关，痰湿仅是标证，故治疗痰湿证宜苍附导痰汤合毓怀汤加补肾助阳之品。

生活中的调摄对本病的治疗有着积极的意义。张晋峰提倡女性要调整好心态，拥有充足的睡眠，宜劳逸结合，才能事半功倍。

第二节　崩　漏

"崩漏不止，经乱之甚者也"，崩漏为月经的周期、经期、经量的严重失调。"淋漓不断名为漏，忽然大下谓之崩""崩中者势急症危，漏下者势缓症重，其实皆属危重之候"，崩漏属妇科急危重症，"漏则不时妄行，由漏而淋，由淋而崩，总因血病，而但以其微甚耳"，二者出血程度不同，常交替出现。

一、辨证分型

崩漏为病，与血证同，虚、热、瘀为其因；冲任不固，不能约制经血，子宫藏泻失常为其病机。《女科证治约旨》曰"盖血生于心，藏于肝，统于脾，流行升降，灌注八脉，如环无端。至经血崩漏，肝不藏而脾不统，心肾损伤，奇经不固，瘀热内炽，堤防不固，或成崩，或成漏，经血运行，失其常度。"提示崩漏的发生、发展常气血同病、多脏受累。"经本于肾"，无论病起何脏，"五脏之伤，穷必及肾"，故本病以肾虚为本，变化在气血，病位在冲任，表现为子宫藏泻无度。

崩漏辨证，经血及异常阴道出血的性状、色泽、血量可直接反映本病的虚、实、寒、热，以及在气在血的不同和脏腑所属。经血非时暴下或淋漓不尽、色淡，质稀薄，属虚；经血非时暴下，量多势急，既而淋漓不止、质稠、色鲜红或深红、有臭味，属血热；经血非时而至，时崩时闭，时出时止，时多时少，色紫暗有块，属血瘀。

崩漏属血证、急证，应遵循"急则治标，缓则治本"的原则，临证辨出血期和血止后，重视塞流、澄源、复旧三法配合。出血期塞流和澄源并举，不能概投收敛止血之剂而忽略正本清源；"有形之血不能速生，无形之气所当急固"，暴崩之际，急当塞流止崩，以防厥脱，以独参汤频频饮服，必要时诊刮止血以治标；血止后澄源固本复旧，澄源遵循"凡治此之法，宜审脏气，宜察阴阳。无火者求其脏而培之、补之；有火者察其经而清之、养之""旧血不走，则新血断然不生。新血日生，瘀血无处可留"，故瘀者和之；复旧无论虚、热、瘀均宜补肾固本。

1.肾虚证

经乱无期，出血淋漓不净或量多，色鲜红质稠或色淡质清，腰膝酸软，舌红，苔少，脉细数，或舌淡，苔白，脉沉细。治宜补肾调经，方选胶艾四物汤或四草汤、二至丸加味。心烦不寐，加五味子、柏子仁、夜交藤养阴宁心安神；畏寒腰困，加川断、桑寄生补肾强腰。

2.脾虚证

经血非时而至，量多或淋漓，血色淡，质地稀薄，气短懒言，面浮肢肿，手足不温，舌淡，苔薄，脉弱。治宜补气升阳，止血调经，方选补中益气汤或归脾汤或固冲汤加减。心悸、失眠，加柏子仁、夜交藤养心安神；脘腹胀满，加木香、枳壳理气行滞；血量多，加山茱萸、仙鹤草、乌贼骨、煅龙牡收敛固涩。

3.血热证

经血非时而下，量少淋漓或暴下，血色红，质稠，伴心烦，舌红，苔黄，脉细数。治宜凉血调经，方选清经散或保阴煎加味。淋漓不断，加茜草、三七化瘀止血；血量多，加仙鹤草固涩。

二、病案实录

病案一：崩漏（脾虚证）

吴某，女，21岁。2020年7月9日初诊。

【主诉】阴道不规则出血5年。

【现病史】未婚，否认性生活史。5年来月经不规律，周期30~60天，经期20~30天，量多，色红，有血块，无痛经。前次月经：2020年2月13日，行经30天。末次月经：2020年5月24日，25天血止。现症：倦怠乏力，阴道无出血，无腹痛，带下量中等，纳寐尚好，二便调。舌淡胖，苔薄，脉细滑。

【肛诊检查】外阴：未婚型。阴道：未查。宫颈：未查。宫体：前位，偏小，50mm×40mm，质中，活动，无压痛。附件：双侧附件未扪及异常。

【辅助检查】①血常规：各项指标均在正常范围。

②性激素：FSH 1.28mIU/ml，LH 2.16mIU/ml，E_2 123pg/ml，PRL 24.77ng/ml，P 12.94ng/ml，T 0.29ng/ml。

③甲状腺功能：各项指标均正常。

④肛超：子宫大小约52.4mm×42.5mm，子宫内膜厚10mm，右侧卵巢黄体?

【中医诊断】崩漏（脾虚证）。

【西医诊断】异常子宫出血。

【辨证分析】脾虚气陷，统摄无权，冲任失固，致经乱无期，经量多；倦怠乏力，舌淡胖为脾虚之象。治宜固冲摄血，益气健脾，方选固冲汤加味。

【处方】炒白术15g、黄芪20g、煅龙骨30g、煅牡蛎30g、山茱萸12g、炒白芍10g、海螵蛸15g、茜草15g、棕榈炭10g、五倍子6g、丹参9g，7剂，水煎服。

二诊：2020年7月30日。末次月经：2020年7月14日，量多，7天净。仍乏力，舌脉同前。

【辨证分析】经行如期自止，恐单纯补气收涩困阻中焦，故加理气宽中之品。

【处方】上方加香附9g，15剂，水煎服。

三诊：2020年8月28日。末次月经：2020年8月12日，量中，5天净。精神好转，舌脉同前。

【辨证分析】月经如期，经量如常，然正气未复，宜继固冲摄血调经以巩固疗效。

【处方】上方，继服15剂。

2021年6月24日随访，月经规律9个月。

❀ **病案二：崩漏（脾虚证）**

吴某，女，45岁。2014年6月20日初诊。

【主诉】阴道不规则出血4月余，头晕10天。

【现病史】已婚育，平素体健，月经规律，无痛经。4个月前无明显诱因出现阴道不规则出血。前次月经：2014年2月10日，量中，10天净。末次月经：2014年5月26日，量多，有血块，至今未止，伴少腹坠痛，头晕，夜寐不安。面色萎黄，唇睑色淡，舌淡，苔薄，脉细滑。

【妇科检查】因出血未施。

【辅助检查】①血常规：HGB 90g/L，其余各项在大致正常范围内。

②尿妊娠试验：阴性。

③盆腔彩超：子宫内膜厚7mm，双附件未见明显异常。

【中医诊断】崩漏（脾虚证）。

【西医诊断】异常子宫出血，轻度贫血。

【辨证分析】"经水来而不止者，气虚不能摄血也"，脾虚气血生化无源，不能摄血，致令妄行，故见阴道不规则出血，量多；中气不足，故少腹坠痛；头晕，夜寐不安，面色萎黄，唇睑色淡，为气血不足之象。治宜补气摄血固冲，方选归脾汤加味。

【处方】党参15g、黄芪30g、焦白术9g、当归6g、茯苓9g、酸枣仁30g、升麻炭9g、生地炭15g、木香6g、阿胶6g、益母草15g、马齿苋30g、煅龙骨30g、煅牡蛎30g、乌贼骨30g、茜草15g、炒芥穗9g，5剂，水煎服。

二诊：2014年6月25日。服药后阴道出血止，余症好转。舌淡，苔薄，脉细滑。

【辨证分析】塞流后宜澄源复旧，因证属脾虚，治宜健脾补肾调经，方选归脾汤合二至丸加味。

【处方】党参15g、黄芪20g、炒白术15g、当归6g、茯苓9g、木香6g、女贞子15g、旱莲草15g、阿胶6g、茜草15g、炒芥穗9g，14剂，水煎服。

后随访，月经规律。

病案三：崩漏（血热证）

赵某，女，35岁。2012年8月18日初诊。

【主诉】经行量多，逾期3个月。

【现病史】平素月经规律，量中等，色红，无痛经。近3个月月经周期30天，经期15~20天，量多，1周后出血减少，呈淋漓状。末次月经：2012年7月23日。现月经周期第26天，阴道无出血，无腰腹不适，口干，纳寐好，二便调。舌红，苔黄，脉细滑。

【妇科检查】外阴：已婚式。阴道：通畅。宫颈：光滑。宫体：中位，正常大小，活动，无压痛。附件：双侧附件未及明显异常。

【辅助检查】盆腔彩超：子宫内膜厚10mm，双侧附件未见明显异常。

【中医诊断】崩漏（血热证）。

【西医诊断】异常子宫出血。

【辨证分析】热盛于里，损伤冲任，血海沸腾，迫血妄行，致经行量多，逾期不止；舌红，苔黄，属血热之征。治宜清热凉血调经，方选清经散加味。

【处方】青蒿9g、黄柏9g、生地12g、地骨皮15g、茯苓6g、牡丹皮6g、白芍12g、女贞子15g、旱莲草15g、茜草15g、山药15g、山茱萸9g，10剂，水煎服。

二诊：2012年9月2日。末次月经：2012年8月22日，量中等，经行10天。现经净2天，口干好转，余无不适，舌脉同前。

【辨证分析】经期缩短，经量控制，然仍有热邪，故继以清热凉血调经为治。

【处方】上方，10剂，水煎服。

三诊：2012年9月28日。末次月经：2012年9月20日，量中等，经行7天。现经净2天，无明显不适，舌稍红，苔薄黄，脉细滑。

【辨证分析】经期正常，舌仍有热象，系余邪未尽，故继清热凉血调经为主。

【处方】上方，7剂，水煎服。

后随访，月经正常。

❀ **病案四：崩漏（脾虚证）**

王某，女，14岁。2015年5月28日初诊。

【主诉】经期延长半年，阴道不规则出血40余天。

【现病史】2014年10月月经初潮，周期不规律，经期10余天，量较多，色淡红，无痛经。末次月经：2015年4月17日，量时多时少，至今未止，色红或淡红，无血块。现一般情况尚好，阴道出血量少，无腹痛及腰困，稍感头晕、乏力，纳寐好，二便调。舌淡红，苔薄白，脉细滑。

【妇科检查】少女未查。

【辅助检查】盆腔彩超：子宫内膜厚4mm，双附件未见明显异常。

【中医诊断】崩漏（脾虚证）。

【西医诊断】异常子宫出血。

【辨证分析】经期延长，后至阴道淋漓出血，量时多，色淡红，辨证属脾气虚失摄，值出血期宜补气摄血止血，方选补中益气汤加味，少女天癸初至，肾气稚弱，故不忘补肾调经。

【处方】黄芪30g、太子参9g、炒白术15g、当归6g、柴胡3g、陈皮6g、升麻炭6g、乌贼骨15g、煅龙骨15g、煅牡蛎15g、续断15g、姜炭6g、黑芥穗6g、山药9g、补骨脂9g、肉苁蓉15g、甘草6g，10剂，水煎服。

二诊：2015年6月12日。患者精神好，阴道出血止5天，上症好转，纳寐好，二便调。舌脉同前。

【辨证分析】血止后宜澄源复旧，以补中益气汤补中气为主，亦不忘补肾调经。

【处方】黄芪30g、太子参15g、炒白术15g、当归9g、陈皮6g、升麻6g、山药9g、续断9g、甘草6g，14剂，水煎服。

三诊：2015年7月22日。末次月经：2015年7月10日，1周净，量中等。无明显头晕、乏力。舌脉同前。

【辨证分析】月经来潮如期自止，宜复旧调周，源于气虚，仍以补气为主。

【处方】上方，继服10剂。

病案五：崩漏（肾阴虚证）

李某，女，52岁。2014年6月26日初诊。

【主诉】月经紊乱1年，阴道不规则出血3个月。

【现病史】近1年月经紊乱，3个月前出现阴道不规则出血，量时多时少。曾行诊断性刮宫术，病理结果示增殖失调性子宫内膜。现症：一般情况好，阴道出血量少、色红，伴心烦、口干，无腰腹不适，纳寐尚好，二便调。舌红，苔腻，脉细滑。

【妇科检查】外阴：婚型。阴道：通畅，少许血。宫颈：光滑。宫体：中位，正常大小，活动，无压痛。附件：双侧附件未扪及明显异常。

【辅助检查】盆腔彩超：子宫内膜厚7mm，肌壁间肌瘤大小约30mm×20mm，双附件未见明显异常。

【中医诊断】崩漏（肾阴虚证）。

【西医诊断】异常子宫出血，子宫肌瘤。

【辨证分析】年逾七七，肾阴渐虚，阴虚失守，虚火动血致阴道不规则出血，色红；水不济火，故心烦、口干；舌红，苔腻为兼湿热之候。离经之血为瘀血，治宜滋阴清热，化瘀止血，方选四草汤加味。

【处方】马鞭草15g、鹿衔草15g、茜草15g、益母草15g、龙胆草3g、生地6g、夏枯草15g，7剂，水煎服。

二诊：2014年7月6日。阴道血止1日，仍心烦、口干，舌红，苔黄燥，脉细滑。

【辨证分析】血已止，口干及舌红少津提示热灼阴津，故再加滋阴之品。

【处方】上方加女贞子15g、旱莲草15g，14剂，水煎服。

后随访，偶经至，如期净，渐绝经。

三、诊疗品析

【病案一品析】

本例崩漏属脾虚不能固摄冲脉所致。冲为血海，脾气健旺，气血生化有源，则冲脉盛，血海盈，月事能按期而来，适时而止。若脾虚不摄，冲脉不固，则血下如崩，或漏下难止。故治疗宜固冲摄血为主，方选具有固冲摄血，益气健脾功效的固冲汤。方中山茱萸甘酸而温，既能补益肝肾，又能收敛固涩，故重用以为君药；龙骨味甘涩，牡蛎咸涩收敛，合用以"收敛元气，固涩滑脱"，龙骨、牡蛎煅用，收涩之力更强，共助君药固涩滑脱，三药同用收敛止血，救元气欲脱；脾主统血，气随血脱，又当益气摄血，白术补气健脾，以助健运统摄，黄芪既善补气，又善升举，二药相合令脾气旺而统摄有权，亦为臣药；白芍味酸收敛，功能补益肝肾，养血敛阴；棕榈炭、五倍子味涩，善收敛止血；海螵蛸、茜草固摄下焦，既能止血，又能化瘀，使血止而无留瘀之弊，以上共为佐药；久病必瘀，故加丹参活血。诸药合用，共奏固冲摄血，益气健脾之功，而使脾旺气复，冲脉盛而经调。后加香附疏肝解郁，理气宽中，以防一味收涩而闭门留寇。

【病案二品析】

本案例系脾虚失摄，冲任失固，不能约制经血而成崩漏。初诊在出血期，治以健脾益气，固摄冲任，健脾使血有所归。归脾汤"此手少阴、足太阴药也，血不归脾则妄行，参、芪、甘草之甘温，所以补脾；茯神、远志、酸枣仁、龙眼之甘温酸苦，所以补心，心者，脾之母也。当归滋阴而养血，木香行气而舒脾，既以行血中之滞，又以助参、芪而补气。气壮则能摄血，血自归经"。张晋峰易原方中茯神为茯苓，健脾兼宁心；去远志之安神益智、龙眼之滋补，而加生地炭、阿胶养血止血；煅龙牡、乌贼骨收敛止血；茜草凉血止血；炒芥穗入血分而止血；益母草、马齿苋清热调经以防补益太过而生热伤津；升麻炭升提中气而止血，全方塞流和澄源并举。

二诊时血止，则重澄源与复旧，继以归脾汤主药健脾益气、宁心定志以生血，合二至丸、阿胶养阴；茜草化瘀以防留瘀；炒芥穗引药入血分。全方脾肾同治，先后天兼顾。正如"调经之要，贵在补脾胃以资血之源，养肾气以安血之室，知斯二者，则尽善矣"，故得脾健而摄血归源。

【病案三品析】

"过多不止……由火旺也"，素体阳盛或感受热邪，热扰胞宫冲任，迫血妄行，胞宫冲任失调，经血失约，致崩漏。本例属育龄期崩漏。"冲脉太热而血即沸，血崩之为病，正冲脉之太热也"。清经散为清热凉血而不伤阴之剂，方中牡丹皮凉血清热，泻血分伏火；地骨皮、黄柏泻肾火；青蒿清阴分之热；生地凉血养阴；白芍益阴敛肝；茯苓行水泄热，又可宁心；加山药、山茱萸健脾补肾，健脾以防寒凉伤脾胃，补肾以正本清源；茜草凉血祛瘀，止血通经，用于热证出血，止血而不留瘀；加二至丸滋肾阴、益冲任从而加强祛热而不伤阴之优势，血安而经自调。

【病案四品析】

该案例系青春期崩漏。学生课业繁重，"思虑伤脾，不能摄血，致令妄行"，中虚堤决，气不摄血，益气塞流是关键，故青春期崩漏治在"脾经"，即首先重视脾气，以后天之脾气养先天之肾气，其次以升提为要，治宜补脾益气、固冲调经。方选补中益气汤益气摄血；煅龙牡、乌贼骨收敛止血；续断、山药、补骨脂、肉苁蓉补肾调经；姜炭温经止血；黑芥穗止血兼能引血归经。全方重脾而不忘益肾。二诊澄源复旧时去止血之品，以补中益气汤合补肾之续断、山药。张晋峰在应用补中益气汤时主张黄芪重用，达30~60g以益气摄血（原方剂量为18g）；升麻、柴胡以3~6g为宜，否则失去升提之功，符合李东垣原方用量，是对先贤学术的继承和创新。

该案例出血期补气健脾、固冲止血，血止后补气健脾并益肾调经，使肾气渐盛而经调。

【病案五品析】

"妇人血崩，是肾水阴虚不能镇守胞络相火，故血走而崩也"。该案例系围绝经期崩漏，源于天癸渐竭，肾阴亏虚，阴虚阳搏，阳搏者，阳动也，火旺也，火旺迫血妄行，热扰冲任而成崩漏。肾阴虚无以滋养心肝，心肝气郁化火，下扰子宫血海，或心肝气郁影响胞脉、胞络、气血运行及经血的排泄，胞宫瘀血因之而生。出血既久，胞宫空虚，湿热之邪乘虚侵入，与气血相结成瘀，湿热与瘀血相合。张晋峰认为围绝经期崩漏证属肾阴虚兼瘀夹湿热，整体病变位于肾，局部病变在子宫，因于"瘀热互扰"，故主张辨证分析宜兼顾局部、整体因素，"治五十妇女……经候过多"，当"竭而止之"。治疗宜养阴清热化瘀，调理胞宫，急则治标，以四草汤（马鞭草、鹿衔草、茜草、益母草）加味清热凉血、化瘀止血。方中马鞭草归肝、脾经，《本草图经》云其"味甘苦，微寒，有小毒"，临证用9~15g避小毒以清热解毒，活血化瘀，药理示马鞭草具止血作用，有拟副交感神经作用；茜草活血化瘀、凉血止血；鹿衔草凉血固经；益母草活血调经；龙胆草清热燥湿，善清泄下焦湿热；生地清热凉血，养阴生津；夏枯草清热泻火。全方清热化瘀，调经止血，体现了清通并施，凉固并进，且又以清通为主的治则。

二诊时血止，宜澄源复旧，故在清热化瘀基础上，加女贞子、旱莲草养阴以清热，血海宁而渐经断。

【小结】

青春期天癸初至，肾气稚弱，冲任未盛，随着肾气发育逐渐成熟，肾–天癸–冲任–胞宫生殖轴趋于协调而渐经调。"且凡血因崩去，势必渐少，少而不止病则为淋，此等证候，未必不由忧思郁怒先损脾胃，次及冲任而然者……尤当用参、地、归、术甘温之属以峻培本源，庶可望生"，故对青春期崩漏患者可健脾益气摄血，以后天补先天。

育龄期崩漏不外虚、热、瘀三者，治疗"谨守病机""谨察阴阳之所在而调之，以平为期"，强调审因论治，热者清之，瘀者通之。遵"先损脾胃，次及冲任"之旨，张晋峰强调虚证健脾益气以摄血，健脾使血有所归，方选补中益气汤或归脾汤或固冲汤；血热者，宜清热凉血调经，方选清经散、丹栀逍遥散、两地汤；血瘀者，宜化瘀止血。出血期止血以塞流，不忘澄源。"经水出诸肾"，调经之本在肾，血止后固本澄源，不论扶脾、清热、活血皆不忘补肾以调周，达经调而后子嗣成之目的。出血期塞流、澄源并施，血止后澄源、复旧并举。

围绝经期崩漏较为复杂，证以兼夹者多，既有肾虚阴阳失衡，又有一系列脏腑功能失调，其产生的病理物质达于子宫而发病。病本在肾，病位在胞宫、冲任，变化在气血。子宫受心、肾、肝、脾等整体功能的调节和支配，整体所产生的火热、瘀血必然到达子宫而发病。子宫的火热、瘀血是出血的主因，证系肾阴虚夹瘀热，治以养阴清热为主，方以四草汤合二至丸加味。

临证"崩"与"阻隔"可交替出现，知其"过期阻隔，便有崩决之兆。若隔之浅者，其崩尚轻；隔之久者，其崩必甚"，故对月经过期不来者，在澄源、复旧阶段常适时加入活血通经之品，如益母草、泽兰、茺蔚子，促使月经来潮，防止崩漏发生，起到防病于未然之功。出血期塞流，止血用炭剂、胶类及介类，如炒芥穗、升麻炭、阿胶、煅龙牡、乌贼骨等；离经之血为瘀，崩漏之血瘀者必活血化瘀，而虚证、热证出血日久，"久病多瘀"亦当合化瘀止血之品，如三七、炒蒲黄、丹参之属，使瘀化而新生。血止后澄源复旧必补肾，体现了妇科病从肾论治的思想。

第三节 闭 经

闭经为常见的妇科疾病，表现为无月经或月经停止。正常月经的建立有赖于下丘脑–垂体–卵巢轴的神经内分泌调节，靶器官子宫内膜对性激素的周期性反应和生殖道的通畅，其中任何一个环节发生障碍均可导致闭经。病理性闭经是直接或间接由中枢神经–下丘脑–垂体–卵巢轴，以及靶器官子宫的各个环节的功能性或器质性病变所引起。

一、西医概述

闭经是多种疾病导致的女性体内病理、生理变化的外在表现。原发性闭经较少见，多为遗传因素或先天性发育缺陷所引起。继发性闭经约占95%，病因复杂，发生率高，常由精神应激、剧烈运动、大出血、环境改变、内分泌功能异常、药物、手术创伤、体重下降和神经性厌食等导致。诊断闭经需详细询问病史，进行全身检查和妇科检查，结合超声等必要的辅助检查明确原因，确定病变部位。任何闭经诊断前均应首先除外妊娠，针对病变环节和病因，采用药物治疗及手术治疗。

二、辨证分型

闭经在《素问》中记载为"女子不月""月事不来"。病因有虚实两端。虚者血海空虚，无血可下，多见于禀赋不足，初潮较晚或月经后期、量少而逐渐停闭者；实者为血海阻隔，经血不得下行，常见于月经正常而突然停闭者，临证以虚证和虚实夹杂多见。临床常见阴虚血燥证、肾虚血亏证、痰湿瘀滞证、气滞血瘀证，张晋峰治疗本病秉持虚者补而充之，实者泻而通之，强调不可不分虚实，滥用峻伐猛攻，亦不能恣意峻补壅滞胞宫。

1.阴虚血燥证

月经推后量少，渐至停闭，五心烦热，汗出，舌红，苔少，脉细数。治宜养阴润燥，活血通经，方选瓜石六味汤加味。潮热，加鳖甲、丹皮清热除蒸；虚烦少寐，加五味子、百合、珍珠母安神。

2.肾虚血亏证

月经推后量少，甚则闭经，经色淡，质稀薄，乏力，头晕，心悸，舌淡红，苔薄或苔少，脉细弱。治宜补肾养血调经，方选四二五合方加味。神情淡漠、阴干阴冷，加鹿角霜、紫河车、阿胶等血肉有情之品补肾填精。

3.痰湿阻滞证

月经后错，月经量少甚或闭经，带下量多，胸胁满闷，呕恶痰多，体胖，舌胖，苔腻，脉滑。治宜化痰除湿，活血调经，方选苍附导痰汤合免怀汤加味。带下量多，加薏苡仁、山药、白术健脾化湿；腰困，加枸杞子、补骨脂、菟丝子、巴戟天补肾强腰。

4.气滞血瘀证

月经停闭，精神抑郁，烦躁易怒，胸胁胀满，少腹胀痛，舌有瘀点或色黯，脉弦。治宜疏肝解郁，活血通经，方选逍遥散或少腹逐瘀汤或膈下逐瘀汤加味。少腹胀甚，加乌药、青皮、郁金行气除胀；腰困，加枸杞子、菟丝子补肾强腰。

三、病案实录

❀ 病案一：闭经（阴虚血燥证）

宋某，女，34岁。2013年2月11日初诊。

【主诉】月经推后4年，停经近8个月。

【现病史】素喜食辛辣，脾气急躁。近4年来，月经推后来潮，周期40~60天，经期3~4天，量少，腰困，无腹痛，末次月经：2012年6月21日。现停经近8个月，感身热，腰困，易汗出，口干，纳尚好，寐欠安，小便利，大便干。舌红，苔少，脉细滑。

【妇科检查】外阴：婚产型。阴道：通畅，分泌物量少。宫颈：光滑。宫体：前位，正常大小，质中，活动，无压痛。附件：双侧附件未触及异常。

【辅助检查】盆腔彩超：子宫内膜厚8mm；双侧卵巢呈多囊样改变；直肠窝液暗：15.6mm。

【中医诊断】闭经（阴虚血燥证）。

【西医诊断】继发性闭经。

【辨证分析】"夫经者，血脉津液所化，津液既绝，为热所烁，肌肉消瘦，时见燥渴，血海枯竭"，患者停经近8个月，身热，汗出，口干，大便干，舌红，苔少，脉细滑，证属阴虚血燥。治宜滋阴清热调经，方予瓜石六味汤加味。

【处方】瓜蒌15g、石斛15g、麦冬12g、生地20g、瞿麦12g、车前子15g、山茱萸20g、龟板9g、夏枯草30g、益母草30g、泽兰30g、川牛膝15g、丹参15g、当归15g、红花15g，14剂，水煎服。

二诊：2013年3月8日。末次月经：2013年3月1日，经量不多，经行4天。现月经周期第8天，身热、汗出缓解，无明显腰困，仍口干，二便调。舌红，苔少，脉细。

【辨证分析】月经来潮，诸症好转，舌脉仍见阴虚血燥之象，宜继滋阴清热为主，值经后期，胞宫宜藏，故去通经之品。

【处方】上方去益母草、泽兰，14剂，水煎服。

三诊：2013年6月11日。月经规律2个月。末次月经：2013年5月13日。感身热、汗出好转，舌脉同前。

【辨证分析】月经虽已规律，而身热、汗出症未除，舌脉仍见阴虚血燥之象，故继滋阴清热敛汗为主。

【处方】钩藤20g、夏枯草30g、百合30g、白芍20g、生地20g、黄芩15g、丹皮9g、茯苓15g、当归15g、柴胡9g、川牛膝15g、红花6g、煅龙骨30g、煅牡蛎30g、珍珠母30g、甘草3g，14剂，水煎服。

❁ 病案二：闭经（肾虚血亏证）

张某，女，36岁。2013年4月6日初诊。

【主诉】月经量少5年，停经3个月。

【现病史】妊1产1。10年前因生产时大出血患"希恩综合征"。近5年月经周期23~24天，经期1~2天，量少，色淡红，质稀薄，时有心悸、腰困，无腹痛。末次月经：2013年1月6日。现停经91天，纳寐尚好，二便调。神情淡漠，毛发稀疏，舌淡红，苔薄，脉沉细缓。

【妇科检查】外阴：婚产型。阴道：通畅，分泌物量少。宫颈：光滑。宫体：前位，偏小，无压痛。附件：双侧附件未及异常。

【辅助检查】①甲状腺功能：各项指标均在正常范围。

②盆腔超声：子宫大小约40mm×30.5mm，内膜厚3mm。

【中医诊断】闭经（肾虚血亏证）。

【西医诊断】继发性闭经。

【辨证分析】"月经全借肾水施化，肾水既乏，则经水日以干涸"，终至闭经；精血同源，"发为血之余"，肾虚血亏，故毛发稀疏；血虚不能濡养心神，致心悸、神情淡漠。证属肾虚血亏，治宜补肾养血调经，方选四二五合方加减。

【处方】当归12g、川芎9g、白芍15g、熟地12g、仙茅15g、淫羊藿15g、菟丝子15g、枸杞子15g、覆盆子15g、五味子9g、车前子15g、鹿角霜9g、紫河车9g，30剂，水煎服。

二诊：2013年5月9日。末次月经：2013年4月28日，量增多，色转红，纳呆，二便调。舌脉同前。

【辨证分析】纳呆为补益药物滞碍脾胃所致，故加健脾理气助中焦运化之品。

【处方】上方加陈皮9g、白术15g，30剂，水煎服。

如此治疗3个月经周期后月经基本正常。

病案三：闭经（痰湿阻滞证）

李某，女，23岁。2014年4月8日初诊。

【主诉】月经推后2年，停经7个月。

【现病史】既往月经规律，近2年月经推后，周期40~50天，经期3天，量中等，无痛经。末次月经：2013年9月11日。曾做人工周期治疗，期间月经规律，停药则如故。现停经7个月，无腰腹不适，纳呆，恶心，二便调。体胖，多毛，舌胖，苔薄，脉沉细。

【妇科检查】因未婚未查。

【辅助检查】①性激素：FSH 5.45mIU/ml，LH 22.7mIU/ml，E_2 15pg/ml，T 1.58ng/ml。

②胰岛素抵抗指数：2.5。

③盆腔超声：子宫大小正常，双侧卵巢呈多囊样改变。

【中医诊断】闭经（痰湿阻滞证）。

【西医诊断】多囊卵巢综合征，继发性闭经。

【辨证分析】月经推后至闭经，纳呆，恶心，体胖，多毛，为"肥白妇人，经闭而不通者，必是痰湿与脂膜壅塞之故也"，证属痰湿阻滞，治宜化痰除湿，活血通经，方选苍附导痰汤合免怀汤加味。

【处方】苍术15g、香附9g、陈皮12g、清半夏9g、茯苓15g、胆南星9g、枳实6g、泽兰12g、赤芍12g、当归15g、丹参15g、莪术15g、菟丝子15g、巴戟天15g，14剂，水煎服。

嘱调整生活方式，控制体重。

二诊：2014年4月27日。末次月经：2014年4月20日，量中。现月经周期第8天，食欲增加，恶心好转，舌脉同前。

【辨证分析】治病必求于本，故仍守化痰除湿、活血调经之法，值经后期血海空虚，宜在肾气作用下蓄积阴精，故减活血之力而加补肾之品。

【处方】上方去丹参、莪术，加黄精15g、桑葚子12g，14剂，水煎服。

三诊：2014年6月19日。末次月经：2014年5月26日，量中。现月经周期第25天，无恶心，舌脉同前。

【辨证分析】值经前重阳期，故宜加入补肾温阳之品，以利阴阳转化。

【处方】上方加杜仲15g、川断15g，14剂，水煎服。

经间断治疗6个月经周期后，月经基本正常。

❀ 病案四：闭经（气滞血瘀证）

侯某，女，43岁。2014年2月28日初诊。

【主诉】停经1年。

【现病史】G_0P_0。平素月经规律，偶尔推后，月经周期23~30天，经期3天，量中等，无痛经。末次月经：2013年3月11日。现停经1年，偶腹胀，胁肋不舒，纳寐好，二便调。舌胖，苔薄，脉弦滑。

【妇科检查】外阴：婚型。阴道：通畅，分泌物量少。宫颈：光滑。宫体：前位，正常大小，无压痛。附件：双侧附件未触及异常。

【辅助检查】①性激素：FSH 5.77mIU/ml，LH 3.45mIU/ml，E_2 119pg/ml。
②盆腔超声：子宫内膜厚7.1mm，子宫及双侧附件未见异常。

【中医诊断】闭经（气滞血瘀证）。

【西医诊断】继发性闭经。

【辨证分析】"二阳之病发心脾，有不得隐曲，女子不月"。患者月经停闭，偶腹胀，胁肋不舒，舌胖，苔薄，脉弦滑，属肝郁气滞，治宜疏肝理气、活血通经，方选疏肝解郁平剂逍遥散加味。

【处方】柴胡9g、当归9g、赤芍15g、白芍15g、茯苓15g、白术15g、甘草6g、枸杞子15g、覆盆子15g、川牛膝15g、益母草15g、泽兰12g、苍术15g、香附9g、通草9g，7剂，水煎服。

二诊：2014年3月21日。末次月经：2014年3月8日，量中，伴腹痛。现月经周期第14天，舌脉同前。

【辨证分析】月经来潮伴腹痛，"不通则痛"，系气血运行不畅导致，故加温经活血之痛经足浴方温通经脉。

【处方】①内服方：上方，7剂，水煎服。

②足浴方：香附15g、蒲黄15g、五灵脂15g、延胡索15g、赤芍15g、桃仁15g、没药9g、红花9g，7剂，水煎，足浴，日1次，每次30分钟。

三诊：2014年4月8日。末次月经：2014年4月4日，量中。现月经周期第5天，舌脉同前。

【辨证分析】月经如期而至，无明显腹痛，"气血宜行，其神自清，月水如期"，自舌脉知气滞血瘀证在，故继理气活血调经以巩固疗效。

【处方】内服方同上，14剂，水煎服。

经治一个疗程，月经能如期来潮。

病案五：闭经（气滞血瘀证）

高某，女，37岁。2014年6月24日初诊。

【主诉】月经量少2年，停经半年。

【现病史】已婚育。2年前无明显诱因出现月经量减少，未在意。平素月经规律，经期5天，周期30天，量少，色黑红，大便时肛门坠痛。末次月经：2013年12月20日。停经以来曾口服活血通经方药及逍遥丸，未取效。现症：停经半年，精神不振，纳寐尚好，小便调，大便时肛门坠胀。舌淡暗，苔薄，脉弦滑。

【妇科检查】外阴：婚产型。阴道：分泌物量少。宫颈：肥大。宫体：正常大小，质中，活动，无压痛。附件：双侧附件区未触及明显异常。

【辅助检查】①甲状腺功能：无异常。

②性激素：各项指标均在正常范围内。

③盆腔彩超：子宫内膜6.1mm，双侧附件区未见明显异常，盆腔积液。

【中医诊断】闭经（气滞血瘀证）。

【西医诊断】继发性闭经。

【辨证分析】经行量少至闭经，色黑红，大便时肛门坠痛，舌淡暗，脉弦滑。辨证属气滞血瘀，胞宫冲任瘀阻，经水阻隔。治宜理气活血调经，方选膈下逐瘀汤加减。

【处方】①内服方：当归9g、川芎9g、赤芍12g、桃仁9g、红花9g、枳壳9g、香附9g、乌药9g、元胡15g、五灵脂15g、丹皮9g、甘草6g、巴戟天15g、鹿角霜10g、莪术9g，14剂，水煎服。

②足浴方：香附15g、蒲黄15g、五灵脂15g、延胡索15g、赤芍15g、桃仁15g，没药9g、红花9g，14剂，水煎，足浴，日1次，每次30分钟。

二诊：2014年8月2日。末次月经：2014年7月12日，经量少，色黑红，肛门坠痛缓解，舌脉同前。

【辨证分析】月经虽潮而量少，色黑红，此胞脉通而未畅，气血行而亦滞，宜继理气活血为治。

【处方】①内服方：上方，14剂，水煎服。

②足浴方：方药同前，14剂，水煎，足浴。

三诊：2014年9月2日。末次月经：2014年8月20日，经量增多，色转红。余无不适，舌脉同前。

【辨证分析】经量增加，色转红，分析舌脉气滞血瘀证未除，继理气活血为治。

【处方】①内服方：上方，14剂，水煎服。

②足浴方：方药同前，14剂，水煎，足浴。

患者服药3个月经周期，后随访月经规律，经量增多。

四、诊疗品析

【病案一品析】

阳明本为多气多血之腑，下隶冲任二脉，阳明津液充盛，则冲任精血满盈，月事以时下；阳明津液亏虚，血海燥涩干涸，血枯经闭。该案例素喜食辛辣，脾气急躁，属阳盛之体，阳盛则热，肝热上逆致胃中燥热，灼伤津液，阳明燥热过盛，津液枯竭，不能化为经血，故月经稀发终至闭经；审其舌亦为阴虚血燥之征。"后期而至者，本属血虚，然亦有血热而燥瘀者，不得不为清补"，故治宜滋阴清热，活血通经，方选刘奉五瓜石六味汤去玄参和马尾连之寒凉之品以防败胃；加夏枯草清肝热；山茱萸补益肝肾；泽兰、红花、当归、丹参活血通经；更加龟板血肉有情之品滋阴，使津充血足，月事时下，故药中病的，月经来潮。正所谓"正以阴竭，所以血枯，枯之为主，无血而然，欲其不枯，无以养营；欲以通之，无如充之……血盈则经脉自至"。

二诊时为胞宫宜藏而不泻之期，故去通泻之品。

三诊时身热、汗出症状未除，证候未变，故以养阴清热，敛汗调经为主，方中钩藤、丹皮、夏枯草、黄芩、生地滋阴清热；白芍、煅龙牡敛阴收汗；百合、珍珠母、茯苓清心宁神；柴胡、当归、川牛膝、红花理气活血调经；甘草清热兼具调和诸药之功。全方使阴虚得补，虚火得平，阴阳平衡。

【病案二品析】

希恩综合征为产后大出血，尤其是伴有长时间的失血性休克，使垂体前叶组织缺氧、变性坏死，继而纤维化，最终导致垂体前叶功能减退的综合征。该案例源于10年前大出血致垂体缺血，经治疗未至绝经，且甲状腺功能正常，然月经停止达3个月经周期以上，属继发性闭经。

"妇人……或形羸俱衰，而致经水断绝不行"。患者产时、产后血崩致精血亏败、肾气虚急，冲任虚衰，后经调养仍显不足，精血尚亏，故月经量少多年，加之摄生不慎，终见月经停闭。治宜补肾养血调经，方选四二五合方。方中以四物养血；五子衍宗丸合仙茅、淫羊藿补肾；鹿角霜、紫河车填补冲任，肾阴阳俱补。全方养血益肾，使阴生阳长，精血充盈而经行如常。

二诊时见脾虚运化不足，加健脾运脾之品后月经渐复。治疗本型闭经张晋峰强调必须疗程足，必要时中西医结合治疗。

【病案三品析】

胖人多痰，痰湿下注，壅滞胞宫冲任，妨碍血海满盈。痰之本水也，肾者主水，肾的蒸腾气化功能是调节水液代谢平衡的中心环节。气化失职，开阖失度，水液精微失运，停聚而成痰湿；肾虚气化不利，不能助肝脾以司运化，脾虚则痰湿更易产生，气机不畅，经脉受阻，冲任失调而致月经不调，渐致闭经；或痰湿积聚，脂膜壅塞，故体肥多毛；或痰脂凝聚而致卵巢增大，包膜增厚；痰湿困阻脾胃，故见纳呆、恶心。

张晋峰认为该案例虽属痰湿阻滞证，然"痰之本无不在肾"，故燥湿化痰、活血通经之时补肾以温化痰湿，方选苍附导痰汤加当归、赤芍、丹参、莪术、泽兰活血通经，菟丝子、巴戟天补肾助阳运化水湿。二诊、三诊结合月经周期不同时期加入补肾之品，以助阴阳平衡。体现了张晋峰辨证与辨病相结合，既重视月经各期的生理特点，又关注各期之间的内在联系，遣方用药多以证守，因期变通的临床特色。

【病案四品析】

肝主疏泄，司血海，肝郁不舒，气机失常，气滞血瘀，血海不得按时满盈，故月经停闭。该例患者年逾六七，肾气渐衰，加之未育，"忧愁思虑，气郁血滞，而经不行"。"若气结者，自须先疏气分之滞，逍遥所以疏肝络，香附、乌药等皆通气分而不失于燥，固是正宗"，故予逍遥散加香附疏肝理脾；合益母草、泽兰、川牛膝、通草活血通经；肝肾同源，肝体阴而用阳，予枸杞子、覆盆子补肝肾；苍术渗湿健脾，寓见肝之病，知肝传脾，当先实脾之意。全方疏肝理脾，活血调经，使气血调而经隧通。

中药足浴是通过药物和热的双重作用起效。二诊时合足浴方温经活血通络，气血畅行故能经水如期。

张晋峰认为柴胡6~9g疏肝气，量大则发散解表，同时强调临证宜加川牛膝、益母草、泽兰、红花、王不留行、通草等活血通经之品，以因势利导可获良效。

【病案五品析】

该例患者月经量少渐至闭经，属气滞血瘀证，"气运乎血，血本随气以周流"，气血畅行，则月经如常，治宜行气活血，方选膈下逐瘀汤理气行滞；加莪术活血破气；"经水出诸肾"，调经之本在肾，故加巴戟天、鹿角霜温补肾阳，全方祛邪扶正兼顾。

中药足浴可以使足部的诸多穴位受热刺激，加快人体的血运，使药物循经上传，且平衡阴阳，通经活络，辛香、走窜的中药有明显的透皮渗透作用，使其有效成分直达病所。足浴方中香附行气解郁；蒲黄、五灵脂、延胡索、赤芍、桃仁、没药、红花活血通络。全方温经通络，经内外结合治疗而经调。

【小结】

闭经系生殖轴本身，或全身其他疾病影响到生殖轴出现的严重月经紊乱。闭经病因复杂，病程长，属妇科难治病。诊断需首先明确闭经类型，通过系列相关检查判断病因、病位。子宫性闭经、希恩综合征、早发性卵巢功能不全需中西医结合治疗。

闭经证有虚实，张晋峰反复强调临证必须辨明其虚实之性，切不可不分虚实，一概攻伐通经。预后和转归则与病程、病因、年龄等相关，必要时配合手术治疗。

第四节　痛　经

痛经为最常见的妇科疾病之一，指行经前后或月经期出现下腹部疼痛、坠胀，伴腰酸或其他不适，严重者影响日常生活和工作。痛经分为原发性痛经和继发性痛经。原发性痛经无盆腔器质性病变，亦称功能性痛经。继发性痛经是指由盆腔器质性疾病引起的痛经，多见于盆腔子宫内膜异位症、子宫腺肌病、盆腔炎等疾病。

一、西医概述

原发性痛经多发生于年轻未育女性，疼痛常呈痉挛性，可放射至腰骶部和大腿内侧，其中，约89%的患者可并发恶心、呕吐，部分伴头晕、腹泻等症，重者伴冷汗出、面色苍白，甚则昏厥。发病率随年龄增长而逐渐下降，其发生主要与局部前列腺素含量增高有关，还受精神、神经因素影响，疼痛的主观感受与个体痛阈有关。诊断依据为经期下腹痛，妇科检查无阳性体征。

继发性痛经多发生于育龄期女性，发病率随年龄增长而增高。临证应通过病史及全身、局部检查寻找可能引起痛经的病因。妇科检查有异常者，必要时行腹腔镜检查以明确诊断。

痛经以缓解症状为治疗原则，应针对发病机制进行对症处理。原发性痛经可通过调节生活方式和饮食习惯，改善情绪，服用药物等方法进行治疗。继发性痛经最重要的是查明原发疾病，进行有针对性地对症处理，临床虽可暂时缓解腹痛，但复发率较高。

二、辨证分型

古籍中有"经水不利，少腹满痛，经一月再见"的记载。"妇人月水来腹痛者，由劳伤气血，以致体虚，受风冷之气客于胞络，损伤冲任之脉""乃寒气客于血室"，所以痛经病位在胞宫、冲任，以"不通则痛"或"不荣则痛"为主要病机。痛经伴随月经周期而发，与经期及经期前后特殊生理状态有关，未行经期间，由于冲任气血平和，致病因素尚不足以引起冲任、胞宫气血瘀滞或不足，故平时不发生疼痛；经期前后，血海由满盈而泻溢，气血由盛实而骤虚，胞宫、冲任气血变化急剧，易受致病因素干扰，导致胞宫、冲任气血运行不畅，不通则痛或失于煦濡，不荣则痛。临证多见寒湿凝滞证、冲任虚寒证及气滞血瘀证。张晋峰主张青春期原发性痛经分期论治：经后期健脾和胃，方选香砂六君子加山药、补骨脂脾肾双补，艾叶温经散寒；经前经期因势利导，化瘀止痛。继发性痛经宜中西医结合，因人施治。

1. 寒湿凝滞证

经期或行经前后出现小腹冷痛拒按，得热痛减，经量少，经色暗，有血块，舌黯或舌边有瘀点、瘀斑，苔白，脉沉迟或沉紧。治宜散寒除湿，化瘀止痛，方选少腹逐瘀汤加减。痛甚而厥，加附子、细辛回阳散寒；病程日久，加酸枣仁、钩藤宁心安神。

2. 冲任虚寒证

经期或行经前后出现小腹冷痛，喜按，经血量少，色淡暗，小便清长，舌淡胖，苔白润，脉沉。治宜温经扶阳，暖宫止痛，方选温经汤或艾附暖宫丸加减。手足不温，加附子温经散寒；腰酸膝软，加桑寄生、续断、巴戟天补肾强腰。

3. 气滞血瘀证

经期或行经前后出现小腹胀痛，拒按，经行不畅，经色暗，有血块，乳房胀痛，胸闷不舒，舌黯或舌边有瘀点瘀斑，脉弦。治宜理气行滞，活血止痛，方选膈下逐瘀汤或盆炎1号方加减。痛甚兼见恶心、呕吐，加吴茱萸、半夏和胃降逆；心烦口苦，加栀子、夏枯草清肝泄热。

三、病案实录

✿ **病案一：原发性痛经（寒湿凝滞证）**

崔某，女，15岁。2013年5月27日初诊。

【**主诉**】经行腹痛2年余。

【**现病史**】月经12岁初潮，1年后出现经行腹痛，周期28~30天，经期5~7天。末次月经：2013年5月26日。现症：月经周期第2天，量不多，色黑红，有血块，喜热，伴恶心，时或呕吐，腰困，畏寒肢冷，纳呆，小便利，大便溏。舌淡黯，苔薄，脉沉细。

【**肛诊检查**】经期未施。

【**辅助检查**】盆腔彩超：子宫及双侧附件未见明显异常。

【**中医诊断**】痛经（寒湿凝滞证）。

【**西医诊断**】原发性痛经。

【**辨证分析**】"寒湿搏结冲任则病痛经"，寒性凝滞，主痛，湿性重浊，寒湿客于冲任、胞宫，与经血搏结，故经行腹痛；血为寒凝，故经色黑红，有血块；气得温则行，气行则血亦行，气血畅行则痛减，故喜热；舌暗为寒湿内闭，气血瘀滞之征。治宜散寒除湿，化瘀止痛，方选少腹逐瘀汤加味。

【**处方**】干姜9g、肉桂6g、艾叶9g、赤芍9g、丹参9g、川芎9g、五灵脂9g、元胡12g、补骨脂12g、巴戟天12g、山药12g、吴茱萸3g、姜半夏6g、陈皮9g、香附9g、川牛膝12g、甘草3g，7剂，水煎服。

二诊：2013年6月12日。服药后痛经明显缓解，手足转温，纳少，便溏，舌脉同前。

【**辨证分析**】痛减而手足温，纳少且便溏，为脾虚阳微，宜健脾温肾，予香砂六君子汤加味。

【**处方**】木香6g、砂仁9g、陈皮6g、半夏6g、茯苓12g、白术12g、党参12g、甘草3g、巴戟天12g、补骨脂12g、川断12g，10剂，水煎服。

如此治疗3个月经周期，家属于2014年4月25日来门诊，询问中考体测需推后月经事宜，得悉患者痛经消失，未复发。

✿ **病案二：原发性痛经（冲任虚寒证）**

崔某，女，25岁。2014年2月20日初诊。

【主诉】经行腹痛8年。

【现病史】月经15岁初潮，初潮2年后出现经行腹痛，曾服中药、西药治疗，效果不明显。月经规律，周期28~30天，经期7天，量不多，痛经明显。末次月经：2014年2月19日。现症：月经周期第2天，量少，腹痛喜热，无恶心、呕吐等症。纳少，寐好，二便调。舌淡红，苔薄，脉沉迟。

【妇科检查】经期未施。

【辅助检查】盆腔彩超：子宫及双侧附件未见明显异常。

【中医诊断】痛经（冲任虚寒证）。

【西医诊断】原发性痛经。

【辨证分析】经行腹痛、喜热，月经量少，结合舌脉辨证为冲任虚寒证，系虚寒滞血、胞宫失煦之故。治宜温经养血，散寒止痛，方选艾附暖宫汤加味。

【处方】①内服方：艾叶9g、香附9g、干姜6g、当归9g、白芍15g、熟地12g、川芎9g、吴茱萸3g、川断15g、黄芪12g、肉桂6g、巴戟天15g，7剂，水煎服。

②吴萸暖宫贴（外用）：巴戟天10g、紫石英15g、吴茱萸3g、小茴香6g、肉桂3g、干姜3g、艾叶10g、香附10g、醋元胡10g、沉香1g，以姜汁调和成1cm×1cm×1cm大小的膏状，贴敷于神阙穴，外用纱布覆盖固定，保留6小时。

二诊：2014年2月27日。用药后痛经缓解，仍有经期便溏。现经净1日，纳少，二便调，舌脉同前。

【辨证分析】经行腹痛虽减，仍经期便溏、纳少，为脾虚之征，宜健脾，予香砂六君子汤加味治疗。

【处方】木香9g、砂仁9g、陈皮9g、半夏9g、茯苓15g、白术15g、党参15g、甘草6g、补骨脂15g、艾叶12g、山药15g、莲子15g、扁豆15g，14剂，水煎服。

如此治疗3个月经周期，痛经消失，未再复发。

🌸 **病案三：原发性痛经（气滞血瘀证）**

任某，女，30岁。2012年10月16日初诊。

【主诉】经行腹痛10年。

【现病史】已婚未育。患者10年来，每次月经均于经前、经期腹痛，间断口服中药治疗，疗效不稳定。月经规律，周期28天，经期6天，量中等，有血块。末次月经：2012年9月23日。现症：经前1周，少腹胀痛，纳寐尚好，二便调。舌淡暗，苔薄，脉弦滑。

【妇科检查】外阴：婚型。阴道：通畅，分泌物量少。宫颈：光滑。宫体：正常大小，活动，无压痛。附件：双侧附件未扪及异常。

【辅助检查】①阴道分泌物涂片：清洁度Ⅱ度。

②实验室检查：血清CA125<20U/ml。

③盆腔彩超：子宫及双侧附件未见异常。

【中医诊断】痛经（气滞血瘀证）。

【西医诊断】原发性痛经。

【辨证分析】"经前腹痛无非厥阴气滞，络脉不疏"，经前、经期少腹胀痛，舌淡暗，脉弦滑，辨证属气滞血瘀，经血不利，不通则痛。治宜理气活血止痛，方选膈下逐瘀汤加味。

【处方】当归9g、川芎9g、赤芍9g、桃仁9g、丹皮12g、乌药9g、香附9g、元胡12g、五灵脂20g、红花6g、枳壳9g、巴戟天15g、紫石英15g、肉桂3g、酸枣仁15g，7剂，水煎服。

二诊：2012年10月29日。末次月经：2012年10月23日，无明显痛经。现经净1日，少腹喜暖，舌淡红，苔薄，脉细滑。

【辨证分析】经后期血海空虚，胞宫宜藏，少腹喜暖为兼寒之象，故予艾附暖宫汤温经养血为治。

【处方】艾叶6g、香附9g、当归6g、白芍12g、熟地9g、川芎9g、黄芪9g、吴茱萸3g、肉桂3g、紫石英15g、甘草3g，3剂，水煎服。

如此用药3个月经周期，痛经症除。

🏵 病案四：继发性痛经（气滞血瘀证）

黄某，女，34岁。2014年1月23日初诊。

【主诉】经行腹痛14年。

【现病史】已婚未育。患者14年以来，每次经行均腹痛，经查为卵巢子宫内膜异位囊肿，于2013年行"腹腔镜左侧卵巢巧囊剥除术"，术后痛经有所缓解，然近半年痛经再次加重。平素月经规律，周期28天，经期6天，量中等，有血块，经前1周乳房胀痛，腰困。末次月经：2014年1月15日。现症：月经周期第9天，无腰腹不适，纳寐尚好，二便调。舌淡暗，苔薄，脉细弦。

【妇科检查】外阴：婚型。阴道：通畅，分泌物量少。宫颈：光滑。宫体：中位，正常大小，活动欠佳，无压痛。附件：左侧附件增厚，无压痛。

【辅助检查】①阴道分泌物涂片：未见异常。

②盆腔彩超：左侧附件囊性回声区，内回声不均，大小约25mm×16mm。

【中医诊断】痛经（气滞血瘀证）。

【西医诊断】继发性痛经，左侧卵巢子宫内膜异位囊肿术后。

【辨证分析】"经欲行而肝不应，则拂其气而痛生"，经行腹痛，经前乳房胀痛，舌淡暗，脉细弦，辨证属气滞血瘀，血海气机不利，经血运行不畅，治宜理气活血止痛，方选盆炎1号方加味。

【处方】当归9g、丹参9g、赤芍9g、香附9g、乌药9g、元胡15g、川楝子9g、陈皮9g、橘核12g、荔核12g、甘草6g、茺蔚子15g、红藤15g、巴戟天15g、鹿角霜9g，14剂，水煎服。

二诊：2014年2月8日。值经前，无乳房胀痛，舌脉同前。

【辨证分析】重阳极，胞宫将泻而不藏，宜理气活血，疏通胞宫冲任气血，内外并治以加强疗效。

【处方】①内服方：上方，10剂，水煎服。

②痛经足浴方（外用）：香附15g、蒲黄15g、五灵脂15g、延胡索15g、赤芍15g、桃仁15g、没药9g、红花9g，15剂，水煎，泡脚。将双足浸浴于盆内，以浸没足背为宜，每次30分钟，每日1次。

三诊：2014年2月20日。月经于2月16日来潮，无明显痛经，无乳房胀痛，纳寐好，二便利，舌脉同前。

【辨证分析】痛经减轻，乳胀消失，舌脉同前，证未变，继理气活血为治。

【处方】上方（内服方），7剂，继服。

❀病案五：**继发性痛经（气滞血瘀证）**

王某，女，33岁。2013年7月27日初诊。

【主诉】经行腹痛8年余，伴月经量多。

【现病史】平素体健，已婚育。8年前无明显诱因出现经行腹胀痛，呈渐进性加重，曾服中西药治疗，效果不显著。月经周期28~30天，经期5天，量多，色暗红，有痛经。末次月经：2013年7月22日。现月经周期第6天，经净1天，无腰腹不适，纳寐好，二便调。舌暗，苔薄，脉弦滑。

【妇科检查】外阴：婚产型。阴道：分泌物量中等。宫颈：光滑。宫体：后位，增大如妊娠2个月大小，质硬，压痛。附件：双侧附件增厚压痛。

【辅助检查】盆腔超声：子宫腺肌病不除外。

【中医诊断】痛经，月经过多（气滞血瘀证）。

【西医诊断】继发性痛经，子宫腺肌病。

【辨证分析】经行腹胀痛，经量多，色暗红，结合舌脉辨为气滞血瘀证。适值经后，治宜理气活血、消癥散结。为防活血破气伤肾，故配合补肾之品以达攻邪而不伤正之目的。

【处方】丹参15g、赤芍15g、当归9g、香附9g、木香9g、陈皮9g、甘草6g、元胡15g、川楝子9g、乌药9g、荔核15g、橘核15g、红藤15g、鹿角霜15g、莪术9g、五灵脂15g，14剂，水煎服。

二诊：2013年8月29日。患者于2013年8月20日月经来潮，痛经好转，经量减少。现月经周期第10天，无不适，舌脉同前。

【辨证分析】经治气血畅行而痛经缓解，经血量控制，值经后期，宜继理气活血、消癥散结，因虫类药性善走窜，善逐瘀血，故取用以加强活血消癥之力。

【处方】上方加地鳖虫10g，14剂，水煎服。

三诊：2013年9月16日。月经周期第28天，稍感少腹胀痛，不拒按。舌暗，苔薄白，脉弦滑。

【辨证分析】经前期胞宫将泻，宜因势利导，内外并治以加强理气活血，化瘀止痛之功，方选膈下逐瘀汤加味内服，外用痛经足浴方。

【处方】①内服方：当归9g、赤芍12g、川芎9g、桃仁9g、红花9g、乌药9g、香附9g、枳壳9g、元胡15g、五灵脂15g、丹皮9g、甘草6g、巴戟天15g、鹿角霜15g，10剂，水煎服。

②痛经足浴方：香附15g、蒲黄15g、五灵脂15g、延胡索15g、赤芍15g、

桃仁15g、没药9g、红花9g，7剂，水煎浴足30分钟，1次/日。

经3个月经周期治疗后，痛经症状轻微。

四、诊疗品析

【病案一品析】

"寒湿乃邪气也，妇人有冲任之脉居于下焦……经水由二经而外出，而寒湿满二经而内乱，两相争而作疼痛"。该案例为原发性痛经，源于素体脾虚或过食寒凉生冷伤脾，或劳倦、思虑过度伤脾，脾失健运，寒湿内生，寒湿凝滞胞宫冲任，气血运行不畅，不通则痛；"脾胃弱则肝木易横"，经行阴血偏虚，肝气偏旺，"冲脉隶于阳明"，肝气夹冲气上逆犯胃，故有痛而恶心、呕吐；寒湿下泄则便溏；寒邪内盛阻遏阳气则肢冷。

初诊时适值经期，宜因势利导，以散寒除湿，活血止痛为治，予少腹逐瘀汤加减。张晋峰临证因当归质润而润肠，没药气浊味苦易致呕吐，蒲黄具化瘀止血之性，故去此三药；喜用艾叶代替茴香，取其"温中，逐冷，除湿"之功；以丹参活血祛瘀，通经止痛。痛经之证病虽在血分，但调血诸法，皆当以调气为先，故加香附以疏肝理气，调经止痛；另加吴茱萸、陈皮、半夏温中理气，和胃降逆；补骨脂、山药、巴戟天温肾健脾；川牛膝引血下行，引邪下行；甘草调和诸药，全方共奏散寒除湿，化瘀止痛之效。

二诊时为经后，从脾胃着手，以香砂六君子汤健脾和胃，理宗"五脏之阳气，非此不能发"之旨，加用巴戟天、补骨脂、川断等温补肾阳。

【病案二品析】

"凡人之气血犹源泉也，盛则流畅，少则壅滞。故气血不虚不滞，虚则无有不滞者"。该案例属原发性痛经，系冲任虚寒，胞宫失养，不荣而痛之证，治宜艾附暖宫汤温养胞宫、冲任。方中四物养血；黄芪补气；香附理气解郁；艾叶、吴茱萸、肉桂、干姜温经散寒；巴戟天、川断温补肾脉。全方共奏补气养血暖宫之效，使气血充足，气行则血行，胞宫、冲任气血平和则痛止。

吴萸暖宫贴组方中巴戟天温补肾阳，兼具镇痛、解痉之功；紫石英温肾助阳，镇心安神，二药共温（肾）阳散寒，使寒得温则散；吴茱萸主入肝经，既散肝经之寒邪，又疏肝气之郁滞，有助阳散寒止痛之效。三药合而为君，共奏暖宫祛寒，散寒止痛之功。小茴香能温肾暖肝，散寒止痛；肉桂辛甘大热，能补火助阳，散寒止痛，温经通脉；干姜长于温中散寒、健运脾阳，为温暖中焦之要药。三药合用通达下焦，引诸药直达少腹，理气活血、温通经脉，为臣药。艾叶温经脉，逐寒湿，祛冷痛；醋元胡活血行气止痛；沉香芳香走窜，性温祛寒，善散胸腹阴寒，以下腹痛为宜，行气散寒止痛；香附调经止痛、疏肝理气，乃血中之气药；四药共为佐使。诸药合用，共奏疏通经络，暖宫祛寒、化瘀止痛、温肾助阳之功。具有以"温"为本，以"通"为主，着手"宁心、镇静"之特点。吴茱萸作为天然促透剂，具有较好的渗透力，提高透皮吸收能力，且能降低内膜中前列腺素的含量，减轻痛经。

二诊值经后期，调理脾胃，使气血生化有源而无血虚气滞之患，而痛经愈。

【病案三品析】

该案例为原发性痛经，系久病心情怫郁，气为血之帅，气行则血行，气滞则血瘀，胞宫气血瘀滞，不通则痛。证属气滞血瘀，治宜理气活血，方选膈下逐瘀汤，其功擅活血化瘀、行气止痛。方中当归"专能补血，其气轻而辛行血，补中有动，行中有补，诚血中之气药，亦血中之圣药也"；川芎辛温香燥，走而不守，活血行气止痛，能"下调经水，中开郁结"；赤芍归肝经，清热凉血，散瘀止痛；丹皮清热凉血、活血散瘀；桃仁苦、甘、性平，活血祛瘀、润肠通便，善泄血滞；红花辛、温，入心、肝经，专入血分，活血通经、散瘀止痛；元胡活血行气止痛，既可入肝经走血分，也可入脾经走气分；乌药行气止痛、温肾散寒；五灵脂入肝经血分，善活血化瘀止痛，为治疗血瘀诸痛之要药；香附疏肝理气、调经止痛；枳壳行气消积、化痰消痞，善行气宽中除胀；甘草调和药性，缓急止痛；气为阳，肾主温煦，故合巴戟天、紫石英、肉桂温肾助阳，使经行畅通；久病劳心伤神，故加酸枣仁宁心安神。全方理气活血，不忘扶正宁心。

二诊时为经后期，血海空虚，胞宫宜藏而不泻，故予艾附暖宫汤加紫石英温经养血为治。经分期治疗而愈，体现了张晋峰辨证与周期论治相结合的临证特点。

【病案四品析】

该案例系卵巢子宫内膜异位囊肿所致，属继发性痛经。"经行之际……若郁怒则气逆，气逆则血滞于腰腿心腹背胁之间，遇经行时则痛而重"。患者久患经行腹痛，加之手术损伤胞脉、胞络，胞宫、冲任气血不和，经血不循行常道而逆行，以致"离经"之血瘀积，留积于下腹，阻滞于冲任、胞宫、胞脉、胞络而发病。瘀血阻滞，不通则痛，故有痛经；瘀血积久成癥。治宜理气活血、化瘀止痛，方选盆炎1号方加味。肾主运化，肾阳不足则运化无力，易致经血瘀滞，故加鹿角霜、巴戟天温补肾阳以助运化，且有祛邪不伤正之意；久病入络，故加红藤、茺蔚子清热活血且防郁久化热。全方行气活血并补肾扶正，攻补兼施。

足浴疗法利用药物通过孔窍、皮肤、腧穴等部位吸收进入经脉血络，输布全身直达内在病所发挥其药理效应，实现"内病外治"之目的。痛经足浴方中失笑散合延胡索、没药化瘀止痛；赤芍、桃仁温经活血；红花辛散温通，功善活血散瘀止痛；香附理气行血，共奏温经通络、活血止痛之功。

【病案五品析】

该案例为继发性痛经。"女子以肝为先天"，肝失疏泄，气机的疏通和畅达受阻，以致气机不畅，血液运行受阻，日久致瘀，气滞血瘀，瘀血阻滞于胞宫脉络，形成癥瘕包块，不通则痛；瘀血阻滞，血不循经，故经行量多；舌脉为气滞血瘀之象。"瘀之为病，总是气与血胶结而成，须破血行气以推除之"。

首诊时经始净，理气活血为主以治病求本。方中香附、木香、乌药、陈皮疏肝理气；橘核、荔核行气散结止痛；丹参、赤芍、当归活血养血；元胡、川楝子合方金铃子散配合五灵脂活血止痛；莪术破血散瘀，行气止痛；甘草调和诸药且与芍药配伍酸甘缓急止痛；另加鹿角霜温肾阳，以助血行。气机流畅可运行血脉，布化津液。气血郁结，津液不能尽化雾露，气血瘀滞水湿不化，瘀久化热而湿热为患，故加红藤清热祛瘀止痛。全方理气活血为主，气行则血行，气顺则血和，经行畅通，自无疼痛之虞。

二诊时为经后期，亦循理气活血治本之治则。因地鳖虫性善走窜，善逐瘀血，消癥瘕，故加之以破血消癥。

三诊时值经前，以膈下逐瘀汤活血祛瘀，行气止痛，加鹿角霜、巴戟天重在温肾助阳，气血畅行而痛减。

【小结】

张晋峰认为原发性痛经以青春期少女多见，本虚标实者多，本证多脾胃虚寒，标为寒湿凝滞。遵"急则治标，缓则治本"，从而确立了分期治疗本病的法则。平时注重调理中焦，以香砂六君子益气健脾、和胃燥湿；经前、经期因势利导，散寒除湿，化瘀止痛。胞宫属子脏，其藏泻作用有赖肾阳支持，阳气不足，气化无权，经行血泄不利，或损络致痛，故治疗本病无论何时皆不忘补肾温阳，在少腹逐瘀汤基础上创立痛经方。临证方证相符，效如桴鼓。

继发性痛经系盆腔内存在器质性病变所致，宜整体辨证和局部辨病相结合，必要时中西医结合治疗，甚或手术干预。异位内膜周期性出血为"离经之血"，瘀血阻滞胞宫、冲任为核心病机，活血化瘀为主要治法，并据血瘀之因，辅以理气、清热、祛湿、软坚散结等法，能有效缓解痛经。"气血冲和，万病不生，一有拂郁，诸病生焉"，张晋峰认为本病属实证，总与肝主疏泄有关，不论何证，选方用药务必要条达肝气，增强其疏泄功能，正如"凡脏腑十二经之气化，皆必藉肝胆之气化以鼓舞之，始能调畅而不病！"

第五节　代偿性月经

代偿性月经是指与月经周期相似的周期性非子宫出血，亦名"替代性月经"。代偿性月经多发生于鼻黏膜处，约占1/3，也可发生于眼睑、外耳道、皮肤、胃肠道、乳腺和膀胱等处。严重者只有代偿性月经而没有正常的子宫出血，或者代偿性月经出血量多，子宫出血量少。

一、西医概述

代偿性月经为妇女经行前后或正值经期，出现有规律的、周期性的鼻出血，部分伴有吐血、外耳道流血、眼结膜出血、便血等。可能因激素水平变化使黏膜血管扩张、脆性增加，易破裂出血而造成。诊断本病需根据临床表现，并做相关检查以除外出血部位的炎症和肿瘤等疾患。西医以局部止血和孕激素治疗为主。此种现象若反复发作不愈，往往会导致月经周期紊乱，严重者可引起贫血。

二、辨证分型

代偿性月经属于"经行吐衄"的范畴，经行吐衄与月经周期有关，常伴月经量少，甚或月经不行。"有行经只吐血、衄血者，或眼耳出血者，是谓逆行"，故本病亦称之"倒经""逆经"。"诸吐血，衄血，系阳气胜，阴之气被伤，血失常道"，然"衄血虽多由火，而惟于阴虚者尤多……水不制火，最动冲任阴分之血"，是故张晋峰认为本病系阴虚火旺，值经期冲脉气盛，气火上逆，损伤阳络，迫血妄行而成。本着"热者清之""逆者顺之"，清热之中顾及阴液，待经行之后需遵循培补本元的治疗原则，方选顺经汤加味。该方滋少阴益厥阴，直折上冲肝火，疏肝顺气，达缓急止痛之功。出血量多，加茜草、小蓟、黄芩清热凉血；胸胁胀满，加香附、钩藤解郁平肝；五心烦热，加女贞子、旱莲草、山茱萸养阴除烦。

三、病案实录

病案一：经行吐衄（阴虚火旺证）

王某，女，39岁。2019年10月9日初诊。

【主诉】经前经期鼻衄1年余。

【现病史】患者1年前出现经前、经期鼻衄，量少，色鲜红，经净后衄血自止。月经规律，经期3~5天，周期30天，量不多，色暗，有血块，伴腰困。末次月经：2019年9月20日。现症：值经前，鼻出血，色鲜红，伴微咳，胸胁乳房胀满，烦躁口干，纳尚好，夜寐多梦，小便调，大便偏干。舌红，苔薄黄，脉弦滑。

【妇科检查】外阴：婚型。阴道：通畅。宫颈：光滑。宫体：正常大小。附件：双侧附件未触及异常。

【辅助检查】①鼻镜检查：未见异常。

②盆腔彩超：子宫及双侧附件未见明显异常。

【中医诊断】经行吐衄（阴虚火旺证）。

【西医诊断】代偿性月经。

【辨证分析】肺肾阴虚，肝火旺盛，肝气逆上，血随气逆而成逆经。值经前期治以滋阴润肺，清肝降逆，引血下行，方选顺经汤加味。

【处方】当归15g、熟地15g、生地15g、沙参9g、白芍12g、茯苓9g、丹皮15g、黑芥穗9g、茜草9g、枇杷叶9g、钩藤15g、川牛膝9g、酸枣仁30g，10剂，水煎服。

二诊：2019年10月21日。经行第2天，经量中等，衄血如前，睡眠好转，二便调。舌脉同前。

【辨证分析】经量虽增而衄血不减，结合舌脉系肺肝火旺，故宜加强清肝泻火之力。

【处方】上方加黄芩9g、香附9g、小蓟6g，5剂，水煎服。

三诊：2019年10月27日。经净，诸证消失。舌淡红，苔薄白，脉细滑。

【辨证分析】经后胞脉空虚，需育阴降气，培补元气，以顺经汤合二至丸加减。

【处方】生地12g、熟地12g、白芍12g、丹皮10g、当归10g、香附10g、北沙参15g、女贞子15g、旱莲草15g，7剂，水煎服。

如此调治2个月，自诉经前、经期鼻衄症状消失，经量增多，后随访3个月未再复发。

❀ 病案二：经行吐衄（阴虚火旺证）

高某，女，18岁。2016年3月11日初诊。

【主诉】经期咯血、吐血1年余。

【现病史】平素体健，性情急躁，喜食辛辣。1年前无明显诱因于经前或经期出现一日数次咯血、吐血，量较多，色鲜红，经净吐血、咯血自止，曾做胃镜检查未见异常，多次口服中药治疗，疗效欠佳。月经规律，量少，无痛经。末次月经：2016年3月11日。现症：月经周期第1天，吐血、咯血2天，量多，色鲜红，伴头晕、五心烦热、胸胁胀痛、口干口苦，纳寐一般，二便调。形瘦，舌红，苔薄黄，脉弦数。

【肛诊检查】外阴：未婚型。阴道：未查。宫颈：未查。宫体：正常大小，活动，无压痛。附件：双侧附件未触及异常。

【辅助检查】①胸片：心、肺、膈无异常。

②胃镜检查：未见异常。

③盆腔彩超：子宫及双侧附件未见明显异常。

【中医诊断】经行吐衄（阴虚火旺证）。

【西医诊断】代偿性月经。

【辨证分析】阴虚肝胃之火随冲气上逆，熏灼肺胃阳络，肺胃络伤，故经行吐血、咯血。治宜滋阴清肝，引血下行，方选顺经汤加减。

【处方】当归12g、熟地15g、沙参15g、白芍12g、丹皮9g、茯苓9g、黑芥穗9g、知母9g、麦冬9g、石斛15g、牛膝15g、钩藤15g，3剂，水煎服。

二诊：2016年3月14日。咯血量减少，经量较前增多，色红，胸胁胀痛、口干口苦改善，头晕缓解，夜寐不安，舌脉同前。

【辨证分析】诸症好转，唯寐不安依然，系肝火上炎、扰乱心神，故继以滋阴清热并解郁安神。

【处方】上方加栀子9g、合欢皮9g，5剂，水煎服。

三诊：2016年3月20日 。咯血止，夜寐安，偶感口苦咽干，胸胁胀痛，舌偏红，苔薄黄，脉弦滑。

【辨证分析】阴虚内热证减，而肝胃余火未尽，故继滋阴清肝，扶正祛邪。

【处方】上方，7剂，继服。

嘱患者每于月经来潮前3天即煎服上方，每日一剂，连服7剂。经治半年后诸症自消，随访至今未复发。

四、诊疗品析

【病案一品析】

"错经妄行于口鼻者，是火载血上，气之乱也""多由阴虚于下，阳反上冲"所致。妇人有余于气，不足于血。肝藏血，司血海，肾涵木。肾阴虚不能涵木，肝火偏旺夹冲气上逆于肺，灼伤肺络而致倒经。该患者初诊时正值经前期，冲气偏盛，肝火内盛，火升气逆，损伤肺络，以致鼻出血鲜红，伴微咳；肝气郁结见胸胁乳房胀满、烦躁；阴血亏虚，热灼津伤，故见口干；舌红，苔黄，脉弦是肝经郁火之象。治宜清肝降逆、滋阴养肺，方用顺经汤加味。方中丹皮清肝火以凉血止血，配以白芍柔肝平肝，钩藤清热平肝；当归、熟地、生地滋肾养肝，养血调经；茯苓和血宁心；黑芥穗引血归经以止血；茜草凉血止血；牛膝功擅苦泄下降，能引血下行，以降上炎之火；沙参、枇杷叶养阴润肺，降逆止咳；酸枣仁养肝宁心安神以改善睡眠。诸药合用共奏清热降逆，滋阴养肺，引经下行之功。

二诊时正值经期，故上方加黄芩、小蓟清热，凉血止血；香附疏肝理气，活血调经。三诊时经净，胞宫宜藏而不泻，故滋阴培本养正为治，去顺经汤中黑芥穗之收敛止血，合二至丸滋阴，加香附理气以防滋补太过而留滞之弊。如此治疗而阴充血足，病愈未再发。

【病案二品析】

"经逆而吐血，乃内溢而激之使然也……而其气逆则一也"。瘦人多火，该案例系素体阴虚，阴虚阳亢，虚火上炎，加之平素性情急躁，喜食辛辣之品，以致肝火内蕴，肝经之火上逆，木火刑金，肺为娇脏，易受其灼，经血上行逆于肺，灼伤肺胃之络故见吐衄。"夫肝之性最急，宜顺而不宜逆，顺则气安，逆则气动；血随气为行止，气安则血安，气动则血动……经行而吐血，虽不大损夫血，而反复颠倒未免太伤肾气，必须于补肾之中，用顺气之法始为得当。方用顺经汤"。张晋峰临证以顺经汤滋阴润肺，佐石斛、麦冬、知母以滋养肺胃之阴，牛膝引血下行，钩藤清热平肝降火。二诊时加强清热安神解郁之力，故能"肝不逆而肾气自顺，肾气既顺，又何经逆之有哉？"顽疾随之而愈。

【小结】

经行吐衄是临床常见病，本病的发生机制多为火热上炎，迫血妄行，主要原因在于肝郁化火，根本原因在于肾阴虚，子宫冲任失于涵养，冲脉之气上逆化火，属本虚标实证。滋阴清肝降逆是治疗本病的主要方法，张晋峰以《傅青主女科》顺经汤化裁标本合治。

第六节　经前期综合征

经前期综合征指妇女在月经周期的后期表现出的一系列生理和情感方面的不适，症状与精神和内科疾病无关，并在月经来潮后自行缓解。该病是育龄妇女发病率较高的疾病之一，95%的生育期妇女出现过经前期综合征的症状，其中，症状严重到被称为经前期综合征者占5%。同时，经前期综合征是生理和社会心理等综合因素导致的一种妇女疾病。

一、西医概述

经前期综合征的病因尚无定论，可能与精神社会因素、卵巢激素失调和神经递质有关。主要表现有烦躁易怒、失眠、紧张、压抑，以及头痛、乳房胀痛、颜面浮肿等一系列的症状，严重者可影响妇女的正常生活。根据经前期出现周期性典型症状可诊断本病，同时需与轻度精神障碍及心、肝、肾等疾病引起的水肿相鉴别。治疗目标主要是缓解或消除躯体、心理症状，减少对个人日常生活、人际交往、生活质量的影响，并使治疗的副反应尽可能降到最小。

二、辨证分型

中医学无经前期综合征的病名，现代中医妇科将此类症状统称为"月经前后诸证"。其临床表现众多、复杂，如经行头痛、烦躁、不寐等。根据古人认识结合现代临床实际，目前认为月经前后诸证之所以随月经周期发作，与经期气血盈虚变化及体质密切相关。女子肾、肝、脾功能失调，气血失和是导致月经前后诸证的重要因素，而禀赋是本病的关键。临证常见心脾两虚证、肝郁证、血瘀证，以及阴虚火旺证。

1.心脾两虚证

经行头疼，经后不寐，腹胀，心悸，少气懒言，面色不华，月经量少，色淡质稀，纳少，便溏，舌质淡胖，苔白，脉细弱。治宜健脾养心，方选归脾汤加减。不寐，加百合、柏子仁养心安神；腹胀，加陈皮、木香、枳壳理气宽中；便溏，加山药、肉豆蔻、扁豆健脾涩肠。

2.阴虚火旺证

经前、经期头痛，烦躁易怒，月经量少，多梦，便秘，舌红苔黄或苔少，脉弦。治宜清热平肝，补益肝肾，方选天麻钩藤饮或丹栀逍遥散加减。眩晕头痛剧烈，酌加羚羊角、龙骨、牡蛎平肝息风；口苦面赤，心烦易怒，加龙胆草、夏枯草清热平肝；性情急躁，加柴胡疏肝理气；寐差，加百合、钩藤、酸枣仁宁心安神。

3.肝郁证

经前乳房、少腹胀痛连及两胁，烦躁易怒，或精神抑郁，善太息，失眠，或头痛，苔薄白，脉弦或弦滑。治宜疏肝理气，方选柴胡疏肝散或逍遥散加味。乳房胀痛为主，加路路通、王不留行通经活络；有结节，加橘核、夏枯草散结；头晕头痛，加菊花、黄芩、钩藤、代赭石清热平肝。

4.血瘀证

经前、经期头痛，伴月经量少或行而不畅，经色紫暗有块，舌暗或尖边有瘀点，脉弦涩。治宜理气活血，化瘀通络，方选血府逐瘀汤加减。肢体肿胀，加泽兰、泽泻、大腹皮利水消肿；身痛明显，加桂枝、鸡血藤温经活血，通络止痛。

三、病案实录

❀ **病案一：经行情志异常（血虚证）**

卫某，女，28岁。2013年8月6日初诊。

【主诉】产后1年余，经后难入寐。

【现病史】既往体健。产后1年多以来，每月月经干净后夜难入寐，经前好转。月经规律，经量中等，经色正常，无明显痛经。末次月经：2013年7月29日。现经净3天，精神欠佳，夜难入寐，寐后易醒，纳好，手足心热，尿频，大便调。舌淡红，苔薄，脉细。

【妇科检查】外阴：婚型。阴道：通畅，分泌物量少。宫颈：光滑。宫体：正常大小，无压痛。附件：双侧附件未触及异常。

【辅助检查】盆腔超声：子宫及双侧附件未见异常。

【中医诊断】经行情志异常（血虚证）。

【西医诊断】经前期综合征。

【辨证分析】"凡病后、产后不得眠者，此皆血气亏虚，心脾二脏不足"，患者产后1年，每经后难入寐，寐后易醒，结合舌脉属心血亏虚证。治以养血安神为主。

【处方】当归9g、白芍12g、酸枣仁30g、柏子仁15g、阿胶6g、百合10g、陈皮9g、知母9g、肉苁蓉15g、甘草6g、地骨皮15g、丹皮9g，7剂，水煎服。

二诊：2013年9月1日。末次月经：2013年8月26日。现经净1天，睡眠改善，舌脉同前。

【辨证分析】经治心血不足改善，经后不寐好转，效不更方，继养血安神为治。

【处方】上方，7剂，水煎服。

继服2个月经周期，后随访，睡眠正常。

❀ **病案二：经行情志异常（肝郁兼湿热证）**

张某，女，36岁。2013年8月20日初诊。

【主诉】经前烦躁3月。

【现病史】平素体健。近3个月以来，经前3天出现烦躁不宁，经行缓解。月经规律，周期30天，经期5~7天，经量中，经色暗红，有血块，无腹痛，末次月经：2013年7月23日。现症：值经前，心烦易怒，带下多，色黄，纳寐好，二便调。舌红，苔腻，脉弦滑。

【妇科检查】外阴：婚型。阴道：通畅，分泌物量中。宫颈：光滑。宫体：正常大小，活动，无压痛。附件：双侧附件未触及异常。

【辅助检查】①阴道分泌物涂片：清洁度Ⅲ度。

②盆腔超声：子宫及双侧附件未见异常。

【中医诊断】经行情志异常，黄带（肝郁兼湿热证）。

【西医诊断】经前期综合征。

【辨证分析】情志所伤，肝郁疏泄不畅，经前冲气旺盛，冲气挟肝气上逆致烦躁不宁；带下多，色黄为湿热下注之候；舌脉为肝郁兼湿热之象。治宜疏肝解郁，清热燥湿，方选逍遥散合四妙丸。

【处方】柴胡6g、当归9g、白芍15g、茯苓15g、白术15g、薄荷6g、甘草6g、苍术15g、牛膝15g、薏苡仁20g、黄柏6g、陈皮9g、茜草12g、钩藤12g，7剂，水煎服。

二诊：2013年9月20日。末次月经：2013年8月22日，现值经前，烦躁不明显，带下减少，舌偏红，苔薄腻，脉弦滑。

【辨证分析】经前烦躁缓解，肝郁兼湿热证未除，宜守原法治疗。

【处方】上方，继服7剂。

嘱下次经前再服上方，后随访，诸症除，未再发。

❀ **病案三：经行头痛（阴虚阳亢证）**

魏某，女，37岁。2016年6月17日初诊。

【主诉】经前及经期头痛半年余。

【现病史】平素体健。半年前无明显诱因出现经前及经期头胀痛，经多方治疗未获良效。月经规律，量少，无痛经。末次月经：2016年6月17日。现症：经期第1天，量少，色暗红，质黏稠，头痛发作2天，头痛剧烈，呈胀痛，伴眩晕耳鸣、急躁易怒、胸胁胀痛、口干苦，饮食一般，夜寐不宁，二便调；舌红，苔薄黄，脉弦。

【妇科检查】外阴：婚产型。阴道：通畅。宫颈：光滑。宫体：正常大小，无压痛。附件：双侧附件未触及异常。

【辅助检查】①头颅CT：未见异常。

②盆腔超声：子宫及双侧附件未见异常。

【中医诊断】经行头痛（阴虚阳亢证）。

【西医诊断】经前期综合征。

【辨证分析】经行阴血下聚胞宫、冲任，不能涵木而肝阳上亢，风阳上扰清窍，故经前及经期头胀痛。证属阴虚阳亢，治宜清热平肝、息风潜阳，方选天麻钩藤饮加减。

【处方】天麻9g、钩藤15g、石决明30g、栀子9g、黄芩9g、川牛膝12g、桑寄生15g、夜交藤15g、山茱萸12g、山药15g、泽泻20g、白蒺藜15g、丹皮9g、菊花12g、白芍15g、茯神15g、泽兰15g，5剂，水煎服。

二诊：2016年6月25日。经净1天，头胀痛较前缓解，夜寐安，舌红，苔薄黄，脉弦。

【辨证分析】经后胞宫冲任空虚，宜补阴为治，以助阴长，故予杞菊地黄汤补益肝肾，资养冲任。

【处方】熟地黄12g、山茱萸12g、山药15g、牡丹皮9g、茯苓9g、泽泻9g、枸杞子15g、菊花12g、白蒺藜15g、白芍15g，15剂，水煎服。

此后每于经前7天开始服用天麻钩藤饮加减；经净后改服枸杞菊地黄丸，共治疗3个疗程，头痛、胸胁胀痛、口干苦症状消失。随访半年，未见复发。

❀ 病案四：经行头痛（肝经郁热证）

康某，女，33岁。2014年12月24日初诊。

【主诉】经前头痛1年。

【现病史】平素性情急燥。月经规律，经期5~6天，周期28~29天，量中，经前头痛，以前额及眉棱骨部明显。末次月经：2014年11月27日。现症：值经前，头痛，乳房胀痛，腰困，纳寐好，二便调。舌红，苔黄，脉弦滑。

【妇科检查】外阴：婚产型。阴道：通畅，分泌物量少。宫颈：光滑。宫体：正常大小，活动，无压痛。附件：双侧附件未触及异常。

【辅助检查】盆腔超声：子宫及双侧附件未见异常。

【中医诊断】经行头痛（肝经郁热证）。

【西医诊断】经前期综合征。

【辨证分析】情志不遂，肝经郁热，循经上扰致经前头痛，舌脉为郁热之候，治宜清肝泄热止痛，木郁侮土，故亦不忘理脾，方选丹栀逍遥散加味。

【处方】丹皮9g、栀子9g、柴胡9g、当归9g、赤芍9g、白芍15g、茯苓15g、白术15g、甘草6g、桂枝6g、白芷12g、川芎12g、夏枯草12g、黄芩15g、钩藤15g、菊花12g，3剂，水煎服。

二诊：2015年1月3日。末次月经：2014年12月25日。经前头痛症状减轻，舌脉同前。

【辨证分析】经后阴血渐充，宜滋阴养血、补益肝肾以柔肝，予杞菊地黄汤补益肝肾。

【处方】枸杞子15g、菊花12g、熟地9g、山药15g、山茱萸12g、茯苓15g、丹皮9g、泽泻9g、柴胡9g、枳壳9g、白芍12g、川芎9g，10剂，水煎服。

嘱患者经前、经后交替服用首诊、二诊方，经治3个月，头痛消失。

病案五：经行头痛（肝郁血瘀证）

张某，女，37岁。2015年7月4日初诊。

【主诉】经前及经期头痛5年。

【现病史】患者于2010年起工作压力增大后出现情志不舒，伴月经量少，有血块，经前1周左右感两侧乳房胀痛，经前3天始头部刺痛，偶有恶心、呕吐、胸闷，经后头痛自止。月经规律，周期30天，经期5~7天，量少，色暗红，有血块，腹痛轻，无腰困。末次月经：2015年7月3日。现症：月经周期第2天，头痛发作3天，巅顶疼痛剧烈连及前额，呈刺痛，伴恶心、呕吐及双侧乳房胀痛，饮食尚好，多梦易醒，二便调。舌暗，苔薄白，脉弦涩。

否认高血压病史。

【妇科检查】外阴：婚型。阴道：通畅。宫颈：光滑。宫体：正常大小，活动，无压痛。附件：双侧附件未触及异常。

【辅助检查】①头颅CT已排除颅内占位性病变。

②盆腔超声：子宫及双侧附件未见异常。

【中医诊断】经行头痛（肝郁血瘀证）。

【西医诊断】经前期综合征。

【辨证分析】积念在心，忧思不解，肝郁气滞致血行不畅，瘀血阻络而作痛，治宜理气活血，化瘀调经止痛，方选血府逐瘀汤加减。

【处方】桃仁9g、红花9g、当归9g、生地15g、白芍15g、川芎9g、赤芍15g、柴胡9g、川牛膝15g、炙甘草6g、吴茱萸3g、藁本9g、香附9g、丹参9g、夜交藤15g、合欢皮12g、姜半夏9g，3剂，水煎服。

二诊：2015年7月8日。头痛明显减轻，偶感乳房胀痛，经量较前增多，血块减少，睡眠改善，已无恶心、呕吐，舌脉同前。

【辨证分析】诸症缓解，恶心呕吐症除，经未净，仍宜因势利导，宜前方减降逆止呕之品。

【处方】上方去半夏，继服5剂。

三诊：2015年7月20日。月经周期第18天，无不适，舌脉同前。

【辨证分析】经后期，缓则治其本，宜养肝益肾以助肝气条达。

【处方】首诊方，10剂，经前水煎服。

【中成药】杞菊地黄丸：1丸，1次/日，共10天，经净后服。

嘱经前口服首诊方10剂，经后服用杞菊地黄丸，连用3个月经周期，头痛、乳房胀痛及呕吐症状消失，随访1年，未见复发。

❀ **病案六：经行腹胀（脾虚证）**

李某，女，30岁。2014年2月10日初诊。

【主诉】经行腹胀半年。

【现病史】平素月经规律，周期26~28天，经期4天，量中等，无痛经。近半年来经前、经期上腹部胀痛，伴乳房胀，无腰困，便溏，经后症除。末次月经：2014年1月25日。现症：月经周期第17天，无不适，纳少，小便调；大便稀溏，1次/日；舌淡胖，苔薄白，脉沉细。

【妇科检查】外阴：婚型。阴道：通畅，分泌物量少。宫颈：光滑。宫体：正常大小，活动，无压痛。附件：双侧附件未及异常。

【辅助检查】①胃镜及肠镜：未见明显异常。

②乳腺彩超：乳腺轻度增生。

③盆腔超声：子宫及双侧附件未见异常。

【中医诊断】经行腹胀（脾虚证）。

【西医诊断】经前期综合征。

【辨证分析】脾虚失运致脘腹胀满，经行之后脾升胃降，气血复常而成本病。纳少，便溏，舌淡胖属脾虚之候，治宜健脾和胃，方选香砂六君子汤加味。

【处方】木香9g、砂仁9g、人参9g、白术15g、茯苓15g、甘草6g、陈皮9g、半夏9g、元胡15g、高良姜9g、鸡内金9g、山药15g、巴戟天15g，14剂，水煎服。

二诊：2014年3月11日。末次月经：2014年2月21日。腹胀缓解，仍乳房胀痛，舌脉同前。

【辨证分析】腹胀改善，乳胀不减，为肝经气血郁滞，乳房气血运动不畅之故，故更逍遥散加味疏肝理脾，行气散结。

【处方】柴胡6g、当归6g、白芍15g、茯苓15g、白术15g、高良姜9g、甘草6g、元胡12g、川楝子9g、荔核12g、橘核12g、陈皮9g、枳壳9g，7剂，水煎服。

三诊：2014年4月10日。末次月经：2014年3月18日。无明显腹胀，乳房胀痛缓解，舌脉同前。

【辨证分析】诸症好转，邪恋而正未复，宜选用丸剂巩固治疗。

【中成药】逍遥丸：1丸，2次/日，口服。

四、诊疗品析

【病案一品析】

"卫气不得入于阴，常留于阳。留于阳则阳气满，阳气满则阳跷盛，不得入于阴则阴气虚，故目不瞑"。正常的睡眠有赖于人体的阴平阳秘，脏腑调和，气血充足，心神安定，心血得静，阳能入于阴。"寐本乎阴，神其主也，神安则寐，神不安则不寐……无邪而不寐者，必营气之不足也，营主血，血虚则无以养心，心虚则神不守舍"。心血不足，心失所养，心神不安而不寐。

"妇人之生，有余于气，不足于血，以其数脱于血也"，该案例为产后1年，气血尚虚，加之哺乳、行经数伤于血，经后则血虚更甚，血虚不能上奉于心，心神失养，神不内守，阳不入阴，故而不寐。治宜养血安神。方中当归、白芍、阿胶养血，且白芍佐阿胶于补血中敛阴气；酸枣仁、柏子仁、百合养心安神；地骨皮、丹皮、知母清内热而除虚烦；肉苁蓉甘咸温质润，益精血，补而不腻；陈皮理气行滞，防补益太过；甘草补中兼能调和诸药。经治，心血渐充而寐安。

【病案二品析】

"盖肝性急善怒，其气上行则顺，下行则郁，郁则火动则诸病生"。该案例为经行情志异常之轻者，系因肝郁而不舒，郁久化热，冲脉隶于阳明附于肝，经前阴血下注冲任，冲气夹肝热上逆，热扰心神故经前烦躁；肝郁克土，脾虚失于运化水湿，郁而化热，下注冲任而成黄带。木郁则达之，治宜逍遥散疏肝理脾，原方中煨姜温运和中，辛散达郁，性温助热故不用；四妙散清热燥湿，加陈皮既助肝之条达，又利醒脾除湿；茜草、钩藤清热平肝。诸药合而培土抑木，祛湿化浊，类《傅青主女科》加减逍遥散之功，肝郁得解，湿热祛而症除。

【病案三品析】

"头为诸阳之会"，五脏六腑之气血皆上荣于头。督脉总督一身之阳脉，为阳脉之海，具有调节阳维气血的作用，足厥阴肝经"向上经前额到达巅顶与督脉交会"，肝为藏血之脏，体阴而用阳，经行时阴血下注冲任，阴血相对不足，阴虚阳亢，循经上扰清窍而致头痛。

遵"急则治其标"，治宜平肝息风为主，佐以清热安神、补益肝肾之法。方中天麻、菊花、钩藤平肝息风；石决明咸寒质重，平肝潜阳，且除热明目，加强平肝息风之力；白蒺藜助石决明平肝潜阳；丹皮、栀子、黄芩清肝降火，以折其亢阳；川牛膝引血下行；山茱萸、山药、桑寄生、白芍补益肝肾以治本；泽泻、泽兰叶合川牛膝活血利水，有利于平降肝阳；夜交藤、茯神宁心安神。全方清热平肝，息风潜阳，祛邪不忘扶正固本。

二诊时胞宫宜藏而不泻，故予杞菊地黄汤合白蒺藜、白芍柔肝滋肾以治本。经3个周期的治疗，肝木平而头痛止。

【病案四品析】

"头脉痛者，痛在皮肉血脉之间也，心悲喜泣者，气逆在肝也"。本案例患者性情急躁，肝经郁热，热灼阴血，肝肾阴亏，经期血聚冲任，阴不制阳，热邪上扰清窍故见头痛；肝肾同源，腰为肾之府，肾虚外府失养则腰困。患者初诊时恰值经前，治宜清肝泄热，因势利导，方选丹栀逍遥散加夏枯草、黄芩、钩藤、菊花清热平肝，白芷入阳明经合川芎行气活血止痛；久痛入络，故加桂枝温经通络。

肝滋生于水，以柔其刚悍之性，二诊时为经后阴长期，故顺势予杞菊地黄汤补益肝肾；佐以柴胡、白芍疏肝解郁，养血柔肝；川芎、枳壳行气止痛，四药合用，以增强疏肝理气，活血止痛之功。为巩固疗效，周期性予补益肝肾，清热平肝之剂，则肝热清，头痛除。体现了张晋峰辨病与辨证、辨周期相结合，标本兼顾的诊疗思路。

【病案五品析】

足厥阴肝经循巅络脑。患者自发病以来情怀不畅，肝失条达，气滞则血瘀，瘀血内留，经行时气血下注于胞宫，冲气夹肝经之瘀血上逆，阻滞脑络，脉络不通，不通则痛而成经行头痛。初诊，疼痛发作之时且值经期，宜活血行气，引血下行，使胞脉畅达，经血下泻，头窍清利而疼痛自止。方选血府逐瘀汤活血化瘀，行气止痛；去原方中枳壳、柴胡开胸，佐丹参"破宿血"，以增强活血祛瘀之功；巅顶疼故予藁本；夜交藤安神通络；合欢皮安神解郁，活血止痛；香附理气舒肝；吴茱萸、姜半夏降逆止呕。全方行气活血，化瘀止痛。

二诊时仍处于经期，诸证已缓解，故守前方巩固疗效。三诊时，经后胞宫、胞脉空虚，故予滋肾养肝之杞菊地黄丸滋水涵木以柔肝，使肝气调达、气血调和而无瘀血之患。

【病案六品析】

"妇人经行作痛……即如以可按拒按及经前经后辨虚实，固其大法也，然有气血本虚……故于经前亦常有此证，以气虚血滞无力疏通而然"，该案例为经前、经期上腹部胀痛，病位在中焦。"中气实则病在阳明，中气虚则病在太阴"，结合四诊资料辨证属脾虚，正如《类证治裁》中所言"脾虚失运，食少虚痞"，故治疗宜健脾为主，予香砂六君子汤加山药、巴戟天健脾补肾，母子同治；鸡内金健运脾胃；高良姜温胃；元胡活血止痛，寓久病必瘀，防病于未然之意。

二诊时上腹胀痛缓解，乳胀凸显。乳房为阳明胃经经络循行之所，乳头属足厥阴肝经，经行乳房胀痛系乳房气血运行不畅或乳络失于濡养。治宜肝胃兼顾，以逍遥散加味疏肝理脾，行气散结。加高良姜温胃散寒止痛；元胡、川楝子活血止痛；荔核、橘核通络散结；陈皮、枳壳理气止痛，使乳络气血畅而痛止。三诊诸证解，宜逍遥丸巩固疗效。

【小结】

经行情志异常是指每值行经前后，或正值经期，出现烦躁易怒、悲伤啼哭，或情志抑郁、喃喃自语、彻夜不眠等症者，临床症状有轻重之分。张晋峰认为本病责之于心、肝二经，多由于心血不足，经期血气下注冲任，心神失心血滋养，或肝热随经前偏盛的冲脉之气上扰心神而成。证有虚实，经后不寐为"精血不足，阴阳不交，而神有不安其室耳"，强调补益心脾的同时，应佐少量醒脾运脾药，以防碍脾；在补虚的基础上安神定志，如养血安神，镇惊安神，清心安神。经前烦躁为肝经郁热，症轻者预后好，症重者可致月经失调、不孕等，甚至精神失常，当中西医结合治疗，并配合心理疏导。

"经行辄头痛"，其发作与月经相关，属内伤头痛。经行头痛病位在上，病机本质在下，为肝肾阴血不足，经行之际，火、热、瘀血随冲气上逆，邪气上扰清窍而成，属本虚标实证。"下虚者，必从肝治，宜补肾滋肝，育阴潜阳，镇摄之治是也"。治疗上遵循分期论治原则，经前及经期行气活血、因势利导以治其标，方选丹栀逍遥散加味平肝清热，或天麻钩藤饮加减以平肝潜阳，或血府逐瘀汤活血止痛；经后期补益肝肾，调畅气血以固其本，以杞菊地黄汤加味或杞菊地黄丸滋肾养肝柔肝。体现了张晋峰辨证论治之周期疗法思想。临证根据头痛的部位，参照经络循行选择引经药以提高疗效。太阳经头痛，用羌活、防风、蔓荆子、川芎；阳明经头痛，用葛根、白芷、知母；少阳经头痛，用柴胡、黄芩；厥阴经头痛，用吴茱萸；巅顶痛，用藁本。

第七节　绝经综合征

绝经综合征是指妇女绝经前后出现性激素波动或减少所致的一系列躯体及精神心理症状。绝经分为自然绝经和人工绝经。自然绝经指卵巢内卵泡生理性耗竭所致的绝经；人工绝经指两侧卵巢经手术切除或接受放射治疗所致的绝经。本病发病率高达85%，其中10%~30%的妇女会出现严重症状，有的甚至会反复出现达5~10年之久，顽固性烘热汗出和心理问题的疏导是治疗难点。

一、西医概述

绝经前后最明显的变化是卵巢功能减退，随后表现为下丘脑－垂体功能退化。近期表现主要为月经紊乱、血管舒缩功能不稳定及神经精神症状，如烦躁、睡眠障碍、抑郁、烘热汗出、心悸等症，远期可表现为泌尿生殖道功能异常，骨质疏松及心血管系统疾病等。根据病史及临床表现可以诊断，需除外相关的器质性病变和精神疾病，卵巢功能评价有助于诊断。治疗目标为缓解近期症状，早期发现、有效预防骨质疏松症、动脉硬化等老年性疾病，主要采用激素补充治疗，但激素治疗有导致乳腺癌及血栓的风险。

二、辨证分型

绝经综合征在古代医籍中无专篇记载，散见于"百合病""脏躁""经断前后诸证""绝经前后诸证"。"女子……七七任脉虚，太冲脉衰少，天癸竭"，肾气衰退引起诸脏乃至全身功能失调是造成本病的根本原因。肝藏血主疏泄，体阴而用阳，属刚脏主升，主动，精血同源，肾气衰退，肝失肾水滋养，水不涵木，肝阳上亢，肝火上炎；肝失柔和条达疏泄之职，气机不畅，升降出入失常，体内水湿代谢障碍，湿聚成痰；心失肾水上济，呈现心火偏亢，致心神不宁。火、痰、气滞、阳亢多种病理变化互相影响，互为因果，引起一系列复杂多变的综合症状。张晋峰认为本病属本虚标实之证，病本在肾，标实在心肝。临证多见痰热上扰证、阴虚内热证及心肾不交证，治疗宜标本同治。

1.痰热上扰证

绝经前后心烦失眠、烘热汗出，胸脘满闷，舌红，苔黄腻，脉滑。治宜清热化痰利胆，方选黄连温胆汤理气化痰清胆，调畅三焦气机，临证酌加胆南星、钩藤息风平肝；龙胆草清热，百合宁心定志。

2.阴虚内热证

绝经前后烘热汗出，心绪不宁，五心烦热，口干，尿少便结，舌红，苔少，脉细数。治宜滋阴清热、泻火宁心，方选更年方，常伍柴胡以疏肝。

3.肾阴阳俱虚证

绝经前后烘热汗出，心悸，心烦不宁，失眠多梦，头晕，耳鸣，腰背冷痛或便溏，舌淡红，苔薄，脉沉弱。治宜滋阴降火，补肾温阳，方选交泰丸或更年方加减，便溏者合四神丸温肾止泻。

三、病案实录

🌸 **病案一：绝经综合征（痰热上扰证）**

李某，女，58岁。2012年5月20日初诊。

【主诉】绝经后烘热汗出2年。

【现病史】2年前绝经，绝经以来烘热汗出，易紧张，时心慌，口干苦，纳尚好，夜寐差，口舌生疮，二便调。舌红，苔腻，脉沉细滑。

【妇科检查】外阴：婚产型。阴道：通畅，分泌物量少。宫颈：萎缩。宫体：萎缩。附件：双侧附件未触及异常。

【辅助检查】盆腔超声：绝经后子宫。

【中医诊断】经断前后诸证（痰热上扰证）。

【西医诊断】绝经综合征。

【辨证分析】痰热上扰，逼津外泄，上扰心神致绝经后诸症；热灼口舌，故口干苦且生疮。治宜清热化痰，方选黄连温胆汤加减。

【处方】黄连6g、陈皮9g、半夏9g、茯苓15g、胆南星6g、枳壳9g、竹茹9g、煅龙骨30g、煅牡蛎30g、百合15g、酸枣仁30g、山茱萸12g、生地12g、钩藤15g、龙胆草6g、甘草6g，4剂，水煎服。

二诊： 2012年5月27日。服药后诸证较前好转，停药后感心情抑郁，目涩，口干，口疮已愈，舌红，苔薄腻，脉细弦。

【辨证分析】经治症减，然邪未尽去，故停药反复，证未变而法同前。

【处方】上方，15剂，继服。

后随访，诸症除，未复发。

🌸 **病案二：绝经综合征（阴虚内热证）**

陈某，女，52岁。2013年5月26日初诊。

【主诉】停经后烘热汗出半年。

【现病史】平素体健。停经半年以来烘热汗出，烦躁，腰膝酸软，乏力，纳好，寐不安，二便调。体型偏瘦，舌红，苔薄，脉细数。

【妇科检查】外阴：婚型。阴道：通畅，分泌物量中。宫颈：光滑。宫体：正常大小。附件：双侧附件未触及异常。

【辅助检查】①阴道分泌物涂片：未见异常。

②盆腔超声：子宫及双侧附件未见异常。

【中医诊断】经断前后诸证（阴虚内热证）。

【西医诊断】绝经综合征。

【辨证分析】阴虚内热，阴不维阳，虚阳上越，故烘热汗出，烦躁。腰膝酸软，乏力，寐不安，体型偏瘦，舌红，脉细数，属阴虚内热之象。治宜滋阴清热泻火，方选更年方加味。

【处方】钩藤20g、百合30g、生地12g、丹皮9g、黄连3g、山茱萸20g、酸枣仁30g、煅龙骨30g、煅牡蛎30g、麻黄根9g、浮小麦30g、白芍15g、麦冬15g、夏枯草15g、五味子9g、枳壳9g、柴胡6g，15剂，水煎服。

二诊：2013年6月28日。诉服药半月上症明显好转，自行服用前方15剂后诸症悉除。

【辨证分析】邪去症除，疾病向愈，以丸剂滋阴补肾固本，巩固疗效。

【处方】知柏地黄丸：1丸，2次/日，口服。

🪷 **病案三：绝经综合征（肾阴阳俱虚证）**

孙某，女，55岁。2013年7月3日初诊。

【主诉】绝经后心烦、汗出1个月。

【现病史】平素体健。已绝经，近1个月烘热汗出，烦躁，腰背困，纳好，寐不安，小便调，大便稀溏，日2~3次。舌淡红，苔少，脉沉细。

【妇科检查】外阴：婚型。阴道：通畅，分泌物量少。宫颈：光滑。宫体：偏小。附件：双侧附件未触及异常。

【辅助检查】①阴道分泌物涂片：未见异常。

②盆腔超声：子宫及双侧附件未见异常。

【中医诊断】经断前后诸证（肾阴阳俱虚证）。

【西医诊断】绝经综合征。

【辨证分析】七七之后，天癸已竭，肾阴亏虚不能涵养心阴，心火偏亢，心火和肾水不能相济，心肾不交，命门火衰，不能煦脾而成本病。治宜滋阴泻火，温肾健脾，敛汗，方选更年方合四神丸加减。

【处方】钩藤15g、丹皮9g、生地12g、黄连6g、山茱萸12g、五味子9g、煅龙骨30g、煅牡蛎30g、浮小麦30g、麻黄根9g、补骨脂15g、山药15g、白术15g、茯苓15g、扁豆15g、甘草6g，7剂，水煎服。

二诊：2013年12月31日。心烦、汗出缓解，手足发麻，夜寐不安，大便日1次，不成形。舌红，苔薄，脉细滑。

【辨证分析】诸症减，仍夜寐不安，系心肾不交之候，手足发麻为阳虚无力推动血行，气血不畅之故，因而在前方基础上，加宁心安神、温经通络之品使水火既济。

【处方】上方加百合30g、肉桂3g、丹参10g，5剂，水煎服。

后随访，诸症除。

四、诊疗品析

【病案一品析】

肝属木，肝主一身之气机，肝与胆相表里，肝气的疏泄与胆的宁静密切相关。"五七阳明脉衰"，妇女生理衰退始于阳明胃脉衰弱，而后冲任脉虚，天癸竭。冲脉上隶阳明，下连肝肾，胃为阳土，胆为阳木，胃土失和，胆木不舒，失却清净而见绝经前后诸证。胆木不舒气机不畅，水湿代谢障碍而痰滞，郁而不解化火，终成胆郁痰扰之证，痰热扰心故心烦失眠、烘热汗出等。

方中陈皮、半夏辛温导痰；枳壳理气破滞；茯苓渗湿；竹茹开胃土之郁，清肺经之燥；黄连、钩藤、龙胆草清热平肝；胆南星清热化痰；煅龙牡敛汗；百合、酸枣仁清心安神；山茱萸、生地滋肾；甘草和中。全方共奏清热燥湿、理气化痰、和胃利胆之功。方证相符，故疾病向愈。

【病案二品析】

妇女经孕产乳数伤于血，处于"阳常有余，阴常不足"的状态，适值天癸竭而肾阴不足，肾虚水亏不能涵养肝木，水亏不能上制心火而成本病。治宜滋阴清热泻火。张晋峰在临床实践中创制更年方。方中钩藤、丹皮、黄连、生地清肝泻火为君，山茱萸滋补肝肾为臣，君臣相配滋阴泻火，交通心肾；佐用煅龙牡、麻黄根、白芍、浮小麦敛汗；酸枣仁、百合宁心安神；另加麦冬、五味子滋肾生津敛汗；枳壳、柴胡疏肝理气；夏枯草清热平肝。全方使阴虚得补，虚火得平，阴阳平衡而诸症悉除。

【病案三品析】

肾为水火之脏，藏精化血，能滋养五脏之阴，升发五脏之阳，是脏腑生理活动的根本。妇女绝经期前，肾气渐衰，天癸将绝，冲任亏虚，精血不足，五脏失却滋养与濡润，阴精亏虚，不能制约浮阳和上济于心，导致心肾不交，水火失济，阴阳失衡，热扰心神而成绝经前后诸证。该案例为肾阴阳俱虚，肾阴虚不能上济于心，心火旺故心烦；汗为心之液，心火内动则汗出；肾阳虚失于温煦脾阳故便溏；腰背为督脉循行之处，督为诸阳之会，命火不足故腰背困。予滋肾泻火，健脾温阳为治，佐以敛汗，方中生地、山药、山茱萸补肾滋阴；钩藤、黄连、丹皮泻火；补骨脂、五味子取四神丸之意，恐吴茱萸、肉豆蔻之辛助热故去；以白术、茯苓、扁豆温肾健脾；煅龙牡、浮小麦、麻黄根敛汗，甘草调和诸药。

二诊时阴虚内热，热扰心神凸显，兼有阳虚血行不畅，故加肉桂、丹参活血温经通络，宁心安神。如此助患者安稳渡过围绝经期。

【小结】

绝经期肾气渐衰为自然规律不可逆转，补肾为固本之法，但调理心肝至关重要。张晋峰以调整肾阴阳为大法，或滋肾平肝，或清热化痰，或交通心肾，温肾助阳，然必宁心安神为治。临证常使用郁金、石菖蒲、远志、百合交通心肾、宁心安神，体现了水火既济，贯穿始终的学术思想。

张晋峰强调先天之精靠后天脾胃濡养，围绝经期肾气渐虚，故健脾养胃在本病的治疗和预防中有着举足轻重的作用。临证既要辨证施治，且须顾护脾胃，充实脾胃之气，如此，不仅可以缓解绝经前后诸证，巩固疗效，且符合前人"天癸既绝，治在太阴"的思想；另外绝经综合征的产生除生物学基础外，心理因素的影响十分明显，故临证更要注重心理疏导，提高患者的心理承受能力，使之平稳过渡。

第五章
妊娠病

第一节　先兆流产

先兆流产指妊娠28周前，出现少量的阴道流血，伴阵发性下腹痛或腰痛，妇科检查宫颈口未开，胎膜未破，无妊娠物排出，子宫大小与孕周相符。经休息及治疗后症状消失，可继续妊娠；如症状加重，可能发展为难免流产。

一、西医概述

1.先兆流产的原因

（1）遗传因素：胚胎或胎儿染色体异常是早期流产最常见的原因，约占50%~60%，包括染色体数目和结构异常，前者以三体最多见，后者引起流产并不常见。

（2）母体因素：①全身性疾病：严重感染、严重贫血、慢性肝肾疾病、高血压等；②生殖器异常：子宫畸形、子宫肌瘤、子宫腺肌病、宫腔粘连、宫颈机能不全等；③内分泌异常：黄体功能不全、高泌乳素血症、多囊卵巢综合征、甲状腺功能减退、糖尿病血糖控制不良等；④免疫功能异常：自身免疫功能异常（如抗磷脂综合征、系统性红斑狼疮）；同种免疫功能异常（主要与母胎的免疫耐受相关）；⑤感染：如生殖道支原体、衣原体感染，TORCH感染等；⑥强烈应激与不良习惯等。

（3）父亲因素：精子染色体异常，精子畸形率高等。

（4）环境因素：放射物质、化学物质等影响。

2.先兆流产的诊断标准

（1）停经史。

（2）尿或血人绒毛膜促性腺激素（HCG）阳性。

（3）阴道少量出血，伴或不伴下腹疼痛或腰酸。

（4）妇科检查：子宫颈口未开，胎膜未破，子宫大小与停经周数相一致。

（5）妇科彩超：宫内早孕，子宫大小、卵黄囊、胚芽等各项指标与停经周数相符。

（6）血人绒毛膜促性腺激素水平与孕周基本相符。

二、辨证分型

本病归属于中医学"胎漏""胎动不安"范畴，张晋峰治疗本病以补肾固冲为治疗大法，并依据不同证型分别采用固肾、益气、养血、清热、化瘀等治法。若经治疗，阴道出血迅速控制，腰酸腹痛症状好转，多能继续妊娠。若发展为胎殒难留应下胎益母。

1.肾虚证

妊娠期腰膝酸软，腹痛下坠，或伴有阴道少量流血，色淡暗，或曾屡孕屡堕；或伴头晕耳鸣，小便频数，夜尿多；舌淡，苔白，脉沉细滑，尺弱。治以固肾安胎，佐以益气为法，方选寿胎丸加减。

2.气血两虚证

妊娠期阴道少量下血，色淡红，质稀薄，腰酸，小腹空坠而痛；或神疲肢倦，面色㿠白，心悸气短；舌质淡，苔薄白，脉细滑无力。治以益气养血，固冲安胎，方选泰山磐石散加减。

3.虚热证

妊娠期腰酸、小腹灼痛，或伴有阴道少量流血，色鲜红，质稠；或伴五心烦热，咽干少津，便结溺黄；舌红少苔，脉细数。治以滋阴清热，养血安胎，方选保阴煎加减。

三、病案实录

🪷 **病案一：胎动不安（肾虚证）**

李某，女，30岁。2019年9月6日初诊。

【**主诉**】停经45天，下腹隐痛4天。

【**现病史**】患者平素月经周期31~35天，经期5~8天，经量中。末次月经2019年7月24日，经量、经色同前。4日前自觉下腹隐痛不适伴腰酸，无阴道出血，就诊于外院，查尿早孕试验，结果为阳性。查血HCG：8992mIU/ml，孕酮：15.17ng/ml。B超检查：宫内早孕（宫腔中下段可见孕囊）。予口服药物治疗（具体不详），效果不明显。现患者停经45天，下腹隐痛，偶腰困，无阴道出血，伴恶心，无头晕乏力，纳谷不香，眠差，二便调。舌质暗，苔薄黄，脉细滑。

【**妇科检查**】因保胎，为避免刺激，未行妇科检查。

【**辅助检查**】①尿早孕试验：阳性。

②实验室检查：血HCG 8992mIU/ml，孕酮 15.17ng/ml。

③妇科彩超：宫内早孕（宫腔中下段可见孕囊）。

【**中医诊断**】胎动不安（肾虚证）。

【**西医诊断**】先兆流产。

【**辨证分析**】肾为冲任之本，肾虚则冲任乏源，胎无所养，故下腹隐痛。"胞络系于肾"，肾虚则胞无所系，故腰酸。结合舌脉，证属肾虚，治以补肾固冲，养血安胎，方以寿胎丸化裁。

【**处方**】桑寄生15g、炒菟丝子15g、续断15g、覆盆子15g、黄芪15g、杜仲15g、太子参15g、生白术12g、当归9g、白芍15g、生地黄15g、阿胶6g、炒黄芩12g、酸枣仁15g、砂仁6g、墨旱莲15g、百合15g、炙甘草3g，7剂，水煎服。

【**西医治疗**】①黄体酮胶囊：100mg，2次/日，口服。

②黄体酮注射液：20mg，肌内注射，1次/日。

③注射用绒促性素：2000iu，肌内注射，1次/日。

二诊：2019年9月13日。下腹隐痛较前减轻，无腰困，睡眠较前好转，仍有恶心，舌淡暗，苔薄白，脉细滑。血HCG：46918mIU/ml，孕酮：21.35ng/ml。

【辨证分析】诸症明显好转，仍有恶心，纳呆，舌淡暗，苔薄白，脉细滑，辨证仍为肾虚证，治疗当补肾固胎，益气养血安胎。继用上方，加木香、焦神曲健脾行气，消食开胃。

【处方】上方加木香6g、焦神曲9g，7剂，水煎服。

【西医治疗】①黄体酮胶囊：100mg，2次/日，口服。

②黄体酮注射液：20mg，肌内注射，1次/日。

③注射用绒促性素：2000iu，肌内注射，1次/日。

三诊：2019年9月20日。无腹痛、腰困、恶心呕吐等不适，眠可，舌淡暗，苔薄白，脉滑。血HCG 133012mIU/ml，孕酮28.95ng/ml。

【辨证分析】患者诸症皆缓解，舌淡暗，苔薄白，脉滑，仍为肾虚证，效不更方，继以补肾固胎，益气养血安胎为法。

【处方】上方，7剂，水煎服。

【西医治疗】①黄体酮胶囊：100mg，2次/日，口服。

②黄体酮注射液：20mg，肌内注射，1次/日。

③注射用绒促性素：2000iu，肌内注射，1次/日。

后随访至妊娠10周，彩超示宫内妊娠，可见胎心搏动。

病案二：胎动不安（气血两虚证）

王某，女，37岁。2019年7月2日初诊。

【主诉】冻胚移植术后30天，下腹坠痛2天。

【现病史】2019年6月2日因"不孕症"在"山西省妇幼保健院"行体外受精-胚胎移植，移植2枚冻胚，移植后口服戊酸雌二醇/雌二醇地屈孕酮片白片1mg，2次/日；千金保孕丸，12丸，3次/日；黄体酮凝胶阴道上药以维持黄体功能，另予口服阿司匹林肠溶片100mg，1次/日，以抗血小板聚集；皮下注射低分子肝素钠4000iu，1次/日，以抗凝。患者6月16日查血HCG 4000mIU/ml，6月30日阴道少量出血，伴下腹坠痛感，山西省妇幼保健院行B超检查示宫内早孕，孕囊大小约18mm×18mm，停黄体酮凝胶和阿司匹林肠溶片，继予皮下注射低分子肝素钙4100iu，1次/日。7月1日静滴阿托西班1次，剂量为0.9ml；肌注黄体酮40mg，1次/日，当天阴道出血停止，下腹坠痛感至今未缓解。现患者冻胚移植术后30天，无阴道出血，感下腹坠痛，无恶心呕吐，纳可，眠差，小便调，大便干，舌暗，苔薄白，脉细滑。

【妇科检查】因保胎，为避免刺激，未行妇科检查。

【辅助检查】①血HCG：14000mIU/ml。

②妇科彩超：宫内早孕（孕囊大小约18mm×18mm）。

【中医诊断】胎动不安（气血两虚证）。

【西医诊断】先兆流产。

【辨证分析】患者素体虚弱，加之行辅助生殖技术，大量促排卵药物强烈刺激致肾精耗损，精血同源，精血亏虚日久渐致气亦不足。气虚无以载胎，血虚无以养胎终致胎动不安。结合舌脉，证属气血亏虚。治以益气养血，补肾安胎，方以泰山磐石散化裁。

【处方】太子参15g、生白术12g、白芍15g、生地黄15g、桑寄生15g、续断15g、杜仲15g、炒菟丝子15g、覆盆子15g、炒黄芩12g、炒酸枣仁15g、炙甘草3g、砂仁6g、黄芪9g、苎麻根30g、仙鹤草15g、旱莲草15g、百合15g、肉苁蓉9g，7剂，水煎服。

【西医治疗】①地屈孕酮片：10mg，3次/日，口服。

②黄体酮注射液：20mg，1次/日，肌内注射。

③注射用绒促性素：2000iu，1次/日，肌内注射。

④低分子肝素钙注射液：4100iu，皮下注射，1次/日。

⑤阿司匹林肠溶片：75mg，口服，1次/日。

【中成药】滋肾育胎丸：5g，3次/日，口服。

二诊：2019年7月9日。下腹坠痛感较前减轻，7月7日再次阴道少量出血，色淡红，睡眠较前缓解，大便调，舌淡暗，苔薄白，脉细滑。查血HCG 44012mIU/ml，雌激素715pg/ml，孕酮30.95ng/ml。

【辨证分析】经治下腹坠痛减轻，仍有少量阴道出血，色淡红，结合舌脉，仍辨为气血两虚证，治以益气养血，固冲止血，补肾安胎，同时佐以收涩止血、化瘀止血、养血止血药。

【处方】上方加三七3g、白及3g、阿胶6g，7剂，水冲服。

【西医治疗】①地屈孕酮片：10mg，3次/日，口服。

②黄体酮注射液：20mg，1次/日，肌内注射。

③注射用绒促性素：2000iu，1次/日，肌内注射。

④低分子肝素钙注射液：4100iu，皮下注射，1次/日。

⑤阿司匹林肠溶片：75mg，口服，1次/日。

三诊：2019年7月16日。移植后45天，无腹痛、阴道出血等不适，纳好，眠可，舌淡红，苔薄白，脉细滑。查血HCG 83312mIU/L，雌激素 875pg/ml，孕酮32.45ng/ml。

【辨证分析】经治诸症皆消失，结合舌脉，仍为气血两虚之证，治以益气养血，补肾安胎。因阴道出血已止，故去止血之品。

【处方】上方去三七、白及、阿胶，7剂，水煎服。

【西医治疗】①地屈孕酮片：10mg，3次/日，口服。

②黄体酮注射液：20mg，1次/日，肌内注射。

③注射用绒促性素：2000iu，1次/日，肌内注射。

④低分子肝素钙注射液：4100iu，皮下注射，1次/日。

⑤阿司匹林肠溶片：75mg，口服，1次/日。

后随访至妊娠11周，胎儿发育与孕周相符。

病案三：胎动不安（虚热证）

蔡某，女，29岁。2019年1月16日初诊。

【主诉】停经17周，阴道出血伴下腹隐痛1周。

【现病史】平素月经规律。末次月经：2018年9月17日。现停经17周，规律产检提示胎儿正常。1周前生气后出现阴道出血，量少，色鲜红，小腹隐痛，无腰酸困，纳可，心烦，不易入睡，手足心热，二便调。舌质红，苔薄白，脉细滑数。

【妇科检查】因保胎，为避免刺激，未行妇科检查。

【辅助检查】妇科彩超：宫内孕17周，单活胎。

【中医诊断】胎动不安（虚热证）。

【西医诊断】先兆流产。

【辨证分析】患者情志不畅，致肝气郁结，不通则痛，同时，随着胎体渐长，影响气机之升降，故见下腹隐痛；任主胞胎，气不行则血不畅，气郁化内热，热迫血妄行，故见阴道出血；肝郁化火，上扰心神，故见心烦、不易入睡；正处妊娠期，阴血聚于冲任以养胎，致使孕妇机体处于阴血偏虚、阳气偏亢的生理状态，故见手足心热。结合舌脉，证属虚热证，治以滋阴清热，养血安胎，方以保阴煎化裁。

【处方】生地黄12g、熟地黄15g、黄芩12g、黄柏6g、白芍15g、山药15g、续断15g、菟丝子15g、桑寄生15g、甘草3g、苎麻根20g、女贞子15g、旱莲草15g、酸枣仁15g、百合15g，7剂，水煎服。

【西医治疗】黄体酮胶囊：100mg，2次/日，口服。

二诊：2019年1月23日。无腹痛及阴道出血，心烦、手足心热较前减轻，睡眠较前好转，舌质红，苔薄白，脉细滑数。

【辨证分析】经治腹痛及阴道出血均消失，余症明显改善，舌质红，苔薄白，脉细滑数，证未变，继滋阴清热，养血安胎，去止血药物苎麻根、女贞子、旱莲草。

【处方】生地黄12g、熟地黄15g、黄芩12g、黄柏6g、白芍15g、山药15g、续断15g、菟丝子15g、桑寄生15g、甘草3g、酸枣仁15g、百合15g，7剂，水煎服。

【西医治疗】黄体酮胶囊：100mg，2次/日，口服。

三诊：2019年1月31日。无腹痛、阴道出血等不适，手足心热明显好转，眠可，舌淡红，苔薄白，脉细滑。

【辨证分析】患者睡眠正常，仍稍感手足心热，舌淡红，苔薄白，脉细滑，辨为虚热证，治以滋阴清热，养血安胎。睡眠已转佳，上方去酸枣仁、百合，继续巩固治疗。

【处方】上方去酸枣仁、百合，7剂，水煎服。

【西医治疗】黄体酮胶囊：100mg，2次/日，口服。

后随访至妊娠20⁺周，胎儿发育正常。

四、诊疗品析

【病案一品析】

《女科经纶》提出"女之肾脉系于胎，是母之真气，子之所赖也"。肾主封藏、司开阖，作用于胞宫，肾气盛衰与孕后胎元固与不固密切相关。本例患者缘于素体肾气不足，肾虚则无以系胞，致胎动不安。"后天之本在脾，脾为中宫之土，土为万物之母。"脾又主统摄，脾肾之气对于胞宫具有提系作用。张晋峰依据中医辨证治疗原则，遵肾虚型先兆流应以补肾固冲为主要治法，兼顾健脾以养后天之本，选用张锡纯《医学衷中参西录》寿胎丸化裁。寿胎丸主要由菟丝子、桑寄生、川续断、阿胶四味中药配伍而成，其中，菟丝子滋补肝肾，固精安胎；桑寄生、续断固肾系胎；阿胶滋阴补肾，养血止血。全方共奏补肾益精、固冲止血安胎之效。现代药理学表明，寿胎丸能够抑制子宫平滑肌收缩，发挥防治流产的作用。张晋峰在该方基础上加杜仲、墨旱莲、覆盆子补肾固冲养胎；太子参、白术、黄芪、砂仁健脾补气安胎；当归、白芍、生地黄养血安胎；酸枣仁、百合宁心安神以助养胎；甘草、白芍酸甘缓急止痛。全方配伍严谨，不温不寒，补而不滞，诸药合用可发挥保胎、安胎、固胎、养胎的四大功效。患者二诊时诸症明显好转，出现胃纳呆滞之象，故加木香、焦神曲健脾行气，消食开胃。三诊患者已无不适，故嘱守方巩固1周后停药，忌劳累，慎起居，调饮食，畅情志即可。

【病案二品析】

《女科证治》指出："妇人有孕，全赖血以养之，气以护之。"接受辅助生殖技术者常因婚久不孕、治疗费用高昂等因素，导致妊娠期望值较高，故而出现忧思伤脾，脾失健运则气血生化无源致气血两虚。胎赖气以载，赖血以养，气血虚弱则胎失所养，不荣则痛，故见小腹坠痛；气血亏虚则胎元不固，故见阴道出血。

张晋峰认为治疗此类先兆流产，首先应要求患者卧床休息，禁止性生活，结合相关检查，针对病因治疗。方选《景岳全书》中的泰山磐石散化裁，方中重用白术益气健脾安胎为君药；太子参、黄芪助白术益气健脾以固胎元，当归、熟地、芍药、川芎养血和血以养胎元，共为臣药。君臣相伍，双补气血以安胎元。佐以续断补肾安胎；黄芩清热安胎；砂仁理气安胎，且醒脾气，以防诸益气补血药滋腻碍胃。炙甘草益气和中，调和诸药，为佐使药。诸药相伍，气血两补，则气血旺盛，冲任安固，胎元得保。用于妊娠气血两虚之胎动不安，犹稳如泰山，坚如磐石，故名泰山磐石散。本案因阴道出血故去当归、川芎以防活血动气加重胎元不稳。孕后胚胎赖肾阴滋润、肾阳温煦，才能正常发育，故加桑寄生、杜仲、炒菟丝子、覆盆子以加强补肾固胎之效，加炒酸枣仁、百合以宁心安神，加苎麻根、仙鹤草、旱莲草以固胎止血，肉苁蓉可加强补肾润肠之效。该方配合黄体支持治疗常可获满意疗效。治疗该病，张晋峰重视大便的调整，强调孕妇大便不可秘结，亦不可稀溏。三七、白及、阿胶免煎冲服，效宏力专，有较好的收敛止血功效。

【病案三品析】

本案患者虚热之象较典型。张晋峰治疗虚热型先兆流产以清热养血，固肾安胎为法，善用保阴煎加减。保阴煎源于《景岳全书》，"妊娠血热而漏者，保阴煎……怒动肝火漏血者，保阴煎"。方中生地黄甘寒以养阴清热，熟地黄甘温以滋阴补血，共充盈冲任，养血安胎；山药脾肾双补，益气健脾以助后天之本，气血生化之源，补肾涩精以助先天之本，填精安胎之功；肝体阴用阳，肝藏血，白芍敛阴柔肝以养血安胎；续断补肾固冲安胎；黄芩清热凉血，止血安胎；少加黄柏除虚热，生甘草调和诸药；另加菟丝子、桑寄生以加强补肾固冲安胎之效；苎麻根助黄芩凉血、止血、安胎；女贞子、旱莲草滋阴清热以养血安胎；酸枣仁在宁心养肝的基础上又兼养血安神之功效，配合百合清心安神，共除虚火之扰以宁心安神。根据患者二诊、三诊病情变化随症加减，体现了中医辨证论治的特点。

【小结】

张晋峰认为现代中医必须与现代医学科学潮流同步，具备中西医两者的优势。辨病与辨证相结合是治疗妇科病必用的方法，将两者有机的结合起来，可提高诊断及治疗的准确性。在诊治妊娠病时，通过采集病史、了解症状，结合理化检查、妇科彩超，确定为某种妊娠病（胎漏、胎动不安、妊娠恶阻、胎萎不长等）；再根据病史、症状、体征局部表现进行辨证。这种方法应始终贯穿于先兆流产诊治的过程中。在临床应用时，要注意正确地处理好病证的主次关系。一是舍证从病，见于无证可辨时，必须从病。如胎萎不长，临床中很多患者并不表现出任何症状，只是在影像检查中被发现，因此，多从病论治。二是舍病从证，例如临床上常见的胎漏、胎动不安，实验室检查未见明显异常，根据其病因病机，应从证医治。另外，还应注意妊娠病以胎元的正常与否为前提，分清治病与安胎的主次，严格掌握用药剂量及时间，做到"有故无殒，亦无殒也""衰其大半而止"，以免动胎、伤胎。同时，张晋峰认为胎漏、胎动不安者常有焦虑、急躁等不良情绪，影响安胎效果，加之屡孕屡堕加重恐惧心理，临床辨证论治基础上加用宁心安神之酸枣仁、百合等药物在保胎治疗中非常重要。

第二节 复发性流产

复发性流产（recurrent spontaneous abortion，RSA）是指与同一性伴侣连续发生3次及3次以上的自然流产（spontaneous abortion，SA）。

一、西医概述

复发性流产的病因

（1）母体免疫学因素：自身免疫性疾病，主要包括抗磷脂综合征、系统性红斑狼疮、未分化结缔组织病、干燥综合征、类风湿关节炎等。

（2）易栓因素：包括遗传性和获得性易栓症。

（3）生殖道解剖结构异常：包括先天性解剖异常（纵隔子宫、弓形子宫、单角子宫、残角子宫、双角子宫、双子宫、子宫发育不良和先天性子宫颈机能不全等），获得性生殖道解剖异常（Asherman 综合征、子宫颈机能不全、子宫肌瘤）。

（4）内分泌异常：包括多囊卵巢综合征（PCOS）、黄体功能不全、高泌乳素血症（HPRL）、甲状腺功能异常等。

（5）亲代的染色体异常：在SA病因的构成比中仅占少部分。

结合病史，女方进行性激素、甲状腺功能、抗磷脂综合征、血小板聚集率、同型半胱氨酸、血凝检查、优生优育检查、自身抗体、叶酸代谢、25羟-维生素D，T细胞亚群分析、生殖道标本培养，支原体、衣原体培养，宫腔镜检查，男方精液分析，双方染色体等检查可明确病因。

二、辨证分型

复发性流产归属于中医学"滑胎""数堕胎""屡孕屡堕"等范畴。张晋峰认为本病为肾虚血瘀所致。症见屡孕屡堕，妊娠期腰膝酸软，腹痛下坠，或伴有阴道少量流血，色淡暗；或伴头晕耳鸣，小便频数，夜尿多；舌淡，苔白，脉沉滑尺弱。以滋阴补肾为治疗大法，同时活血祛瘀，注重调畅情志。采用"清、种、安"三法阶梯式治疗:"清",即清理胞宫,祛瘀复旧,预培其损;"种",即种子,滋阴补阳,顺势而为;"安",即安胎,补肾安胎,稳固胎元。

1.清理胞宫,预培其损

《灵枢》有云"有所堕坠,恶血留内",反复流产者数堕胎损伤冲任、胞宫,瘀血内阻,血不归经,新血难生,唯有活血祛瘀生新方可使胞宫、冲任通畅,胎有所养。张晋峰在治疗第一阶段秉承"有故无殒,亦无殒也"的治疗理念巧用益母生化汤活血化瘀,清理胞宫,促进子宫复旧。

滑胎防重于治,故第一阶段清理胞宫时要进行反复流产的病因筛查,以便对症下药,避免再次诱发流产,去除潜在病因后方可进入"种子"阶段。

2.滋阴补阳,调经种子

顺应月经周期中肾之阴阳周期性消长变化的规律,滋阴补阳,调经种子。经后期胞宫空虚,子宫藏而不泻之时,予补肾养血,促进阴精增长,方选助孕1号方补肾填精,促进卵泡发育。经间期重阴转阳,予补肾活血之法,常予桂枝茯苓丸加皂角刺、桔梗促卵泡排出。经前期阳气渐长,胞脉气血满盈,宜于摄精成孕,治疗以补肾助孕为主,方选坐胎方、助孕2号方。

3.补肾安胎,稳固胎元

孕后保胎对复发性流产的治疗尤为重要,应尽早开始,以滋肾养血、固冲安胎为法,方选寿胎丸合泰山磐石散。

三、病案实录

❀病案:复发性流产(肾虚血瘀证)

田某,女,29岁。2018年3月14日初诊。

【主诉】连续自然流产3次,间断下腹痛半年余。

【现病史】患者连续3次于妊娠60余天胚胎停止发育。末次流产日期:2017年12月。既往月经规律,周期28～32天,经期5～7天,量中,有血块,稍有痛经。末次月经:2018年3月4日。现症:间断下腹疼痛,腰困,胸闷不舒,余未见明显不适。面色暗,眼眶黧黑。舌暗红有瘀点,苔薄白,脉细涩。

【辅助检查】①自身抗体检测:抗精子抗体、抗子宫内膜抗体阳性。

②性激素、优生优育五项、支原体、衣原体检查均未见明显异常。

③妇科彩超：未见明显异常。

④甲状腺功能：未见明显异常。

⑤男方精液常规：未见明显异常。

【中医诊断】滑胎；妇人腹痛（肾虚血瘀证）。

【西医诊断】复发性流产。

【辨证分析】肾虚胎失所系，故堕胎；屡孕屡堕重伤肾，手术损伤胞宫、冲任，故见腰困、下腹痛；屡孕屡堕，情志抑郁，气机不畅，故见胸闷不舒。面色暗、眼眶黧黑、舌暗红有瘀点为瘀血阻滞之候。宜补肾活血，分阶段治疗，首先清理胞宫，祛瘀复旧，方选益母生化汤加味。

【处方】阿胶6g、益母草15g、生蒲黄10g、马齿苋15g、当归12g、五灵脂10g、桃仁12g、川芎6g、炮姜炭6g、丹参15g、鸡血藤15g、巴戟天15g、酸枣仁30g、炙甘草3g，10剂，水煎服。

【西医治疗】阿司匹林肠溶片：75mg，1次/日，口服。

二诊：2018年4月8日。末次月经：2018年4月3日，血块较前减少，无痛经，眼眶暗，面色转淡红，腹痛好转，舌暗，苔薄白，脉细涩。

【辨证分析】诸症明显好转，舌淡暗，苔薄白，脉细涩，仍为肾虚血瘀之证，治当补肾活血调经，并加温肾暖宫之品。

【处方】上方加紫石英15g，10剂，水煎服。

【西医治疗】阿司匹林肠溶片：75mg，1次/日，口服。

三诊：2018年4月20日。无腹痛，眼眶暗好转，面色淡红，腰困减轻，舌淡暗，苔黄腻，脉弦。

【辨证分析】患者舌淡暗，苔黄腻，脉弦细，结合抗精子抗体及子宫内膜抗体阳性，辨为肾虚血瘀兼湿热，治当补肾活血，清热利湿，方选抑亢助孕汤加味。

【处方】续断15g、牛膝15g、丹参15g、赤芍12g、丹皮12g、茯苓15g、泽泻9g、山药15g、山萸萸12g、熟地12g、黄芪15g、白术12g、防风12g、苎麻根30g、半枝莲15g、菟蔚子15g，15剂，水煎服。

【西医治疗】阿司匹林肠溶片：75mg，1次/日，口服。

【中成药】金凤丸：10丸，2次/日，口服。

四诊：2018年5月11日。末次月经：2018年5月4日。现月经周期第8天，无腹痛、腰困，情绪较前好转，面色红润，舌淡暗，苔黄腻，脉弦细。

【辨证分析】诸证缓解，结合舌脉仍为肾虚血瘀兼湿热证，治疗当继以补肾活血，清热利湿，故守方续服。

【处方】上方，15剂，水煎服。

【西医治疗】阿司匹林肠溶片：75mg，1次/日，口服。

五诊：2018年6月5日。末次月经：2018年6月2日，无血块，无痛经。舌淡，苔薄白，脉细滑。复查自身抗体示抗精子抗体、抗子宫内膜抗体均转阴。

【辨证分析】正值经期，胞宫经血溢泻，当顺机体阴长之势，治以补肾养阴，调经助孕。方以助孕1号方加减。

【处方】山茱萸12g、当归12g、白芍15g、熟地15g、山药15g、白术12g、菟丝子15g、覆盆子15g、香附9g、鹿角霜9g，10剂，水煎服。

【西医治疗】阿司匹林肠溶片：75mg，1次/日，口服。

六诊：2018年6月20日。阴超示右侧卵巢卵泡排出。舌淡，苔薄白，脉细。

【辨证分析】正值黄体期，机体阳气渐盛，阴充阳盛之时，治当补肾助阳，益气养血，调经种子。方选坐胎方加减。

【处方】黄芪12g、香附9g、党参12g、当归12g、白术15g、紫河车6g、仙茅12g、淫羊藿15g、鹿角霜15g、枸杞子15g、巴戟天15g、鸡血藤15g、丹参15g、甘草3g，10剂，水煎服。

【西医治疗】阿司匹林肠溶片：75mg，1次/日，口服。

七诊：2018年7月15日。自测尿早孕阳性，遂查血HCG和妇科彩超确认宫内早孕。无下腹痛，阴道出血等不适。舌淡，苔薄白，脉细。

【辨证分析】综合反复流产病史，结合舌脉，辨为肾虚证，治当补肾健脾，固冲安胎。方以寿胎丸合泰山磐石散加减。

【处方】菟丝子15g、炒杜仲15g、川断15g、桑寄生15g、鹿角霜9g、太子参15g、黄芪30g、炒白术12g、白芍15g、当归6g、苎麻根30g、仙鹤草30g、丹参3g、酸枣仁15g、炙甘草3g，10剂，水煎服。

【西医治疗】阿司匹林肠溶片：75mg，1次/日，口服。

【中成药】养血安胎颗粒：15g，3次/日，口服。

后随访至妊娠3⁺月，产检提示胎儿正常。

四、诊疗品析

【病案品析】

多次流产损伤肾气，伤及血络，恶血留内新血不生，以致再次妊娠时气血不足以下灌胞宫养胎，故致"滑胎"。瘀血既为病理产物，又为致病因素，瘀血不去，新血难生，故祛瘀通络，调畅冲任，令气血通降和顺，胎元方安。

本病以肾虚为本，血瘀为标。张晋峰予"清、种、安"三法阶梯式治疗。本案例源于屡孕屡堕，病程日久，瘀血阻于胞宫未得及时清除，故初诊先予益母生化汤加味清理胞宫，促进子宫复旧；二诊症状缓解，继投前方加紫石英巩固治疗；三诊胞宫得清，诸症好转，辅助检查提示抗精子抗体和抗子宫内膜抗体阳性，此时应结合微观辨证解决免疫因素问题，遂予抑亢助孕汤加味。方中黄芪、白术、防风三足鼎立，益气扶正，提高免疫力，肾主骨生髓，骨髓为免疫系统中枢器官，有赖于肾阴滋养，故用六味地黄汤滋阴补肾，调节"肾-天癸-冲任-胞宫"轴，整体改善免疫、内分泌功能；四诊患者诸症向愈，继续守方治疗，直至抗体转阴，此时预培其损阶段结束，开始"种子"阶段；五诊、六诊依据肾中阴阳消长规律随症加减，补肾调经，促进卵泡发育成熟、排出，排卵后投以补肾温阳类中药维持黄体功能、促进胚胎着床；七诊确定宫内妊娠后随即投以补肾安胎之品，稳固胎元，直至超过既往流产月份。张晋峰整个治疗阶段将现代医学检查巧妙运用于辨证中，临床施治时分期论治，环环相扣，灵活变通，最终患者成功得子。

第三节　复发性流产血栓前状态

一、西医概述

复发性流产（Recurrent spontaneous abortion，RSA）是妇女常见的妊娠期并发症之一，临床中大多表现为3次或3次以上自然流产，甚或每次在妊娠相同时间范围出现流产症状或者胎停育现象，多次妊娠失败给患者身心健康带来了极大的损害。

血栓前状态（Prethrombotic state，PTS）是遗传性或获得性抗凝因子或纤溶活性缺陷而致血液呈高凝状态的一类疾病。血液高凝状态使子宫胎盘位置血流状态发生改变，致使形成局部微血栓、绒毛梗死及蜕膜血管纤维素样坏死，造成胎儿宫内缺血、缺氧而发育迟缓，胎儿窘迫、胎盘早剥，甚或死胎等严重并发症。近年来不断有国内外学者报道血栓前状态与RSA存在一定的相关性，表明RSA-PTS妊娠患者确实比正常孕妇流产率高。西医以抗凝药物治疗为主，但抗凝药物的长期使用可能会出现耐药或过敏反应、皮肤坏死、血小板减少、超敏反应，以及骨质疏松等副反应，给患者身心带来了一定伤害。

二、辨证分型

根据临床症状及体征，本病归属于中医学"不孕""滑胎"等范畴，辨证属肾虚血瘀。症见：屡孕屡堕，孕后腰膝酸软，小腹隐痛或刺痛；阴道少量出血，色褐或淡暗；或伴头晕耳鸣，小便清长或夜尿多；舌暗淡，苔薄白，有瘀斑、瘀点，脉细涩，尺弱。张晋峰以补肾活血为法治疗本病。主张"清、种、安"三法阶梯式治疗。"清"即养血活血，祛瘀生新，清理胞宫，助子宫修复，予益母生化汤养血活血、温经祛瘀，是以祛邪而不伤正。"种"更重视"调经"，认为血旺则经调，经调则自孕。结合中药周期理论，遵循月经周期中阴阳消长规律，以自拟助孕方系列调补肾阴、肾阳。经期以活血为主，因势利导，常用膈下逐瘀汤；寒凝血瘀者，用少腹逐瘀汤加补肾药物；经后期，应用助孕1号方补肾养精，助卵泡发育；经间期，用桂枝茯苓汤加减助排卵，同时指导同房；经前期，用助孕2号方或坐胎方补肾阳为主，补充黄体功能，改善子宫内膜容受性，提高着床率。"安"即补肾健脾安胎为主，方以泰山磐石散合寿胎丸加活血药。

三、病案实录

❀ **病案：复发性流产血栓前状态（肾虚血瘀证）**

张某，女，30岁。2019年10月12日初诊。

【主诉】胎停育3次，月经量少1年。

【现病史】患者胎停育3次，均为妊娠60~75天左右；生化妊娠1次。2018年7月因胎停育行清宫术，术后出现月经量逐渐减少。平素月经规律，周期28~32天，经期3~4天，经量少，色深，伴有血块，腰困，小腹胀痛。末次月经：2019年10月11日，量、色、质同前，小腹疼痛难忍，腰困，纳食一般，睡眠浅，多梦，二便尚可。舌暗，苔薄黄，脉细涩。

【辅助检查】①抗磷脂综合征检查：狼疮抗凝物1.5。

②性激素检查：未见异常。

③血常规、凝血检查、自身抗体检查、同型半胱氨酸检查、淋巴细胞亚群检查、肝肾功能、甲状腺功能、男方精液常规：均未见明显异常。

【中医诊断】滑胎（肾虚血瘀证）。

【西医诊断】复发性流产血栓前状态。

【辨证分析】患者屡孕屡堕，又兼金刃所伤，肾气渐衰，肾精不足，故见腰困；肾气难以化生充盈天癸，故见经量减少；损及冲任、胞宫，使其气血亏虚，气不行则血不畅，且久病必瘀，瘀阻加重气滞，不通则痛，故见腹痛、经血中夹有血块；忧愁恐惧俱伤心，心藏神，心血虚则眠浅多梦。结合病史、舌脉及辅助检查，证属肾虚血瘀，治当补肾养血，活血祛瘀，方选益母生化汤加减。

【处方】阿胶6g、益母草15g、生蒲黄10g、马齿苋15g、当归12g、五灵脂10g、桃仁12g、川芎6g、炮姜炭6g、肉桂3g、怀牛膝15g、续断15g、桑寄生15g、甘草6g，7剂，水煎服。

【西医治疗】阿司匹林肠溶片：100mg，1次/日，口服。

二诊：2019年10月20日。末次月经：2019年10月10日，经量稍有增加，色深，血块多，腰困，小腹胀痛好转，纳可，眠浅，二便调。舌质暗，苔薄黄，脉细涩。B超示子宫及双侧附件未见明显器质性改变。

【辨证分析】值月经后，胞宫经血溢泻之后，机体处于阴精渐长的阶段，治疗当补肾养精，调经种子，方用助孕1号方加味。

【处方】熟地15g、当归12g、白芍15g、山茱萸12g、山药15g、白术15g、鹿角霜9g、菟丝子15g、覆盆子15g、石斛6g、麦冬12g、香附9g、酸枣仁30g、百合15g、柴胡6g、丹参6g，10剂，水煎服。

【西医治疗】阿司匹林肠溶片：100mg，1次/日，口服。

三诊：2019年11月3日。睡眠较前明显改善。舌质淡暗，苔薄黄，脉细涩。

【辨证分析】机体正值经前重阳阶段，治当补肾养阳，调经种子，方用坐胎方。

【处方】黄芪15g、香附12g、党参15g、当归12g、白术15g、紫河车6g、仙茅9g、淫羊藿12g、鹿角霜9g、枸杞子15g、巴戟天15g、丹参15g、鸡血藤15g、甘草3g，7剂，水煎服。

【西医治疗】阿司匹林肠溶片：100mg，1次/日，口服。

四诊：2019年11月11日。末次月经：2019年11月10日。现周期第2天，经量中，色红，腰困，小腹胀痛较前轻，舌质淡暗，苔薄黄，脉细微涩。

【辨证分析】正值经期，舌质淡暗，脉细微涩，仍为肾虚血瘀之证，当因势利导，活血通经为主，兼补肾。方用少腹逐瘀汤加减。

【处方】小茴香6g、川芎10g、炮姜6g、延胡索12g、五灵脂9g、赤芍12g、蒲黄9g、肉桂3g、当归12g、丹皮6g、益母草15g、怀牛膝15g、续断15g、桑寄生15g，7剂，水煎服。

【西医治疗】阿司匹林肠溶片：100mg，1次/日，口服。

后遵循调周法治疗2个月经周期（诊次此处略去）。

五诊：2019年12月27日。末次月经：2019年12月9日，经量中，色红，血块少，无腰困，小腹稍有胀痛。舌质淡红，苔薄黄，脉细。复查抗磷脂综合征检查：狼疮抗凝物1.04。卵泡监测示左侧卵巢已排卵。

【辨证分析】正值氤氲之期，重阴转阳之时，阳气渐升，治当补肾填精种子，方以坐胎方。

【处方】黄芪15g、香附12g、党参15g、当归12g、白术12g、紫河车6g、仙茅9g、淫羊藿12g、鹿角霜9g、枸杞子15g、巴戟天15g、丹参10g、鸡血藤10g、甘草3g，7剂，水煎服。

【西医治疗】阿司匹林肠溶片：100mg，1次/日，口服。

六诊：2020年1月25日。停经47天，无下腹痛及阴道出血，纳可，眠一般，二便调。舌质淡，苔薄黄，脉细。测尿早孕，试验结果呈阳性，HCG 12845mIU/ml，E_2 1974pg/ml，P 25.14ng/ml。B超：宫内早孕（宫腔内可见16.0mm×12.0mm的孕囊光环）。

【辨证分析】孕后胎气尚未稳固，结合舌脉辨为气血两虚证，治当益气养血，补肾安胎，方用泰山磐石散加减。

【处方】太子参15g、生白术12g、白芍15g、生地黄15g、桑寄生15g、续断15g、杜仲15g、炒菟丝子15g、覆盆子15g、炒黄芩12g、炙甘草3g、砂仁6g、黄芪9g、丹参6g、三七6g、酸枣仁15g、百合15g，15剂，水煎服。

【西医治疗】阿司匹林肠溶片：100mg，1次/日，口服。

【中成药】养血安胎颗粒：15g，3次/日，口服。

四、诊疗品析

【病案品析】

针对血栓前状态，张晋峰于经期更注重辨证活血。一诊正值经期，遂予益母生化汤活血祛瘀，清理胞宫瘀滞；二诊处于经后期，故予助孕1号方以补肾填精为主，助卵泡发育；三诊为经前期，投以坐胎方补肾助阳，养血益气，维持黄体功能；四诊月经来潮，予少腹逐瘀汤温经散寒，补肾活血祛瘀，经量较前增长，血块明显减少。因此，按照调周法兼补肾活血法调理2个月经周期后，患者复查狼疮抗凝物已降到正常，卵泡监测助排卵并指导同房，患者成功妊娠，以泰山磐石散合寿胎丸加减补肾养血安胎，少佐丹参、三七活血，以改善血液高凝状态，保胎超过既往流产时间，患者各项指标正常可停药。

【小结】

张晋峰认为血栓前状态为血瘀，治疗强调未病先防，既病防变，活血化瘀法贯穿调经、助孕、安胎全程。张晋峰经期善用逐瘀汤系列以祛除胞宫瘀血，"安"的阶段仔细辨证论治；治病与安胎并举，体现"有故无殒亦无殒也"。

第四节　体外受精－胚胎移植术后先兆流产合并宫腔积血

随着人类辅助生殖技术的不断发展，体外受精－胚胎移植（in vitro fertilization-embryo transfer，IVF-ET）已成为治疗不孕症的重要方法，然而经辅助生殖技术治疗存在较高的早孕流产率、晚孕流产率，以及围产期死亡率。

一、西医概述

IVF-ET术后受孕先兆流产者进行彩超检查时常发现宫腔内孕囊周围有液性暗区，即绒毛膜下出血，且此类患者的发病率明显高于自然妊娠者。究其原因，有以下几点：①黄体酮介导的免疫调节失败，导致母胎界面免疫冲突，从而发生凝血障碍，蜕膜血管断裂，出现绒毛膜下出血；②黄体功能不足或胎盘分泌的人绒毛膜促性腺激素、孕酮不足，从而导致绒毛和底蜕膜剥离面出血；③妊娠早期胎膜外层绒毛膜向蜕膜侵扩时，某些因素使合体滋养细胞释放过多蛋白水解酶，从而引起蜕膜血管损伤、绒毛膜与蜕膜间出血，进一步出现血肿从而使胎膜剥离。由于宫腔内积血一方面可刺激子宫收缩而影响胚胎发育，另一方面如积血不能及时吸收或排出易引起宫腔感染，故先兆流产合并宫腔积血更容易造成流产。目前西医对本病的治疗方法多选用肌注黄体酮注射液、人绒毛促性腺激素，口服地屈孕酮片及黄体酮胶囊以维持黄体功能，阴道出血症状严重者予间苯三酚等对症止血处理，改善腹痛并期待宫腔积血自行吸收或宫腔积血面积不再继续增大。

二、辨证分型

根据其临床症状及体征，本病归属于中医学"胎漏""胎动不安"的范畴，张晋峰治疗本病主张辨病与辨证相结合，辨证属脾肾两虚兼血瘀。症见：胚胎移植术后出现阴道少量出血，色褐或淡暗或鲜红；下腹坠胀或隐痛不适；腰酸或腰困；神疲倦怠；夜尿频多；眼眶发黑；舌质淡暗，苔薄白，脉沉细滑。治疗以补肾健脾，活血止血为大法。补虚与泻实相结合，巧用补肾健脾，活血止血法，方选寿胎丸加减。

三、病案实录

❀ **病案：IVF-ET移植术后先兆流产合并宫腔积血（脾肾两虚兼血瘀证）**

张某，女，34岁。2016年4月13日初诊。

【**主诉**】IVF-ET术后35天，阴道少量出血13天，下腹坠痛2天。

【**现病史**】患者因继发不孕于2016年2月在山西省某医院生殖中心行长方案促排卵，取卵12枚，成胚9枚，3月8日移植2枚，移植后予地屈孕酮片、芬吗通治疗，移植后10天测尿早孕试验，结果呈阳性，定期复查血HCG上升趋势好。2016年3月30日无明显诱因出现阴道少量出血，色暗，无下腹痛及腰困等不适。就诊于移植医院，查血人绒毛膜促性腺激素（HCG）25163.16mIU/ml。彩超提示宫腔内可见孕囊组织。继续予黄体支持，卧床休息后未见好转，2天前阴道出血量较前明显增多，伴下腹坠痛，腰酸困。现症见阴道少量出血，色鲜红；下腹坠痛；腰酸困；神疲倦怠；晨起恶心、干呕；睡眠可，二便调。舌质淡暗，苔薄白，脉沉细滑。

【辅助检查】①血HCG：98762.45mIU/ml。

②妇科彩超：宫内早孕，双胎妊娠，孕囊1可见胚芽及心管搏动，孕囊2可见胚芽、未见心管搏动；孕囊下方探及不规则液性暗区（60.8mm×34.9mm）。

【中医诊断】胎动不安（脾肾两虚兼血瘀证）。

【西医诊断】先兆流产，双胎妊娠，IVF-ET术后。

【辨证分析】患者因促排卵方案、移植微创、药物干预等久伤脾肾及胞宫而成脾肾两虚兼血瘀证，加之妊娠时期阴血聚于冲任、胞宫，肾阴精愈发亏损，故见腰酸困；精化气，阴成形，肾之精气亏虚，无以固摄胞胎，故见阴道出血；精血亏虚，不荣则痛，故见下腹坠痛；脾主运化，脾虚则气机运行失和，故见神疲倦怠；脾升胃降，脾虚则胃气上逆，故见恶心干呕；气虚摄血无力，血郁久成瘀，进一步阻滞气血运行，故见宫腔积血。治以补肾健脾，活血止血，固冲安胎，方用寿胎丸加味。

【处方】①菟丝子15g、炒杜仲15g、川断炭15g、桑寄生15g、鹿角霜9g、太子参15g、黄芪30g、炒白术12g、白芍15g、当归6g、苎麻根30g、生地炭12g、仙鹤草30g、丹参3g、酸枣仁15g、炙甘草3g，15剂，水煎服。

②（免煎剂）白及3g、阿胶6g、三七3g，15剂，水冲服。

【西医治疗】①地屈孕酮片：10mg，2次/日，口服。

②黄体酮注射液：60mg，1次/日，肌内注射。

③注射用绒促性素：2000iu，肌内注射，1次/日。

【中成药】养血安胎颗粒：15g，口服，3次/日。

二诊：2016年4月30日。阴道出血较前明显减少，仅晨起如厕时见少许褐色分泌物，腰酸症状减轻，睡眠差。舌质淡暗，苔薄白，脉细滑。

【辨证分析】诸症虽减，仍为脾肾两虚兼血瘀证，治疗当补肾健脾，活血止血、固冲安胎。宜上方调整酸枣仁、丹参用量，加百合清心安神，养心活血以加强疗效。

【处方】上方改酸枣仁30g、丹参6g，加百合15g，7剂，水煎服。

【西医治疗】①地屈孕酮片：10mg，2次/日，口服。

②黄体酮注射液：60mg，1次/日，肌内注射。

③注射用绒促性素：2000iu，肌内注射，1次/日。

【中成药】养血安胎颗粒：15g，3次/日，口服。

三诊：2016年5月7日。阴道出血已止，偶感腰酸及下腹隐痛，睡眠转佳，大便偏干，舌尖红，苔薄白，脉细滑。复查彩超：宫内早孕，双胎妊娠，孕囊1可见胚芽及心管搏动，孕囊2可见胚芽及心管搏动；孕囊下方探及不规则液性暗区（大小约42.7mm×21.3mm）。

【辨证分析】阴道血止，暗区缩减，治疗有效，舌象提示兼有热证，治当补肾健脾，滋阴清热安胎。宜上方去仙鹤草、鹿角霜，改黄芪用量，改杜仲、川断、白术、生地炮制方法。

【处方】菟丝子15g、杜仲15g、川断15g、桑寄生15g、太子参15g、黄芪15g、白术12g、白芍15g、当归6g、苎麻根30g、生地12g、丹参6g、酸枣仁30g、炙甘草3g、百合15g，10剂，水煎服。

【西医治疗】①地屈孕酮片：10mg，2次/日，口服。

②黄体酮注射液：60mg，1次/日，肌内注射。

③注射用绒促性素：2000IU，1次/日，肌内注射。

【中成药】养血安胎颗粒：15g，3次/日，口服。

后随访，于妊娠11$^+$周行彩超检查示宫腔积血消失，双胎均可见心管搏动。

四、诊疗品析

【病案品析】

张晋峰认为接受体外受精-胚胎移植治疗的患者大多病程较长，病久及肾，致肾气不足；加之垂体降调节及超促排卵，短期内对卵巢产生降调和超促排卵两种截然相反的强烈刺激，导致患者肾中阴阳动态平衡遭到破坏，加重肾精亏虚，肾虚则胎失所系，冲任虚损，胎元不固；加之婚久不孕，忧思多虑伤脾，脾虚则气血生化乏源。宫腔积血属"离经之血"，属血瘀。因此，本病病位在胞宫、冲任，辨证属脾肾两虚，伴有宫腔积血者兼夹血瘀。

本例患者初次就诊时为体外受精-胚胎移植术后35天，就诊时阴道少量出血已近半个月，下腹坠痛2天，彩超示宫腔内液暗，范围较大，结合舌脉辨证属脾肾两虚兼血瘀证。治宜补肾健脾，活血止血，选方融寿胎丸、四物汤、四君子汤为一体，少佐活血止血药物以补肾健脾、活血止血、固冲安胎，疗效显著。二诊时，阴道出血减少，睡眠差，改酸枣仁30g以加强宁心安神之效，改丹参6g加强活血化瘀之效。三诊时，阴道出血已止，宫腔积血减少且出现热象，故前方去仙鹤草、鹿角霜；黄芪减量；炒杜仲、炒白术改为杜仲、白术；川断炭、生地炭改为川断、生地。

研究表明，复方丹参注射液联合寿胎丸加减治疗可显著提高复发性流产患者保胎成功率。菟丝子、续断、丹参、桑寄生、阿胶配伍组合能明显降低抗心磷脂抗体阳性流产模型鼠的胚胎吸收率。小剂量三七联合补肾健脾安胎中药及地屈孕酮可以有效改善妊娠结局，提高足月妊娠率，同时改善患者血清P、β-HCG、E_2水平。IVF-ET术后先兆流产孕妇普遍存在焦虑情绪，焦虑可使子宫对交感神经活动的敏感性增强而发生宫缩，导致流产或早产的发生。现代药理研究表明：酸枣仁总黄酮有较好的抗焦虑、抗抑郁作用，酸枣仁醇提物中黄酮类成分是抗焦虑的活性成分。

【小结】

体外受精-胚胎移植术后先兆流产合并宫腔积血者，彩超常提示孕囊周围液性暗区，辨证属脾肾两虚兼血瘀证。张晋峰将现代医学检查结果巧妙地运用于辨证中，是微观辨证在妇科的具体体现，临证遣方用药突破传统的补虚、泻实原则，进行补泻结合，巧用补肾健脾、活血止血法。在寿胎丸基础上酌加健脾养血、止血固胎的药物。方中菟丝子、炒杜仲、川断炭、桑寄生、鹿角霜补肾益精、固冲安胎；太子参、黄芪、炒白术健脾益气安胎；白芍、当归、生地炭取四物汤之意以养血安胎；苎麻根、生地炭、仙鹤草、白及凉血止血、收敛止血安胎；阿胶养血止血安胎；丹参、三七活血止血；酸枣仁安神宁心助胎长；炙甘草调和诸药。全方共奏补肾健脾、活血止血、固冲安胎之效；以补为主，酌加活血化瘀，体现补虚与泻实相结合的治疗原则。方中诸炭剂皆寓止血之意；鹿角霜、阿胶为血肉有情之品可助胎长；妙用酸枣仁安神宁心，缓解患者紧张心理；临证使用时可酌情重用黄芪，酌加红参以加强益气摄血之效；丹参、三七量不宜过大，丹参以3～6克为宜，三七取粉剂3克为佳，以免活血作用过大导致出血增多。临证中体会白及、阿胶、三七采用免煎剂冲服，效果优于煎剂，且治疗过程中，如阴道出血量突然增多时可随时冲服此3种药物，止血效果颇佳。

第五节　妊娠剧吐

妊娠反应是妊娠早期出现的食欲减退、择食、清晨恶心及轻度呕吐等现象，多数在妊娠6周前后出现，妊娠8～10周达到高峰，妊娠12周左右自行消失。如妊娠反应严重，呈持续性呕吐，甚至不能进食、进水，伴有上腹满闷不适、头晕乏力或喜食酸咸之物等则为妊娠剧吐。本病多见于年轻初孕妇，对胎儿和母体均有不良影响。临床中，约70%～80%的孕妇会出现恶心，50%的孕妇出现呕吐，其中，0.1%～2%发展成为妊娠剧吐，临床可反复发作。妊娠剧吐可引起酸碱失衡、电解质紊乱，心肝肾等脏器功能损害，Wernicke综合征（韦尼克脑病），甚至死亡，还可引起胎儿宫内发育迟缓和妊娠高血压等远期并发症，临床中应予以重视。

一、西医概述

妊娠剧吐多发生于妊娠早期至妊娠16周之间，多见于精神过度紧张，神经系统功能不稳定的年轻初孕妇。另外，与胃酸降低、胃肠道蠕动减弱、绒毛膜促性腺激素增多，以及肾上腺皮质激素减少等也有一定的关系。临床以妊娠后频繁恶心呕吐、体重减轻、尿酮体阳性为特点。临床确定妊娠后，根据临床表现及相关检查，排除葡萄胎等疾病，即可诊断本病。临床需化验血常规、尿常规、血清电解质、血糖、肝肾功能以了解机体水液代谢和酸碱平衡情况。治疗原则为静脉补液，补充维生素，纠正水、电解质紊乱，合理使用止吐药物，防止并发症，必要时终止妊娠。

第
五
章

妊
娠
病

137

二、辨证分型

妊娠剧吐属中医学"妊娠呕吐""妊娠恶阻""阻病"范畴，"恶阻者，谓有胎气，恶心阻其饮食也"。本病为妊娠早期出现严重的恶心呕吐、头晕厌食，甚则食入即吐。"一受胎孕，则冲任上壅，气不下行，故呕逆"，其病机为冲气上逆，胃失和降所致。本病证候有虚有实，虚者多因脾胃虚弱，实者多因肝胃不和，亦有虚实夹杂者，如脾胃虚弱而痰湿内停。其辨证主要根据呕吐物的性状和患者的口感：口淡、呕吐清涎者，多为脾胃虚弱；口苦、呕吐酸水或苦水，多为肝胃不和；口中淡腻、呕吐痰涎，多为痰湿阻滞。若口干烦渴，干呕或呕吐血性物，多为气阴两伤。临证多见脾胃虚弱证、肝胃不和证。

1.脾胃虚弱证

妊娠早期恶心，呕吐清水，厌食，精神倦怠，嗜睡，舌质淡，苔白，脉沉弱。治宜健脾和胃，降逆止呕，方选香砂六君子汤。呕吐清涎，形寒肢冷，加干姜、吴茱萸助阳；胸脘满闷，呕吐痰涎，加苍术、竹茹燥湿化痰。

2.肝胃不和证

妊娠初期，呕吐苦水或酸水，胸满胁痛，嗳气叹息，头胀而晕，烦渴口苦，精神抑郁，舌淡红，苔黄，脉弦滑。治宜平肝和胃，降逆止呕，方选苏叶黄连汤合平胃散加钩藤。津伤甚，舌红少苔，加麦冬养阴生津；呕吐酸水，心烦口渴，加黄芩、竹茹清热除烦；胸胁胀痛，加柴胡、郁金行气解郁。

三、病案实录

❀ 病案一：妊娠剧吐（脾胃虚弱证）

翟某，女，24岁。2014年7月8日初诊。

【主诉】停经4个月余，恶心呕吐2个月，加重1周。

【现病史】平素体健，G_0P_0。平素月经规律，量色正常。末次月经：2014年2月25日。停经40天时出现恶心、呕吐，逐日加重，近1周恶心、呕吐明显，不能进食、进水，伴乏力，胃痛，纳呆，小便调，大便少。形瘦，精神倦怠，舌淡红，苔薄，脉细缓。

【产科检查】宫底于耻骨联合上4指可及。

【辅助检查】①尿常规：尿蛋白（++），酮体（+++）。

②血清电解质：K^+ 3.07mmol/L。

③血常规、肝肾功能：各项指标均在正常范围。

④盆腔超声：宫内妊娠16周。

【中医诊断】恶阻（脾胃虚弱证）。

【西医诊断】妊娠剧吐。

【辨证分析】患者孕后恶心、呕吐，饮食不进，胃痛、纳呆为脾虚不能升清降浊，胃气上逆之证；乏力、消瘦、便少为气血不足之象；舌脉为脾虚胃弱之候。治宜健脾和胃，降逆止呕。考虑患者食水不进，故先施以敷脐疗法，方选平胃散加味。

【处方】（免煎剂）苍术10g、厚朴6g、陈皮6g、甘草3g、干姜6g、白术10g、木香6g，3剂，取适量，姜汁调和敷脐，1次/日。

嘱调畅情志，清淡饮食。

【西医治疗】补液、补充电解质治疗。

二诊：2014年7月10日。精神好转，恶心呕吐缓解，可进食，胃痛无明显改善，舌脉同前。

【辨证分析】经治胃能受纳，故加内服方以内外同治，加强疗效。

【处方】①内服方：木香9g、砂仁9g、陈皮9g、党参12g、白术12g、甘草6g、苍术15g、香附9g、竹茹9g、苏叶9g、元胡9g、川楝子6g，5剂，水煎服，少量多次饮。

②敷脐方：同首诊方。

三诊：2014年7月15日。精神好，诸症明显缓解，复查酮体转阴。

嘱调畅情志，不适随诊。

🪷 病案二：妊娠剧吐（脾胃虚寒，痰饮上逆证）

王某，女，33岁。2021年4月10日初诊。

【主诉】停经65天，呕吐半个月。

【现病史】平素体健，G_2P_1。月经规律，量色正常。末次月经：2021年2月5日。停经49天时出现恶心、呕吐，后逐渐加重。近1周呕吐频作，已补液治疗，效果不明显。现症：停经65天，呕吐不止，呕吐清水痰涎，胃脘冰凉喜热，不能进食，小便利，大便少。精神倦怠，面色萎黄，舌淡胖，苔薄白，脉细滑。

【妇科检查】因妊娠未施。

【辅助检查】①尿常规：尿酮体（+-）。

②盆腔超声：宫内妊娠。

【中医诊断】恶阻（脾胃虚寒、痰饮上逆证）。

【西医诊断】妊娠剧吐。

【辨证分析】孕后胞门闭塞，脏气内阻，寒饮逆上，故而恶阻。妊娠早期呕吐清水痰涎，胃凉喜热，精神倦怠，以及舌脉均为脾胃虚寒、痰饮上逆之征，治宜温胃化痰止呕，方选平胃散加吴茱萸。

【处方】（免煎剂）苍术10g、厚朴10g、陈皮6g、甘草3g、吴茱萸3g，3剂，取适量，姜汁调和敷脐。

嘱食用易消化的食物，勿食生冷。

二诊：2021年4月21日。敷脐治疗后缓解，近1周上症反复，舌脉同前。

【辨证分析】治疗有效，停药后虚寒证候再现，继上方敷脐，并加用耳穴压豆治疗以调和脾胃。

【处方】取穴为脾、胃，每穴1粒磁珠，隔日更换1次，3次为一个疗程，嘱其每天自行按压数次，每次1~2分钟。

三诊：2021年5月10日。停经3个月余，经上法治疗后呕吐时轻时重，饮食稍进，仍呕吐清涎，胃凉喜热，舌脉同前。

【辨证分析】脾胃虚寒证虽减而未除，治宜健脾温胃止呕，方选干姜人参半夏丸加吴茱萸内服。

【处方】干姜3g、党参9g、姜半夏6g、茯苓9g、甘草3g、吴茱萸3g，5剂，水煎服，少量多次饮。

后随访，服药5剂后呕吐症除，现产检胎儿正常。

病案三：妊娠剧吐（肝胃不和证）

崔某，女，25岁。2017年9月12日初诊。

【主诉】停经71天，呕吐2周余。

【现病史】平素月经规律，周期28天，经期4~5天，量不多，无痛经，末次月经：2017年7月4日。停经49天时出现恶心、呕吐，后逐渐加重，化验尿酮体（++），超声提示宫内早孕。现症：停经71天，呕吐频作，食入即吐，呕吐物为酸苦水和褐色血性分泌物，胁肋不舒，无下腹痛、腰困及阴道流血，口苦，尿黄，便结。舌偏红，苔黄，脉弦滑。

【体格检查】体温 36.3℃，脉搏 102次/分，血压 103/75mmHg，BMI 20Kg/m²。

【辅助检查】①尿常规：尿酮体（++）。

②盆腔超声：宫内妊娠。

【中医诊断】恶阻（肝胃不和证）。

【西医诊断】妊娠剧吐。

【辨证分析】"诸呕吐酸皆属于热""邪在胆，逆在胃，胆液泄，则口苦，胃气逆，则呕苦"，妊娠后呕吐酸苦水，口苦，胁肋不舒为肝胃不和之征；尿黄，便结，舌偏红，苔黄，脉弦滑为肝胃郁热之候。治宜抑肝和胃，降逆止呕，方选苏叶黄连汤加味。

【处方】①内服方：苏叶9g、黄连6g、苍术12g、厚朴6g、姜半夏6g、陈皮9g、钩藤15g、生姜3片，5剂，水煎服，少量多次饮。

②耳穴压豆：选穴为肝、胃。

嘱畅情志，调饮食。

二诊：2017年9月20日。恶心呕吐好转，舌稍红，苔薄，脉细滑。

【辨证分析】诸症减，正未复，以平胃散敷脐和胃，以复胃气。

【处方】（免煎剂）苍术10g、厚朴6g、陈皮6g、甘草3g、干姜6g、白术10g、木香6g，3剂，取适量，姜汁调和敷脐，1次/日。

四、诊疗品析

【病案一品析】

"妊娠呕吐恶食，体倦嗜卧，此胃气虚而恶阻也。"脾为太阴湿土，居中州而主运化，胃为水谷之海，主受纳，脾运不健，胃气上逆，治当健脾和胃为主。首诊胃尚不能受纳水谷，故以药物敷脐，方选平胃散加味，以燥湿运脾、行气和胃。方中以苍术、白术入中焦健脾，使脾运有权；厚朴芳化苦燥、行气除满，与苍术相伍，行气燥湿以运脾；陈皮、木香理气和胃，燥湿醒脾，以助苍术、厚朴之力。使以甘草，调和诸药，且能益气健脾和中；干姜温中和胃降逆，醒脾；生姜为呕家圣药，全方健脾温胃、行气降逆。"药物由脐而入，无异于入口也，切药可逐日变换"，药物先作用于胃和小肠，再通过脏腑的气化与输布作用，散布于五脏六腑乃至全身，达到健脾和胃宽中的功效。

二诊时胃已能受纳水谷，故加用健脾和胃降逆之香砂六君子汤，砂仁兼能安胎，恐茯苓滑利故去，呕吐好转故未用半夏之降逆；苍术运脾；苏叶行气宽中兼止呕安胎；香附"调血中之气，开郁，宽中，消食，止呕吐"，合元胡、川楝子理气止痛；竹茹清热、除烦、止呕，以防呕甚伤津化热。三诊以敷脐外治巩固疗效。

【病案二品析】

"妇人元本虚羸，血气不足，肾气又弱，兼当风饮冷太过"，致脾胃虚寒，"心下有痰水"，为本虚标实，虚实夹杂证。

神阙穴为经络之总枢，经气之汇海，能司管人体诸经百脉，通过药物对脐部的刺激作用，以激发经气，疏通经脉，促进血气运行，调整人体脏腑功能，从而达到防治疾病之目的。故首诊以平胃散加吴茱萸敷脐，以温中散寒、降逆止呕。

耳穴是分布于耳郭上的腧穴。耳为宗脉之所聚，十二经脉皆通于耳，全身脏器皆连于耳，故而刺激耳郭上的耳穴，可调节脏腑和器官功能活动，对相应的脏腑起到一定的调治作用。二诊病情反复，故在敷脐疗法基础上予耳穴贴压磁珠，选穴脾、胃达到健脾和胃止呕之目的。

"妊娠呕吐不止，干姜人参半夏丸主之"，本证呕吐不止，持续时间长，敷脐和耳穴压豆不易治愈，故三诊以干姜温中散寒；党参扶正补虚；半夏长于燥脾湿而化痰浊，温脏腑而化寒痰，降胃气而止呕吐；茯苓健脾利水渗湿，虽为妊娠慎用之品，宗其"有故无殒亦无殒也"之意；吴茱萸温胃散寒、降逆止呕；甘草补中兼调和诸药。全方共奏温中散寒，化饮降逆之功。故能饮食如常，诸症消退。

【病案三品析】

"诸逆冲上皆属于火"，孕后阴血不足"肝血太燥"，肝气偏旺，肝脉夹胃贯膈，"木旺克土，肝胆犯胃"故"肝急则火动而逆也"。苏叶黄连汤出自薛生白《湿热病篇》湿热证，呕恶不止。方中黄连苦寒既治湿热，且能降胃火之上冲；苏叶味甘辛而气芳香，通降顺气化浊独擅其长，然性温散，与黄连配伍有辛开苦降之功。辛开苦降法中以辛味之生姜配苦味之黄连，正"肺胃不和，最易致呕，盖胃热移肺，肺不受邪，还归于胃，必用川黄连以清湿热，苏叶以通肺胃。投之立愈者，以肺胃之气非苏叶不能通也"；平胃散燥湿祛痰，行气健脾；半夏降逆止呕；钩藤清热平肝。合而具有清热平肝，和胃止呕之功效。

"十二经脉，三百六十五络，其血气皆上于面而走空窍……其别气走于耳"，耳穴治疗则选穴肝、胃以疏肝和胃。经治诸症好转，以平胃散健脾和胃以复胃气，胃气得复，气机和降则愈。

【小结】

恶阻发生的关键取决于孕妇的体质及脏腑的功能。妇女孕后经血不泻，阴血下聚养胎，冲气偏盛，若脾胃虚弱、肝胃不和，冲气易循气街沿阳明胃经上逆犯胃，胃失和降，则发为恶阻，故本病病位在胃，与肝、脾有关，病机为胃气上逆，胃失和降。

"呕吐一证，最当详辨虚实。实者有邪，去其邪则愈；虚者无邪，则全由胃气之虚也"。本病以虚、实为纲，实证多为肝胃不和，虚证多为脾胃气虚；虚实之间常可互相转化或相互兼夹，多见脾胃虚寒夹痰饮上逆证。辨证首当辨虚、实，实证多由肝气犯胃，发病较急，病程较短；虚证属内伤，呕吐物不多，伴精神萎靡，倦怠乏力，脉弱无力。治疗以和胃降逆为治则，且时时不忘顾护胎元，实证治宜祛邪和胃，虚证宜扶正和胃降逆。不论何种治法，皆应配合和胃降逆药物，以顺应"胃气以降为顺"的生理功能。张晋峰用药无论虚实，推崇半夏、生姜合用，二者合用具有降逆止呕、降气化痰的作用，可以治疗中焦脾胃痰饮内生，阻遏气机运行，上下不通畅，胃气上逆的病症。其中，半夏辛、温，既燥湿化痰祛饮，又和胃降逆止呕；生姜亦为辛温之品，为"呕家圣药"，可以降逆止呕、温散痰饮，同时可以减半夏之毒。

外治疗法手段简单，取材容易，价格低廉，便于携带，疗效确切，而且具有安全、无痛苦、无副作用等优点。

本病的发生与精神紧张和饮食不节密切相关，张晋峰强调和情志以保持情志的安定与舒畅。调护对本病的治疗起着非常重要的作用。凡治胃虚呕吐，最宜详审气味。张晋峰主张饮食宜清淡，容易消化，且营养均衡，宜少食多餐。药物宜选气味平和及刺激性小的，气味淡薄、平和芳香醒脾者为宜。浓煎服药以少量频服，以减轻药物对胃的刺激。"凡呕者，多食生姜，此是呕家圣药"，故在服药前用生姜涂擦舌面或姜汁滴于药液中服用。闻及药气即吐者，屏气咽服适量，片刻再服。

对于呕吐不止、食水不进，进一步发展成为气阴两虚证者，张晋峰主张先予生脉散及增液汤，必要时予营养包输注，待病情好转后仍需审因论治，或健脾和胃或抑肝和胃，降逆止呕，若病情进一步恶化，心肝肾等脏器功能损害，出现Wernicke综合征需果断终止妊娠。

第六节 异位妊娠

异位妊娠为受精卵在子宫腔以外着床发育，习称"宫外孕"，属妇科急腹症之一，发病率为2%。近年来，由于性传播疾病、盆腔手术、妇科显微手术的增多和促排卵技术的应用，异位妊娠的发病率呈上升趋势。依据受精卵在子宫体腔外种植部位分为输卵管妊娠、卵巢妊娠、腹腔妊娠、宫颈妊娠、剖宫产瘢痕妊娠，以及子宫残角妊娠等。若不及时诊断及积极治疗，可危及生命。

一、西医概述

异位妊娠中，以输卵管妊娠多见，约占95%。输卵管炎症是输卵管妊娠最常见的原因。典型临床表现为停经后腹痛，阴道出血，甚至因妊娠破损导致腹腔内出血，出血量多可致血压下降或不稳定、晕厥、休克等症。根据临床表现，结合血HCG>2000IU/L，超声检查子宫内未见妊娠囊，子宫旁异常低回声，即可诊断本病。腹腔镜检查是诊断金标准。根据患者生命体征和胚胎种植部位，以及破裂与否决定保守治疗或手术治疗。

二、辨证分型

中医古籍中无"异位妊娠"之名，根据其临床表现，当属祖国医学"胎漏""胎动不安""妊娠腹痛""癥瘕"等范畴。本病源于宿有少腹瘀滞，病不已则伤胞络，胞络气血运行不畅，孕卵输送受阻，不能达于胞宫而种植于胞脉、胞络而成。胀破胞脉则血溢妄行，离经之血形成瘀血，稽留日久而成癥瘕。痛有定位，痛在少腹；疼痛剧烈且兼有刺痛拒按，疼痛发生于月经过期不来或来而淋漓不畅时，依此辨证属少腹血瘀证，以血瘀为本。根据疾病不同发展阶段分为未破损型，包块型、不稳定型及休克型。症见停经后腹痛、阴道出血，甚至突发下腹剧痛，面色苍白，冷汗淋漓，四肢厥冷，甚或昏厥。治疗以活血化瘀为基本治法，方选宫外孕1号方、宫外孕2号方加味。腹痛，加失笑散；便秘，加陈皮、厚朴、枳壳、火麻仁；倦怠、乏力、气短，加黄芪、党参；脱证宜合生脉散，必要时手术治疗。

三、病案实录

🪷 病案一：异位妊娠（血瘀兼湿热证）

李某，女，29岁。2014年6月24日初诊。

【主诉】停经33天，阴道出血3天伴腹痛。

【现病史】平素月经规律。末次月经：2014年5月23日。3天前，无明显诱因出现阴道少量出血，少腹隐隐作痛。测尿妊娠试验呈阳性。盆腔超声提示宫内未见孕囊，右卵巢内侧不均质回声区。现症：停经33天，少腹憋胀疼痛，阴道出血量少，色黑红，纳寐好，二便利。血压：90/60mmHg，心率：78次/分。舌淡暗，苔黄腻，脉弦数。

【妇科检查】外阴：婚型。阴道：少量黑红血液。宫颈：紫蓝色。宫体：稍增大，饱满，活动。附件：右侧附件轻压痛，未触及具体包块。

【辅助检查】①血HCG：193.9mIU/ml。

②经阴道盆腔彩超：子宫内膜厚16.5mm，右卵巢内侧不均质回声区，大小约10.7mm×7.8mm。

【中医诊断】胎动不安（血瘀兼湿热证）。

【西医诊断】异位妊娠。

【辨证分析】停经后阴道出血，少腹隐痛，右卵巢内侧不均质回声区，为瘀阻胞脉、胞络，瘀积成癥之故，结合舌脉，辨证属血瘀兼湿热，血HCG值提示胎元未陨，治宜活血化瘀杀胚，兼清利湿热，方选宫外孕1号方加味。

【处方】丹参9g、赤芍9g、桃仁9g、蜈蚣2条、紫草30g、天花粉30g、红藤30g、忍冬藤30g、蒲黄9g、五灵脂9g、牛膝15g、益母草15g、香附9g、甘草3g，7剂，水煎服。

【西医治疗】米非司酮：50mg，2次/日，连服4天。

二诊：2014年6月30日。阴道出血止，腹痛症除，舌脉同前。血HCG：170.14mIU/ml。

【辨证分析】胎元未陨，出血已止，腹痛消失，证未变，原方去化瘀止血止痛之品。

【处方】上方去蒲黄、五灵脂、益母草，7剂，水煎服。

三诊：2014年7月8日。无不适，舌脉同前。血HCG：57.9mIU/ml。

【辨证分析】胎元未陨但活力已弱，故宜加强活血消癥之力。

【处方】上方加三棱9g、莪术9g，15剂，水煎服。

四诊：2014年7月26日。月经来潮，无不适。血HCG：5mIU/ml。复查超声示包块消失。

病案二：异位妊娠（血瘀证）

张某，女，35岁。2021年6月15日初诊。

【主诉】停经2个月，阴道出血15天。

【现病史】平素体健，已生育。既往月经规律。末次月经：2021年4月13日。现停经45天，阴道少量出血，伴少腹隐隐作痛，外院诊断为"异位妊娠"，予甲氨蝶呤杀胚保守治疗，经治阴道仍出血，HCG下降后又有波动，且未降至正常范围，复查超声示包块增大。现症：停经60天，少腹隐痛，阴道出血量少，色暗红，纳寐好，小便利，大便不爽。舌淡暗，苔薄腻，脉弦数。

【辅助检查】①血HCG：63.0mIU/ml。

②盆腔阴超：子宫内膜厚6.5mm；左卵巢外不均质回声区，大小为35.1mm×20.8mm。

【中医诊断】胎动不安（血瘀证）。

【西医诊断】异位妊娠。

【辨证分析】停经2个月，阴道流血伴少腹隐痛，HCG阳性，左侧卵巢外不均质回声区，系孕后癥块阻于胞脉，瘀血内阻，血不归经，且胎元未陨，治宜活血化瘀杀胚，方选宫外孕2号方加味。

【处方】丹参9g、赤芍9g、桃仁9g、莪术9g、三棱9g、蜈蚣2条、紫草30g、天花粉30g、红藤15g、蒲黄炭9g、陈皮9g、枳壳9g、益母草15g、厚朴9g，7剂，水煎服。

二诊：2021年6月23日。阴道出血止，仍少腹不适，纳寐好，二便调。

舌淡暗，苔薄，脉细。血HCG：25mIU/ml。

【辨证分析】胎元虽未陨但活力弱，故活血化瘀杀胚同时宜加强活血散结之力，故加大三棱、莪术的用量。

【处方】上方，改三棱15g、莪术15g，7剂，水煎服。

三诊：2021年6月30日。血HCG：5.82mIU/ml。盆腔超声示左卵巢外侧不均质回声区，大小约20.5mm×10.8mm。

【辨证分析】胎元已陨，无需攻毒杀胚，宜加强活血消癥、软坚散结之力。

【处方】上方去蜈蚣，加浙贝母12g、生牡蛎15g，20剂，水煎服。

四诊：2014年7月26日。月经来潮，无不适主诉，舌淡暗，苔薄白，脉细滑。复查B超，包块消失。

【辨证分析】患者邪去正复，因有生育要求，故继以理气活血通络为治，方选膈下逐瘀汤加味。

【处方】五灵脂9g、当归9g、川芎9g、桃仁9g、丹皮9g、赤芍9g、乌药9g、元胡15g、甘草6g、香附9g、红花9g、枳壳9g、通草9g、路路通15g、丝瓜络30g，15剂，水煎服。

四、诊疗品析

【病案一品析】

该案例患者孕后胎元阻于胞络，不能运达胞宫，种植于胞脉、胞络；胎元尚存，胞络瘀阻，气血运行不畅，不通则痛，故少腹隐痛；瘀阻冲任，血不循经而妄行，故出血。时人多饮食肥甘，故单纯血瘀证者少，临证兼夹湿热者多，张晋峰主张保守治疗宜活血与清热利湿并用，治疗血瘀本证的同时予以清热利湿通络，改善输卵管微环境，如此则能提高保守治疗的成功率。故予宫外孕1号方活血化瘀；红藤、忍冬藤清热解毒祛湿；天花粉、紫草清热解毒杀胚；蜈蚣为虫类药，活血通络消癥力强，并具有杀胚之功；蒲黄、五灵脂化瘀止血止痛；牛膝、益母草通行瘀血；香附解郁止痛，理气宽中；甘草补脾益气，缓急止痛，调和诸药。全方共奏活血化瘀，清热杀胚之功。

米非司酮片为孕激素受体拮抗剂，是具有抗糖皮质激素及抗孕激素作用的药物，能够竞争孕酮受体，拮抗孕酮活性，主要作用于子宫内膜，从而对孕酮形成阻断作用，其作用的靶器官主要是含高浓度孕激素受体的蜕膜组织，用药后使体内 HCG 水平急剧下降，卵巢黄体溶解，从而使蜕膜发生萎缩、坏死，促进其排出，能有效增强终止妊娠的效果。

张晋峰强调在疾病初期使用中药活血杀胚、清热祛湿，待胎元活力下降后增强活血消癥力量，缩减包块，疏通输卵管。遣方用药攻下不可过剧，中病即止，以免再次内出血。二诊时，HCG 下降缓慢，但腹痛出血症除，故去化瘀止血止痛之失笑散和益母草。三诊时，HCG 明显降低，胎元活力减弱，故无脉络破损之患，加用活血消癥之品而获良效。

【病案二品析】

本案例患者来诊时已用甲氨蝶呤杀胚治疗，胎元未陨但活力弱，辨证属少腹血瘀证，故以活血化瘀、消癥杀胚为主，方选宫外孕2号方活血消癥；加红藤活血止痛通络；天花粉、紫草、蜈蚣清热解毒杀胚；益母草化瘀调经；陈皮、枳壳、厚朴理气宽中。止涩易致留瘀，张晋峰强调本病治疗勿事止涩，即使有阴道出血，但尽量不用炭剂，以免积血结成癥块而难以吸收，然蒲黄炭化瘀止血，具止血而不留瘀之性，故用之而无留瘀之患。

二诊HCG显著降低，胎元将陨，故加大三棱、莪术用量以达破血散结之效。三诊胎元已陨，包块缩减，故加用软坚散结之品，以加强活血消癥之力。四诊包块除，以膈下逐瘀汤加通络之品理气活血通络，以达改善胞脉、胞络微循环，从而恢复输卵管功能的作用。

【小结】

异位妊娠属妇科急腹症，其发生与输卵管炎症密切相关。临证宜病证结合，中西并举，明确诊断后根据临床分型决定手术治疗或保守治疗。休克型行手术治疗，未破损型、不稳定型及包块型结合胚胎活力情况决定治疗方案。保守治疗结合米非司酮、甲氨蝶呤杀胚，中药使用活血杀胚消癥之品。张晋峰强调保守治疗过程中，必须严密观察生命体征及腹痛情况，动态监测血HCG变化，待胎元殒弱后，加强活血消癥力量，同时酌情佐用软坚散结之品，加速癥块消除。

张晋峰临证重视兼证。腑实证为本病重要的兼证，患者常因便秘怒责而诱发内出血加重病情，甚至造成保守治疗失败，故对便秘者佐承气汤类消除腑实，无便秘仅腹胀者佐陈皮、厚朴、枳壳理气宽中；兼气虚者，症见倦怠、乏力、气短稍加黄芪、党参健脾益气，并助行血而达活血之目的。血液周流不息地循行于脉中，灌溉五脏六腑，濡养四肢百骸，一旦离经妄行，溢于少腹或阴道，则见少腹疼痛和阴道淋漓出血，止血过急则易致留瘀；单纯固涩止血，则固涩而留瘀。故异位妊娠虽有出血，但宜行血而不宜涩血，寓止于行，化瘀可收止血之效。临床实践证实，本病炭类止血，可致腹腔内血液过早凝固，形成较大而硬的血肿包块，难以吸收，内膜难以剥脱，阴道出血不易停止。张晋峰常加用失笑散活血止血、化瘀止痛；益母草活血祛瘀、利水消肿，从而促进子宫内膜剥脱而止血。

中西医结合保守治疗异位妊娠，既免除了手术创伤，又保留了患侧输卵管，还可治疗并存的炎症及粘连，恢复输卵管的功能。对无子女或要求再次生育妇女，中西医结合治疗可保留输卵管功能，增加再孕机会。

第七节　妊娠合并咳嗽

咳嗽是一种呼吸道常见症状，具有清除呼吸道异物和分泌物的保护性作用，但妊娠期间咳嗽剧烈或咳嗽日久，不仅影响孕妇的健康，还会妨碍胎儿的发育，甚至导致流产，需要积极治疗。

一、西医概述

咳嗽多由呼吸道感染、急慢性支气管炎、支气管扩张、慢性咽喉炎、肺炎等呼吸道疾病引起，以咳嗽为主要表现。咳嗽按时间可分为急性咳嗽、亚急性咳嗽和慢性咳嗽。急性咳嗽时间<3周；亚急性咳嗽时间为3~8周；慢性咳嗽时间≥8周。治疗咳嗽时，首要应找出病因，在治疗原发病的基础上，选择恰当的止咳祛痰药。妊娠期合并咳嗽者，用药宜谨慎，以免影响胎儿发育。

二、辨证分型

咳嗽与外邪的侵袭，以及脏腑功能的失调有关。"肺为脏腑之华盖，呼之则虚，吸之则满，只受得本脏之正气，受不得外来之客气，客气干之则呛而咳矣；亦只受得脏腑之清气，受不得脏腑之病气，病气干之，亦呛而咳矣。"故咳嗽的病因有：一是外感六淫之邪；二是脏腑之病气，两者均可引起肺气不清，失于宣肃，迫气上逆而作咳。张晋峰认为本病临证常见风邪犯肺证、阴虚肺燥证。因孕后阴血聚下养胎，孕妇机体处于阴血偏虚、阳气偏亢的生理状态，肺失阴津上乘，故感外邪者多从阳化热，因而临证多见风热犯肺者。若久咳不愈或咳嗽剧烈，常可损伤胎元而致堕胎或小产，故治疗宜治病与安胎并举。

1.风热犯肺证

妊娠期间，咳嗽频剧，气粗或咳声嘶哑，喉燥咽痛，咯痰不爽，痰黏稠或黄，常伴鼻流黄涕，口渴，头痛肢楚，或见微恶风，身热汗出等，舌苔薄黄，脉浮数或浮滑。治宜疏风清热，宣肺止咳，方选桑菊饮。咳嗽甚，加桑白皮、枇杷叶清肺止咳；肺热盛，加黄芩、金银花清热解毒；咽痛，加牛蒡子清热利咽；鼻衄或痰中带血，加白茅根、生地凉血止血。

2.阴虚肺燥证

妊娠期间咳嗽，干咳无痰，口干咽燥，潮热颧红，手足心热，舌红少苔，脉细滑数。治宜润燥降肺，止咳安胎，方选止嗽散。咳嗽甚，加前胡、枇杷叶清热止咳；肺热内盛，加黄芩、知母清热泻火；咽痛，加牛蒡子利咽；痰中带血，加白茅根、生地凉血止血；津伤甚，加麦冬、玉竹养阴生津。

三、病案实录

病案一：妊娠咳嗽（风热犯肺证）

马某，女，32岁。2014年5月6日初诊。

【主诉】停经93天，咳嗽7天。

【现病史】平素体健，月经规律。末次月经：2014年2月23日。停经40天，测尿妊娠试验，结果为阳性；超声提示宫内孕。7天前无明显诱因出现咳嗽、咽痛、流涕。现症：停经93天，咳嗽，咯黄痰，流黄浊涕，咽痛，口苦，无发热，身痛，无腹痛及阴道出血，纳呆，小便利，大便燥结，舌红，苔薄黄，脉浮数。

【体格检查】①体温：36.7℃。

②咽峡潮红，扁桃腺无肿大。

③心肺听诊：无呼吸音增粗和湿啰音。

【产科检查】宫底耻骨联合上可及。胎心136次/分。

【辅助检查】盆腔超声：宫内妊娠，单活胎。

【中医诊断】妊娠咳嗽（风热犯肺证）。

【西医诊断】妊娠合并咽喉炎。

【辨证分析】疾病初起即咳嗽、咽痛，流涕，为外邪侵袭肺卫；咳嗽，咯黄痰，流黄浊涕，咽痛，口苦为风热犯肺、肺失清肃之象；肺与大肠相表里，肺失清肃，大肠传导不利而见大便燥结；舌红，苔薄黄，脉浮数为风热之候。治宜疏风清热，宣肺止咳，方选桑菊饮加味。

【处方】桑叶12g、菊花9g、桔梗9g、杏仁9g、连翘15g、芦根12g、荆芥9g、防风9g、麦冬15g、火麻仁15g、陈皮9g，3剂，水煎服。

后随访，服药3剂，咳止。

🪷 病案二：妊娠咳嗽（阴虚肺燥证）

李某，女，31岁。2019年1月12日初诊。

【主诉】妊娠22周余，咳嗽3天。

【现病史】平素体健，月经规律。末次月经：2018年6月20日。定期产检，未见明显异常。3天前进食辛辣食物后出现咳嗽，咯痰不爽，伴咽痒，无鼻塞、流涕，无发热，无腹痛及阴道出血，纳寐尚好，尿黄，大便干，舌红，苔薄燥，脉滑数。

【体格检查】①体温：36.5℃。

②咽峡潮红，扁桃腺无肿大。

③心肺听诊：无呼吸音增粗和湿啰音。

【产科检查】宫底：于脐下1指可及。胎心：130~146次/分。

【辅助检查】盆腔超声：宫内妊娠22^{+6}周，单活胎。

【中医诊断】妊娠咳嗽（阴虚肺燥证）。

【西医诊断】妊娠合并咽喉炎。

【辨证分析】过食辛辣灼伤肺津，肺失濡润，肃降失职而咳；咯痰不爽、咽痒，大便干为肺燥肠腑燥结之候；舌红，苔薄燥，脉滑数为阴虚肺燥之象。

肺燥者，宜清润，治宜润肺、止咳、安胎，因疾病初起，阴虚不甚，方选止嗽散加味。

【处方】紫菀12g、百部12g、荆芥9g、桔梗9g、前胡12g、陈皮9g、甘草6g、黄芩15g、枇杷叶9g、牛蒡子9g、麦冬15g、酸枣仁15g、枳壳9g、厚朴9g，3剂，水煎服。

后随访，服药2剂，咳止。

四、诊疗品析

【病案一品析】

该案例为孕后血聚下养胎，阴血不足，虚火上炎易伤肺，肺为娇脏，外合皮毛，最易受邪，肺虚风热之邪犯肺，肺失肃降，故妊娠后咳嗽。不行表散则邪气流连而不解，故以桑菊饮疏风清热，宣肺止咳，方中桑叶、菊花疏风散邪，宣透风热；杏仁、桔梗轻宣肺气，祛痰止咳；连翘、芦根清热生津；荆芥、防风加强祛风之力；火麻仁润肠通便；麦冬养阴生津，既助芦根清热生津，又能养肺阴以治孕后肺津不足，且有滋阴润肠通便之功；陈皮芳香醒脾，理气燥湿而化痰。全方轻清疏风，辛苦宣肃，是以客邪易散，肺气安宁，投之有效。

【病案二品析】

"胎前咳嗽，由津液聚养胎元，肺失濡润"，该案例系孕后血聚于胞宫以养胎，阴津不能上承，致肺阴不足，加之辛辣灼伤肺津，导致肺失宣肃，肺气不宣而咳嗽。盖肺体属金，畏火者也，过热则咳。肺燥者宜清润，肺阴亏虚咳嗽宜润肺止咳。"止嗽散治诸般咳嗽"，方中紫菀、百部甘苦微温，专入肺经，为止咳化痰之要药，对于新久咳嗽兼宜；桔梗性善上行，专走肺经，开宣肺气并利咽；易白前之温为前胡宣降肺气，二者一宣一降，复肺气之宣降；荆芥质轻透散，祛风止痒；陈皮、枳壳、厚朴行气化痰，宽肠通便；甘草合桔梗利咽止咳；枇杷叶清肺热，降肺止咳；牛蒡子宣肺祛痰，清热利咽兼润肠通便；麦冬养阴生津；另加黄芩清热安胎，酸枣仁养心安神以稳固胎元。全方宣降肺气，凉润止咳兼顾胎气，方证相合，故咳止胎安。

【小结】

咳嗽是人体驱邪外达的一种病理表现，治疗绝不能单纯见咳止咳，必须按照不同的病因分别处理。妊娠咳嗽首辨病邪性质、病位，权衡邪正之盛衰，据证立法，按法遣药，且须顾护胎元，发表不宜太过，宣肺不宜太燥，以免耗气伤津。

　　咳嗽的治疗应分清邪正虚实、主次。外感咳嗽，多为实证，应祛邪利肺，按病邪性质分风寒、风热、风燥不同而论治。内伤咳嗽，多属邪实正虚，治以祛邪止咳，扶正补虚，标本兼顾。咳嗽的治疗重在治肺，"五脏六腑皆令人咳，非独肺也"，张晋峰主张治疗本病应从整体出发，注意治脾、治肝、治肾等。外感咳嗽一般均忌敛涩留邪，当因势利导，候肺气宣扬则咳嗽自止；内伤咳嗽应防宣散伤正，从调护正气着手。

第六章
不孕症

不孕症是全世界关注的人类生殖健康问题，是由多种病因导致的生育障碍状态，女性卵子、男性精子，以及男女生殖道解剖与功能，任何一个环节的异常均可导致不孕（不育）症的发生，发病率为10%~15%。查找不孕原因是诊断的关键，导致不孕的因素中，女方因素约占60%，男女双方因素约占10%。其中，女方因素涵盖排卵功能障碍、输卵管因素、子宫因素、免疫因素，以及其他不明因素等。不孕症的病因复杂，治疗大多比较困难，疗程较长。

第一节　排卵障碍性不孕

排卵障碍性不孕是最主要的女性不孕因素，其主要原因是下丘脑-垂体-卵巢轴（HPO轴）功能失调引起的卵巢排卵障碍，约占27%，主要表现为生殖内分泌异常所致的月经周期紊乱或闭经，涉及HPO轴调控卵泡发育、卵子成熟和排卵功能异常。

不同类型排卵障碍的病因及助孕方式不同，规范化的诊断在定性诊断排卵障碍的基础上，结合患者的病史及辅助检查做出病因诊断，为治疗方案的制定提供参考价值。规范化的治疗包括一般治疗、病因治疗和促排卵助孕治疗，后者是治疗的关键及难点。

早发性卵巢功能不全性不孕

早发性卵巢功能不全（premature ovarian insufficiency，POI）是指女性40岁

之前卵巢功能衰退，以月经紊乱（如停经或稀发月经）、高促性腺激素及低雌激素为特征。POI发病率近年呈上升趋势，且趋于年轻化，40岁以下和30岁以下女性POI的发病率分别为1%和0.1%，严重影响女性的生殖健康。

一、西医概述

POI病因复杂，涉及遗传、免疫、医源性、感染、环境及心理因素等。雌激素的缺乏可导致女性心脑血管、骨骼，以及神经系统等多个系统的失调，大大增加了骨质疏松、心脑血管疾患的发病风险。并且，卵巢储备的低水平使女性生育力显著下降，甚或不孕。长期的精神、心理压力，又使患者存在不同程度的焦虑抑郁情绪。诊断依据包括：①40岁之前出现月经稀发持续4个月以上或停经4个月以上；②检测血清基础FSH至少2次大于25mIU/ml，且间隔时间1个月以上；③阴道超声提示双侧卵巢窦卵泡数（AFC）之和＜5个；④血清抗缪勒管激素（AMH）≤1.1ng/ml；⑤生育力降低或不孕，以及雌激素缺乏症状。西医以激素补充治疗（HRT）为主缓解雌激素缺乏引起的相关症状，并预防骨质疏松及心血管系统疾患。然而HRT疗效与风险并存，停药易复发，并对乳腺、代谢等方面存在不利影响。

二、辨证分型

中医无POI的病名，但从疾病的临床特点来看，散见于"月经后期""月经过少""闭经""不孕""年未老经水断"等范畴。"枯竭者，因冲任之亏败，源断其流也……枯之为义，无血而然"，是故肾虚天癸乏源，冲任虚衰，血海空虚，无血以下是本病的病机。临证多见肾虚证，症见月经推后，量少，甚则经闭不行，婚久不孕，腰膝酸软，带下量少，舌淡红，苔薄，脉细。治宜补肾养血为主，方选四二五合方加味，常加丹参活血养心；百合、枣仁宁心安神；香附疏肝解郁。

三、病案实录

❀ **病案：早发性卵巢功能不全性不孕（肾虚证）**
高某，女，23岁。2013年2月12日初诊。

【主诉】结婚1年余，未避孕未孕，停经半年余。

【现病史】结婚1年余，性生活正常，未避孕未孕，男方性功能及精液常规均无异常。月经15岁初潮，规律5年。近2年月经推后来潮，量少，就诊于山西省各大医院，诊断为"卵巢早衰"，予人工周期治疗2个疗程。服药期间月经可来潮，停药则月经停闭。末次月经：2012年7月6日。现症：停经6月余，带下量少，纳寐好，二便调，舌淡红，苔薄，脉沉细。

【妇科检查】外阴：婚型。阴道：通畅，分泌物量少。宫颈：光滑。宫体：偏小，质中，活动，无压痛。附件：双侧附件未触及异常。

【辅助检查】①血清性激素：FSH>100mIU/ml，E_2<20pg/ml。

②盆腔超声：子宫大小约40mm×30mm，子宫内膜厚2.9mm，双侧附件未见异常。

【中医诊断】不孕症，闭经（肾虚证）。

【西医诊断】早发性卵巢功能不全，原发性不孕。

【辨证分析】"肾水亏者，子宫燥涸，禾苗无雨露之濡，亦成萎亏"，患者1年余未孕，闭经，带下量少，脉沉细，辨证属肾虚，治宜补肾养血调经，方选四二五合方加味。

【处方】熟地12g、川芎9g、当归12g、赤芍15g、白芍15g、淫羊藿9g、仙茅9g、菟丝子15g、枸杞子15g、覆盆子15g、车前子15g、五味子9g、鹿角霜9g、紫河车6g，20剂，水煎服。

【西医治疗】戊酸雌二醇/雌二醇环丙孕酮片：1片，1次/日，连服21天。

二诊：2013年3月18日。末次月经：2013年3月12日，量少，无明显痛经。带下量稍增多，舌脉同前。

【辨证分析】月经来潮，带下量稍增多，肾虚血枯证改善，然经量不多，宜加强补肾通经之力。

【处方】上方加牛膝15g，20剂，水煎服。

【西医治疗】戊酸雌二醇/雌二醇环丙孕酮片：1片，1次/日，连服21天。

三诊：2013年4月19日。末次月经：2013年4月13日，量中等。舌偏红，苔薄黄，脉细滑。

【辨证分析】经量改善，舌象见热候，此热非实热，故加滋阴生津之品以清虚热。

【处方】上方加石斛9g、麦冬15g，20剂，水煎服。

【西医治疗】戊酸雌二醇/雌二醇环丙孕酮片：1片，1次/日，连服21天。

四诊：2013年5月22日。末次月经：2013年5月22日，量中等。舌淡红，苔薄白，脉细滑。

【辨证分析】肾阳不足，命门火衰有碍子宫发育或不能触发氤氲乐育之事，故加肉桂助阳；"女子当以肝为先天，阴性凝结，易于拂郁，郁则气滞，血亦滞也"，故另加香附疏肝解郁；陈皮理气，防补益太过。

【处方】熟地12g、川芎9g、当归12g、赤白芍各15g、淫羊藿9g、仙茅9g、菟丝子15g、枸杞子15g、覆盆子15g、车前子15g、五味子9g、鹿角霜9g、紫河车6g、肉桂6g、香附9g、陈皮9g，40剂，水煎服，每周期服用20剂。

【西医治疗】戊酸雌二醇/雌二醇环丙孕酮片：1片，1次/日，连服21天，下次月经第5天再同法服第2盒。

五诊：2013年7月18日。前次月经：2013年6月16日。末次月经：2013年7月10日，经量中等。舌淡胖，苔厚，脉细弦。

【辨证分析】治疗5个周期，月经如期，量色正常，而舌象示脾虚积滞之征，故加运脾消积之品。

【处方】上方加山药15g、鸡内金9g，20剂，水煎服。

【西医治疗】戊酸雌二醇/雌二醇环丙孕酮片：1片，1次/日，连服21天。

六诊：2013年8月13日。末次月经：2013年8月9日，量中等。舌偏红，苔薄黄，脉弦滑。复查性激素示FSH 15.39mIU/ml，LH 28.88mIU/ml，E_2 32pg/ml。阴超示子宫大小正常，内膜厚4mm，双侧附件未见异常。

【辨证分析】经治2个疗程，卵巢功能基本恢复，子宫增大，宜中西药促排卵助孕。宜补肾填精助孕，故予坐胎方。

【处方】巴戟天15g、鹿角霜15g、仙茅9g、淫羊藿9g、当归9g、黄芪15g、紫河车6g、白术15g、香附15g、丹参9g、鸡血藤9g、枸杞子9g、太子参9g、甘草6g，7剂，水煎服。

【西医治疗】注射用尿促性素：75U，肌内注射，1次/日。

七诊：2013年8月20日。卵泡监测示子宫内膜厚8mm，卵泡大小约18mm×17.5mm。

【辨证分析】值的候阴阳转化期，宜补肾助孕并助阳活血，以利阴阳转化，促卵泡排出。

【处方】上方+附子6g、红花6g、桔梗9g，2剂，水煎服。

【西医治疗】注射用人绒毛膜促性腺激素：10000U，肌内注射。

八诊：2013年8月22日。已排卵，舌偏红，苔薄，脉细滑。

【辨证分析】卵泡排出转为阳长期，宜温肾助阳，然盼子心切，"悲哀愁忧则心动，心动则五脏六腑皆摇"，故加宁心安神之品以利于着床。

【处方】巴戟天15g、鹿角霜15g、仙茅9g、淫羊藿9g、当归9g、黄芪15g、紫河车6g、白术15g、香附15g、丹参9g、鸡血藤9g、枸杞子9g、甘草6g、百合12g、酸枣仁15g，14剂，水煎服。

【西医治疗】天然黄体酮胶囊：100mg，2次/日，口服。

九诊：2013年10月8日。停经60天，超声示宫内妊娠，收住院，保胎治疗。

后随访，顺产1子。

四、诊疗品析

【病案品析】

本案例为年未老而"身"已衰，提前步入七七之年，源于外感六淫或内伤七情或生活失度，以及先天禀赋不足等导致肾虚。肾主生殖，肾虚冲任脉虚，胞脉失养，不能成孕，故婚久不孕；"月经全借肾水施化，肾水既乏，则经血日以干涸"，故见闭经；"胞络者系于肾"，肾虚血枯，任带失养，故带下量少。治疗遵循"欲其不枯，无如养营；欲以通之，无如充之，但使雪消则春水自来，血盈则经脉自至"，故以补肾养血为主，方选四二五合方加鹿角霜、紫河车等血肉有情之品。方中用五子衍宗丸补肾气，其中枸杞子既能滋肾阴，又能补肾阳，谓其"滋阴，不致阴衰；兴阳，常使阳举"；菟丝子平补肝肾阴阳，药性不燥不腻，且平补中又具收涩之性，故为治疗肝肾不足、下元不固之良药；五味子，酸甘化阴能益气生津，既能滋肾水，且能补肾气之不足；覆盆子，功能补益肝肾、固精，既有补益之功，又有收敛之义，且温肾而不燥、固精而不凝；车前子，能养阴滋补肝肾，"用通于闭之中，用泻于补之内，水去则肾气自利"；配合仙茅、淫羊藿补肾壮阳，仙茅"专入命门"，温肾助阳，祛寒除湿，为"阴中阳也"，故助阳而不至阳亢；淫羊藿"补肾而壮元阳"，补而不峻，助阳而不伤阴，与五子衍宗丸相合既补肾阴，又补肾阳，补肾阳能鼓动肾气，补肾阴能增加津液。方中用四物汤意在加强养血益阴之效，其中熟地黄甘温味厚，而质柔润，长于滋阴养血；当归补血养肝，和血调经，与熟地相合既增补血之力，又可调理冲任；白芍养血柔肝和营；川芎活血行气，通达气血。其中地、芍为阴柔之品，与辛温之归、芎相配，则补血而不滞血，和血而不伤血，四药配合，滋而不腻、补中有通、刚柔相济、阴阳调和，使营血自生，共奏补血活血调经之功。血肉有情之品鹿角霜味咸性温，入肝肾经，禀纯阳之质，含生发之气，既善补肾阳而温养督脉，又擅补肝肾、益精血而健骨强筋，为元阳不足、精血亏虚之要药；紫河车味甘咸、性温，本人之血气所生，故能大补气血，乃大补五脏及气血佳品，治一切虚劳损极，恍惚神志，体现了《黄帝内经》"形不足者，温之以气，精不足者，补之以味"的论治宗旨。全方阴中有阳，阳中有阴，阴阳并调，气血同治，温而不燥，冀阴平阳秘，诸症得除，胎孕乃成。

激素补充治疗（HRT）是目前临床上最常用的治疗POI的方法，戊酸雌二醇/雌二醇环丙孕酮片通过发挥小剂量雌激素作用，对卵泡发育起促进作用，增加体内分泌的激素量，让已停止生长的卵泡得到重新发育，进而达到增强卵巢FSH受体功能及含量，阻断高促性腺激素恶性循环的作用，调节卵巢对促性腺激素的敏感性。

六诊时卵巢功能明显改善，故予促排卵助孕治疗。注射用尿促性素（HMG）的主要成分为促卵泡生成素与促黄体生成素，能促卵泡发育。

"男女生育，皆赖肾气作强""男子以精为主，女子以血为主，阳精溢泻而不竭，阴血时下而不愆，阴阳交畅，精血合凝，胚胎结而生育滋矣。"坐胎方具有补肾填精之功。方中巴戟天、仙茅补肾阳，益肾精；鹿角霜温补督脉，填精益血；紫河车"禀受精结孕之余液，得母之气血居多，故能峻补营血"；淫羊藿"乃手足阳明少阴、三焦命门药也……女子阴衰，艰于子嗣者，皆宜服之"；枸杞子"味甘微辛，气温，可升可降。味重而纯，故能补阴；阴中有阳，故能补气，所以滋阴而不致阴衰，助阳而能使阳旺"；当归"味甘而重，故能补血，其气而辛，故又能行血，补中有动，行中有补，为血中之要药"；黄芪、太子参、白术健脾补气；丹参、鸡血藤、香附理气活血，使气机调畅，补而不滞；甘草益气补中，调和诸药。全方补肾填精、益气养血，并理气活血，以防补益滞碍气血运行。

七诊时卵泡业已成熟，于中药方中加入附子助阳，红花活血利阴阳转化，桔梗宣利肺气以利卵泡排出。人绒毛膜促性腺激素结构与LH相似，可诱发排卵。天然黄体酮胶囊为孕激素制剂，在月经周期后期使用可使子宫内膜腺体生长，子宫充血，内膜增厚，为受精卵植入做准备。后继坐胎方合宁心安神之品助孕卵着床，终"天地氤氲，万物化醇，男女媾精，万物化生"而孕成。

【小结】

POI的发生以"肾虚为本"，肾虚导致经闭不行，甚而不孕，主张早干预、早治疗。张晋峰治疗本病早期多应用四二五合方补肾养血、益阴生精。方中四物养血；五子衍宗丸合仙茅、淫羊藿温补肾阳。如此调治2个疗程以上，待卵巢功能恢复后予中西医结合促排卵助孕，以HMG、HCG助卵泡发育，助排卵，待排卵后予坐胎方补肾助孕助着床，常能取得满意效果。后期基于"肾藏精，主闭藏；肝藏血，主疏泄；心藏神，主血脉""肝乃肾之子，心之母也……肝气往来于心肾之间，自然上引心而入于肾，下引肾而入于心"的认识，遵循心、肝、肾三脏功能正常，方能使精血充足，气血调和，阴阳平衡，从而促使月经正常来潮。

另一方面，张晋峰认识到POI的发生除以肾虚为本外，尚兼有肝、心功能的失调，提出POI以HRT治疗疗效可观，但卵巢功能的恢复及卵巢功能衰退的延缓治疗时间长、难度大，拟毓坤抗衰汤以补肾、调肝，兼以宁心治疗本病，发挥了中医药辨证论治、整体观念、多系统调理的优势。

黄体功能不全性不孕

黄体功能不全（Luteal phase defect，LPD）又称黄体期缺陷，是指卵巢排卵后，所形成的黄体功能不健全或萎缩过早，分泌的孕激素不足，子宫内膜分泌期反应不良，导致孕卵着床和早期生长发育难以维持等，常表现为月经失调、不孕、先兆流产及复发性流产等，是导致女性不孕的重要原因之一。LPD性不孕在育龄期妇女中，发病率约为10%。

一、西医概述

西医认为LPD是下丘脑-垂体-卵巢轴功能失衡的一种病理改变，病因纷繁复杂，发病机制不完全清楚，可能与神经内分泌因素、各种细胞因子、免疫因素、微量元素缺乏、植物神经功能紊乱和卵巢血供损伤，克罗米芬的抗雌激素作用等有关。黄体功能不全可导致子宫内膜分泌期反应不良，使孕卵着床困难，从而发生不孕。

诊断依据有：①不孕，或月经周期提前，或月经淋漓不止，或黄体早期少量阴道出血，或早期流产。②基础体温（BBT）双相，但后期上升不典型或高温相<11天。③BBT高温相第6~8天，血清孕酮<10ng/ml。④子宫内膜活检显示分泌反应落后至少2日。具备①，兼具②~④中任两项及以上，结合临床，即可诊断。西医多以黄体酮补充黄体分泌功能进行治疗。

二、辨证分型

古代医籍无"黄体功能不全"这一病名，根据其临床表现，属于中医"月经先期""经期延长""不孕""胎漏""滑胎"等范畴。张晋峰认为黄体功能不全性不孕的病机主要为肾阳虚、肾气亏虚、肾虚血瘀。

1.肾阳虚证

婚久不孕，或易流产，月经周期提前，经量或多或少，色淡暗，质清稀，腰酸困，小腹冷痛，大便溏，带下量多，清稀如水；舌质淡红，苔白，脉沉细。治宜温补肾阳，选用助孕2号方加减。肝气郁结，加郁金、合欢花疏肝解郁；心肾不交，加酸枣仁、百合宁心安神。

2.肾气亏虚证

婚久不孕，月经周期提前，经量或多或少，色暗；头晕耳鸣，腰膝酸软，精神疲倦，小便清长；舌淡、苔薄，脉沉细，两尺脉弱。治宜补肾益气，温养冲任，方选毓麟珠汤加减。

3.肾虚血瘀证

婚久不孕，月经周期提前，经量少，行经时间长，经色淡暗，有血块，腰膝酸软，头晕耳鸣，经行小腹疼痛、拒按，血块排出后疼痛减轻；舌质暗淡有瘀点，苔薄白，脉细涩。治宜补肾活血，方选坐胎方加活血之品。

三、病案实录

🪷 **病案一：黄体功能不全性不孕（肾阳虚证）**

王某，女，28岁。2018年5月1日初诊。

【主诉】未避孕未再孕2年。

【现病史】患者2015年孕40天时自然流产，近2年未避孕未再孕。月经15岁初潮，周期25～27天，经期5～7天，经量较少，色淡暗，经期小腹冷痛、腰酸。末次月经：2018年4月15日。现症：月经周期第17天，畏寒，带下清稀，纳寐好，小便调，大便稀。舌淡红，苔薄白，脉沉细。

【妇科检查】外阴：婚型。阴道：通畅，分泌物量中，色清。宫颈：光滑。宫体：正常大小，活动好，无压痛。附件：双侧附件区未扪及明显异常。

【辅助检查】①性激素（月经周期第3天查）：E_2 36.00pg/ml，LH 2.95mIU/ml，FSH 5.52mIU/ml，T 0.34pg/ml，PRL 11.78ng/ml。

②血清P［月经周期第23天（排卵后7天）查］：6.35pg/ml。

③基础体温呈双相，梯形缓慢上升，当日基础体温已上升。

④输卵管通液：输卵管通畅。

⑤阴道彩超［当日（月经周期第17天）查］：子宫附件未见异常，内膜厚8.0mm，卵泡已排。

⑥男方精液常规：未见异常。

【中医诊断】不孕症（肾阳虚证）。

【西医诊断】继发性不孕，黄体功能不全性不孕，不良孕史。

【辨证分析】肾阳亏虚，冲任失于温养，故流产、久不受孕；肾阳虚不能温煦脏腑，阳虚水泛，水湿下注任带，则带下清稀、大便稀；腰酸、小腹冷痛，脉沉细为肾阳不足之征。治以补肾助阳，方选助孕2号方加减。

【处方】巴戟天15g、川断15g、桑寄生15g、杜仲15g、当归9g、白芍15g、熟地15g、香附12g、艾叶6g、甘草6g、紫石英15g、山茱萸12g、补骨脂15g，10剂，水煎服。

【西医治疗】天然黄体酮胶囊：100mg，2次/日，口服。

二诊：2018年5月11日。月经周期第27天，畏寒缓解，乳房胀痛、心烦，二便调，舌淡红，苔薄白，脉沉细。血HCG检测结果为阴性。

【辨证分析】值经前期，宜去旧生新，于补肾助阳中加益母草活血通经以因势利导。

【处方】上方加益母草15g，7剂，水煎服。

嘱患者停服天然黄体酮胶囊。

三诊：2018年6月1日。末次月经：2018年5月16日。月经周期第17天，畏寒好转，带下清稀，纳寐好，二便调。5月30日阴道彩超示：子宫内膜厚7.2mm；左卵巢内探及卵泡，大小约18mm×16mm。当日阴道彩超示：子宫内膜厚9.3mm；左卵巢内囊性回声区，大小约15mm×13mm（黄体？）。

【辨证分析】正值经前期，为阳长阶段，治以补肾助阳为法，继用助孕2号方。

【处方】巴戟天15g、川断15g、桑寄生15g、杜仲15g、当归9g、白芍12g、熟地12g、香附9g、艾叶9g、甘草6g、紫石英15g、山茱萸12g，10剂，水煎服。

【西医治疗】天然黄体酮胶囊：100mg，2次/日，口服。

四诊：2018年6月11日。月经周期第27天，无不适。测血HCG，结果呈阳性。

后行彩超检查，结果提示宫内早孕。嘱患者返家养胎，不适随诊。

❀ 病案二：黄体功能不全性不孕（肾气亏虚证）

张某，女，40岁。2018年12月17日初诊。

【主诉】未避孕未再孕2年。

【现病史】近2年性生活规律，未避孕而未再孕。男方检查未见异常。月经13岁初潮，周期25～30天，经期5～6天，量偏多，色暗。末次月经：2018年11年27日。孕4，剖宫产1，人工流产2，胎停育1（2007年孕3月胚胎停育，行清宫术）。现症：精神疲倦，腰骶酸痛，带下量、色、质正常，纳寐尚好，小便清长，夜尿1～2次，大便调；舌质淡红，苔薄白，脉沉弱。

【妇科检查】外阴：婚型。阴道：通畅，分泌物量中，色清。宫颈：光滑。宫体：正常大小，活动好，无压痛。附件：双侧附件区未扪及明显异常。

【辅助检查】①抗精子抗体阴性，抗子宫内膜抗体阴性。

②子宫输卵管造影：双侧输卵管通畅。

③既往BBT双相，高温期9～11天，体温上升时呈爬坡状，仅能上升

0.2℃～0.3℃。

④阴道彩超［当日（月经周期第21天）查］：子宫大小约49mm×46mm×41mm；内膜厚6.0mm；右卵巢内囊性回声区，大小约15mm×12mm（黄体？）。

⑤男方精液常规检查：未见异常。

【中医诊断】不孕症（肾气亏虚证）。

【西医诊断】继发性不孕症，黄体功能不全性不孕症，不良孕史。

【辨证分析】肾气不足，冲任虚衰，不能摄精成孕，而致不孕；冲任失调，血海失司，故月经量多；腰为肾之府，肾主骨，肾虚腰府失养，故腰骶酸痛；肾主气化，肾气不足则精神疲倦、小便清长；舌脉均为肾气不足之象。治以补肾益气，温养冲任，方选毓麟珠汤加减。

【处方】党参15g、白术15g、茯苓12g、甘草6g、当归9g、川芎9g、白芍15g、熟地15g、杜仲15g、川椒6g、菟丝子15g、鹿角霜15g、巴戟天15g，10剂，水煎服。

二诊：2019年1月2日。末次月经：2018年12月28日。现为月经周期第6天，经量少，经色淡红，无血块，无腹痛，轻微腰骶酸痛，疲倦感减轻，二便调。舌质淡红，苔薄白，脉沉弱。

【辨证分析】经将净，胞宫血海空虚，此时宜滋养胞宫精血，宜加滋补肾阴之品。

【处方】上方加石斛12g、黄精12g、知母12g、麦冬12g，10剂，水煎服。

三诊：2019年1月11日。月经周期第15天，疲乏好转，腰骶酸痛减轻，纳寐好，二便调；舌质淡红，苔薄白，脉弱。阴道彩超：子宫内膜厚7mm；左卵巢探及卵泡，大小约18mm×15mm。

【辨证分析】值重阴期，重阴转阳时，当补肾活血，加用桂枝茯苓胶囊以活血助阳促进排卵。

【处方】上方，2剂，水煎服。

【中成药】桂枝茯苓胶囊：0.93g，3次/日，口服。

四诊：2019年1月13日。月经周期第17天，无不适。阴道彩超：子宫内膜厚8.5mm；左卵巢内囊性回声区（黄体？），大小约17mm×16mm。

【辨证分析】值经前期，阴盛阳生渐至重阳，继以补肾益气，温养冲任而助孕，守首诊方。

【处方】党参15g、白术15g、茯苓12g、甘草6g、当归9g、川芎9g、白芍15g、熟地15g、杜仲15g、川椒6g、菟丝子15g、鹿角霜15g、巴戟天15g，10剂，水煎服。

【西医治疗】天然黄体酮胶囊：100mg，2次/日，口服。

五诊：2019年2月24日。此月经周期BBT双相，高温期12天，体温上升时呈爬坡状，体温最高可上升0.6℃。月经周期第27天，抽血检验，血HCG 36mIU/ml，孕酮27.22ng/ml。嘱患者1周后复诊。

后行彩超检查提示宫内早孕，嘱患者归家养胎，不适随诊。

病案三：黄体功能不全性不孕（肾虚血瘀证）

褚某，女，26岁。2019年4月5日初诊。

【主诉】未避孕而未孕1年余。

【现病史】患者结婚1年，未避孕而未孕。曾于外院就诊，妇科彩超提示子宫附件未见异常；监测卵泡，排卵正常。月经14岁初潮，平素周期30天，经期7～9天，量少，经色紫暗，夹血块，经行下腹冷痛喜温、腰酸。末次月经：2019年3月22日。现症：月经周期第15天，腰酸，带下量少，纳好，寐欠佳，二便调。舌质暗淡有瘀点，苔薄白，脉细涩。

【妇科检查】外阴：婚型。阴道：通畅，分泌物量中。宫颈：光滑。宫体：正常大小，活动好，无压痛。附件：双侧附件区未扪及明显异常。

【辅助检查】①既往BBT双相，高温期偏短。

②输卵管通液：双侧输卵管通畅。

③阴道彩超：子宫大小约65mm×45mm×40mm；内膜厚8mm；右卵巢内探及囊性回声区（黄体？），大小约16mm×14mm。

④男方精液常规：未见异常。

【中医诊断】不孕症（肾虚血瘀证）。

【西医诊断】原发性不孕症，黄体功能不全性不孕症。

【辨证分析】肾气亏虚，不能摄精成孕，故不孕；肾阳不足，致行经时下腹冷痛、腰困；阳气不足，阴寒内盛，寒凝血瘀，故月经量少；瘀阻冲任，新血难安，故经期延长；瘀血阻滞，气血运行不畅，故经色紫暗有血块，下腹疼痛；舌质暗淡有瘀点，脉细涩均为肾虚血瘀之象。治以补肾活血，方选坐胎方加活血之品。

【处方】巴戟天15g、鹿角霜15g、党参15g、黄芪12g、仙茅12g、淫羊藿12g、紫河车6g、白术15g、枸杞子15g、菟丝子15g、当归9g、香附9g、丹参9g、鸡血藤15g、赤芍15g，10剂，水煎服。

【西医治疗】地屈孕酮片：10mg，2次/日，口服。

二诊：2019年4月15日。月经周期第25天，舌质暗淡有瘀点，苔薄白，脉细涩。血HCG检验结果为阴性。

【辨证分析】值经前期，加益母草、川牛膝活血通经以因势利导。

【处方】上方加益母草15g、川牛膝15g，7剂，水煎服。

嘱患者停服地屈孕酮片。

三诊：2019年5月4日。末次月经：2019年4月25日，量中，色暗红，痛经、腰酸缓解。现月经周期第13天，带下量中，色清，纳眠可，二便调，舌质暗淡有瘀点，苔薄白，脉细涩。上次月经周期BBT双相，高温相为14天。阴道彩超：子宫内膜厚7mm，左卵巢内可见大小约18mm×16mm的卵泡。

【辨证分析】上症好转，经量增加，正值的候期，首诊方加红花活血化瘀，以促卵泡排出。

【处方】巴戟天15g、鹿角霜15g、党参15g、黄芪12g、仙茅12g、淫羊藿12g、紫河车6g、白术15g、枸杞子15g、菟丝子15g、当归9g、香附9g、丹参9g、鸡血藤15g、赤芍15g、红花6g，2剂，水煎服。

【中成药】桂枝茯苓胶囊：0.93g，3次/日，口服。

四诊：2019年5月9日。月经周期第15天，无明显腰酸。舌质暗淡有瘀点，苔薄白，脉细涩。阴道彩超：子宫内膜厚9mm；左卵巢内囊性回声区（黄体？），大小约15mm×14mm。

【辨证分析】值排卵后重阳期，仍为肾虚血瘀证，继以补肾活血为治。

【处方】上方去红花，10剂，水煎服。

【西医治疗】地屈孕酮片：10mg，2次/日，口服。

五诊：2019年5月19日。月经周期第25天，抽血检验，HCG 15mIU/ml，孕酮17.22ng/ml。嘱患者1周后复诊。

后行彩超检查提示宫内早孕，嘱患者归家养胎，不适随诊。后随访，足月分娩一子。

四、诊疗品析

【病案一品析】

《圣济总录》云："妇人所以无子者，冲任不足，肾气虚寒也。"盖为肾阳虚致不孕也。黄体期是阴充阳长，肾阳渐旺，胞宫温暖待孕的阶段，若肾阳不足，阴转阳迟缓致黄体功能不全，基础体温呈现升而不稳，为时短暂，胞宫不暖，难以受孕。此患者素体阳虚，加之堕胎伤肾，则肾阳虚弱更甚，命门火衰，冲任失于温煦，胞宫冲任气血失调，而致不孕。治宜温肾暖宫、调补冲任、调理气血，选用助孕2号方治疗。方中巴戟天、川断、桑寄生、杜仲、紫石英、山茱萸温补肾阳；当归、白芍、熟地养血活血；艾叶温经散寒；香附理气使补而不滞；甘草调和诸药；因大便稀，故另加补骨脂温肾助阳、温脾止泻。诸药合用，共奏温补肾阳，暖宫助孕之功。三诊时，脾得肾阳温煦，大便复常，故以助孕2号方原方温肾。结合黄体酮胶囊维持黄体功能而求嗣成。

【病案二品析】

肾为先天之本。肾藏精，精化气，肾中精气主宰人体的生长、发育与生殖。肾气盛，则肾之阴阳平衡，冲任二脉通盛，精血方能注入胞宫。该患者多产伤肾，肾气不足，肾气亏虚则冲任失调、气血失和，不能摄精成孕。治以补肾益气，方选毓麟珠汤加减。方中四物汤养血，四君子汤健脾益气；菟丝子、杜仲温养肾气，调补冲任；鹿角霜、川椒、巴戟天补命门之火，温煦胞宫。诸药相合而达温养先天肾气以生精，培补后天脾气以化血，使精血充足，冲任得养，胎孕可成。二诊时患者为经后期，加用滋补肾阴之品滋养胞宫，以促进卵泡生长。三诊时正值重阴转阳之期，加用桂枝茯苓胶囊以活血助阳促进排卵。按中医周期序贯调治，五诊时患者成功受孕。

【病案三品析】

该案例患者先天禀赋不足，肾精亏虚，气化乏源，精血不足，无力激发、推动脏气，脏腑气机出入升降失常，血失流畅，脉道涩滞而成瘀，脉络瘀阻，冲任不畅，胞宫瘀滞，不能摄精成孕。方选坐胎方加味，全方补肾填精，益气和血，加赤芍合方中丹参、鸡血藤活血散瘀，使瘀血去，新血生，经脉通利，精血充盛，阴阳平衡，精卵滋养有源，黄体得以健全，利于机体受孕。二诊时，未结胞胎，则泻而不藏，经血下泻进入下一周期，故合活血通经之品。再

第六章 不孕症

167

经一周期补肾活血，五诊时已成胎元，则藏而养胎。

【小结】

张晋峰治疗本病注重经前期，即排卵后10天之黄体成长期，此时阳长迅猛，阴阳俱盛，治以温肾阳为主，配合天然黄体酮胶囊或者地屈孕酮片维持黄体功能以助受精卵着床。排卵10天后若证实未怀孕，则继续维持阳长，并理气活血，调节冲任气血，为下一周期排经、受孕奠定良好基础。

多囊卵巢综合征

多囊卵巢综合征是育龄期妇女常见的以发病多因性、临床症状多态性为主要特征的内分泌代谢疾病。基本病理特征是体内雄激素过多和持续无排卵状态。临床常表现为月经稀发、闭经、不孕、痤疮、多毛、肥胖、卵巢呈多囊改变、高雄激素血症，同时可伴有胰岛素抵抗、血脂升高等代谢异常，是2型糖尿病、心脑血管疾病及子宫内膜癌发病的高危因素。多囊卵巢综合征是涉及诸多因素的育龄期妇女常见的终身性疾病，也是造成女性月经不调和不孕的常见原因。

一、西医概述

多囊卵巢综合征的确切病因尚不明确。诊断标准有：①稀发排卵或无排卵；②高雄激素的临床表现和/或高雄激素血症；③超声表现为多囊卵巢，卵巢体积＞10ml，可见大于等于12个直径2~9mm的卵泡。上述三条中符合两条，并排除其他高雄激素病因后即可诊断为多囊卵巢综合征。本病目前没有有效治愈方案。

二、辨证分型

本病中医学归属于"月经后期""闭经""崩漏""不孕"等范畴，多发生于育龄期妇女。张晋峰认为多囊卵巢综合征所致不孕的基本病机为本虚标实，以肾虚为本，痰湿、肝郁、血热为标。临证以脾虚痰湿证、阴虚血热证、肝郁化火证多见。

1.脾虚痰湿证

经行后期，甚至闭经，婚久不孕，形体肥胖；带下量多，色白、质黏、无臭；头晕心悸，胸闷泛恶，面目虚浮或㿠白，体倦乏力，舌胖，苔白腻，脉沉滑。治宜健脾化痰除湿，选用苍附导痰汤化裁。

2.阴虚血热证

月经稀少，渐至闭经，婚久不孕，多毛，痤疮，伴腰酸腿软，头晕耳鸣，带下量少或无，口干，五心烦热，便秘，舌质暗红，脉沉细。治宜滋阴清热，活血调经，方选瓜石六味汤加减。

3.肝郁化火证

月经稀少甚至闭经，婚久不孕，多毛，痤疮，头昏，郁郁寡欢，乳房胀痛，心烦，或少量溢乳，经行腹痛，舌红，脉细弦。治宜疏肝清热，活血调经，方选丹栀逍遥散加减。

三、病案实录

❀ **病案一：多囊卵巢综合征、不孕症（脾虚痰湿证）**

陈某，女，27岁。2016年3月1日初诊。

【**主诉**】月经后错，未避孕未孕3年。

【**现病史**】患者结婚3年，性生活正常，未避孕未孕。3年前无明显诱因出现月经错后，周期2～6个月，经量中，经色红，质黏，无痛经，无腰困，经期5～7天，末次月经：2016年1月23日。现症：停经40余天，腹部及乳房无不适，带下量多，无异味，纳寐好，二便调。舌淡胖有齿痕，苔白腻，脉沉滑。

【**妇科检查**】外阴：婚型。阴道：通畅，分泌物量多，色白。宫颈：光滑。宫体：前位，正常大小，无压痛。附件：双侧附件未触及明显异常。

【**辅助检查**】①白带常规：未见异常。

②妇科彩超：双卵巢呈多囊改变。

③性激素：LH/FSH>3；T 0.75ng/ml。

【**中医诊断**】不孕症，月经后期（脾虚痰湿证）。

【**西医诊断**】多囊卵巢综合征，不孕症。

【**辨证分析**】脾虚运化失职，水湿停滞，酿成痰饮，阻滞冲任，胞脉不通致婚久不孕，经行延后；带下量多，色白质黏，舌胖边有齿痕，苔白腻，脉沉滑，为脾虚痰湿之征，治宜健脾祛痰除湿；痰湿壅滞，血行不畅，故宜活血通经，方予苍附导痰汤合免怀汤化裁。

【处方】苍术15g、香附15g、陈皮9g、半夏9g、茯苓15g、胆南星6g、丹参15g、赤芍15g、川牛膝15g、红花9g、益母草15g、车前子15g，7剂，水煎服。

二诊：2016年3月9日。患者服药后月经未潮，现停经46天，无不适，舌胖边有齿痕，苔黄腻，脉沉滑。

【辨证分析】舌脉为痰湿中兼夹热之象，治当健脾祛痰，清热除湿，故加黄芩清热燥湿。

【处方】上方加黄芩15g，10剂，水煎服。

【西医治疗】天然黄体酮胶囊：100mg，口服，2次/日，连用5天。

三诊：2016年4月20日。末次月经：2016年4月15日。现月经周期第6天，经净1天。舌淡胖有齿痕，苔白腻，脉沉滑。

【辨证分析】舌之热象已除，故去清热之品黄芩；胞宫宜藏，故去活血通经之品益母草、红花；痰滞日久，故继以健脾化痰、活血调经。

【处方】上方去黄芩、益母草、红花，20剂，水煎服。

本方连续服用3个月经周期。

【西医治疗】炔雌醇环丙孕酮片（达英–35）：1片/日，口服，连服21天后等月经来潮。连续服用3个月经周期。

四诊：2016年7月20日。患者停炔雌醇环丙孕酮片后月经今日来潮，经量、经色、经质同前，舌淡胖有齿痕，苔白腻，脉沉滑。

【辨证分析】正值经期，宜因势利导，活血通经，使胞宫泻而不藏，予五味调经散加味治疗。

【处方】丹参15g、赤芍15g、五灵脂15g、山楂6g、香附15g、艾叶9g、泽兰叶15g、益母草15g、苍术15g，5剂，水煎服。

五诊：2016年7月25日。现月经周期第6天，经净。舌淡红，苔薄白，脉沉滑。

【辨证分析】自舌象知痰湿邪已祛，值经后期，胞宫、血海空虚，子宫宜藏，此期以补肾滋阴养血为主，予助孕1号方加减。

【处方】熟地15g、山药15g、山茱萸9g、白芍15g、白术15g、菟丝子15g、覆盆子15g、香附15g、鹿角霜15g、知母15g、丹参15g、麦冬15g、苍术 15g，7 剂，水煎服。

【西医治疗】来曲唑：5mg，1 次/日，口服，连用 5 天。

六诊：2016 年 8 月 2 日。月经周期第 14 天，无不适，舌淡红，苔白，脉沉滑。彩超：右侧卵巢探及大小约 22mm×20mm 的无回声区。

【辨证分析】服药后卵泡发育良好，此为"的侯"，当活血化瘀，促使卵泡排出。

【处方】丹参 15g、赤芍 15g、桃仁 15g、红花 6g、香附 15g、皂刺 9g、桔梗 15g、桂枝 9g，3 剂，水煎服。

【中成药】桂枝茯苓胶囊：3 粒，3 次/日，口服，连服 3 日。

七诊：2016 年 8 月 4 日。现月经周期第 16 天，无不适，舌淡红，苔白，脉沉滑。彩超示右侧卵巢内卵泡已排。

【辨证分析】用药后卵泡排出，值经前期，治当补脾益肾，调经种子，以坐胎方化裁。

【处方】黄芪 15g、党参 15g、炒白术 15g、当归 9g、巴戟天 15g、枸杞子 15g、鹿角霜 15g、紫河车 6g、艾叶 9g、仙茅 15g、淫羊藿 15g、香附 15g、甘草 6g、鸡血藤 15g、丹参 15g，7 剂，水煎服。

八诊：2016 年 8 月 23 日。患者停经 38 天，下腹坠胀，伴腰困、四肢乏力、面色无华，舌淡红，苔白，脉沉滑。抽血检验，结果示 HCG 130.22mIU/ml，E_2 246pg/ml，P 11.94ng/ml。诊断为早孕，予安胎治疗。

1 年后电话随访，患者顺产 1 名健康男婴。

❀ 病案二：多囊卵巢综合征、不孕症（阴虚血热证）

李某，女，27 岁。2016 年 6 月 28 日初诊。

【主诉】月经稀发，未避孕未孕 2 年。

【现病史】婚后 2 年未避孕未孕，性生活规律，男方检查无异常。既往月经规律，近 2 年月经稀发，周期 90 天左右，经期 7 天，量中，色暗，无血块，无痛经。末次月经：2016 年 6 月 1 日。现症：月经周期第 28 天，腰酸腿软，头晕耳鸣，带下量少，阴道干涩，口干，心烦，纳寐好，便秘，痤疮，舌暗红，脉沉细数。

【妇科检查】外阴：婚型。阴道：通畅，分泌物量少。宫颈：光滑。宫体：后位，正常大小。附件：双侧附件未触及明显异常。

【辅助检查】①白带常规：未见异常。

②妇科彩超：子宫内膜厚5.1mm；双卵巢呈多囊改变。

③性激素：LH/FSH>3；T 0.54ng/ml。

【中医诊断】不孕症（阴虚血热证）。

【西医诊断】不孕症，多囊卵巢综合征。

【辨证分析】阴虚生内热，血海蕴热，故婚久未孕；阴虚不足，不能上荣，故头晕耳鸣；带下量少、阴道干涩，为肾阴虚之征；口干、便秘为胃中有热；舌暗红，脉细数为热阻血瘀，脉络不畅。辨为阴虚血热证，当滋阴清热，活血调经，方予瓜石六味汤加活血药物化裁。

【处方】瓜蒌15g、石斛15g、生地15g、瞿麦15g、玄参15g、麦冬15g、车前子9g、黄连6g、益母草15g、泽兰叶15g、川牛膝15g，10剂，水煎服。

【西医治疗】炔雌醇环丙孕酮片（达英-35）：1片/日，口服，连服21天。

二诊：2016年7月5日。患者服药后无明显不适，余症同前，舌暗红，脉沉细数。

【辨证分析】仍为阴虚血热证，当滋阴清热，活血调经，继予瓜石六味汤加活血药物化裁。

【处方】上方，继服20剂。

三诊：2016年8月4日。末次月经：2016年7月28日。痤疮明显改善，腰酸腿软、头晕耳鸣减轻，纳寐好，二便调，舌暗红，脉沉细数。

【辨证分析】月经周期第8天，适值经后期，胞宫、血海空虚，子宫宜藏。此期以补肾滋阴养血为主，予助孕1号方加减。

【处方】熟地15g、山药15g、山茱萸6g、白芍15g、白术15g、菟丝子15g、覆盆子15g、香附15g、鹿角霜15g、丹参15g、紫石英15g、车前子15g、丹参15g、巴戟天15g，7剂，水煎服。

四诊：2016年8月9日。月经周期第13天，彩超示左侧卵巢可见大小约21mm×19mm的无回声区；子宫内膜厚8.5mm。

【辨证分析】药后卵泡发育良好，此为"的候"，当活血化瘀，促使卵泡排出。

【处方】丹参15g、赤芍15g、桃仁12g、红花6g、香附15g、皂刺12g、桔梗15g、桂枝9g，3剂，水煎服。

【中成药】桂枝茯苓胶囊：3粒，3次/日，口服，连服3日。

五诊：2016年8月12日。患者月经周期第16天，彩超示左侧卵巢卵泡已破；子宫内膜厚9.3mm。

【辨证分析】卵泡排出，治当温补肾阳，调经种子，以坐胎方化裁。

【处方】黄芪15g、党参15g、炒白术15g、当归9g、枸杞子15g、巴戟天15g、鹿角霜15g、紫河车6g、艾叶9g、仙茅15g、淫羊藿15g、香附15g、甘草6g、丹参15g，7剂，水煎服。

六诊：2016年8月30日。患者停经34天，伴腰困、下腹坠胀。尿妊娠试验结果阳性。考虑胎动不安，予安胎治疗。

1年后随访，患者顺产1名健康男婴。

❧ **病案三：多囊卵巢综合征、不孕症（肝郁化火证）**

陈某，女，30岁。2018年4月8日初诊。

【主诉】月经稀发3年，未避孕未孕2年。

【现病史】3年前无明显诱因出现月经错后，周期30～90天，经期6～7天，经量中，色鲜红，无血块，无痛经，无腰酸。结婚2年未避孕未孕，男方检查无异常。末次月经：2018年2月4日。现症：停经2月余，头晕，郁郁寡欢，乳房胀痛，心烦，少量溢乳，纳寐好，二便调，痤疮，舌红，苔白，脉弦数。

【妇科检查】外阴：婚型。阴道：通畅，分泌物量少，色白。宫颈：光滑。宫体：后位，正常大小。附件：双侧附件未触及明显异常。

【辅助检查】①白带常规：未见异常。

②妇科彩超：子宫内膜厚5.5mm；双卵巢呈多囊改变。

③性激素：LH/FSH>3；T 0.5ng/ml。

【中医诊断】不孕症，月经后期（肝郁化火证）。

【西医诊断】多囊卵巢综合征，不孕症。

【辨证分析】肝郁日久化火，冲任不调，气血失和致婚久不孕，经行延后；郁郁寡欢，乳房胀痛，心烦，少量溢乳，经来腹痛，舌红，脉弦数，为肝郁化火之征。治当疏肝清热，活血调经，予丹栀逍遥散化裁治疗。

【处方】丹皮9g、栀子15g、当归9g、白芍15g、柴胡9g、茯苓15g、白术

15g、甘草6g、益母草15g、川牛膝15g、苍术15g、香附15g，10剂，水煎服。

二诊：2018年4月28日。月经未至，乳房胀痛和心烦好转，纳寐尚好，二便调，舌红，苔白，脉弦数。B超：子宫内膜厚8.9mm，左侧卵巢可见大小约21mm×19mm的无回声区。

【辨证分析】症虽减，然仍为肝郁化火证，治当疏肝清热，活血调经，继予丹栀逍遥散化裁治疗。

【处方】上方，继服10剂。

嘱患者明、后两日同房。

三诊：2018年5月22日。停经3月余，感下腹坠胀，腰困，乳房微胀，心情烦躁，舌红，苔白，脉弦滑。自测尿早孕呈阳性。抽血检验：HCG 4207.23mIU/ml，E_2 473pg/ml，P 10.69ng/ml。考虑早孕，予安胎治疗。

1年后，因产后缺乳来诊，自述剖宫产1健康女婴。

四、诊疗品析

【病案一品析】

本病例为脾虚痰湿阻滞证，脾虚不能运化水湿，痰湿内阻胞宫。《丹溪心法·子嗣》云："若是肥盛妇人，禀受其甚厚，恣于酒食之人，经水不调，不能成胎"。张晋峰认为此类疾病，病在脾、肾。脾肾阳气虚衰，造成体内水液代谢失常，痰湿阻滞经脉，阻碍卵子的发育、成熟及排出。只有化痰除湿，温化脾肾，胞宫气血调达，卵子才能正常排出。

张晋峰在一诊中运用苍附导痰汤合免怀汤化裁治疗。苍附导痰汤出自叶天士《女科全书》，方中苍术燥湿健脾，香附理气散结，二者合用以开下焦及经脉之痰，共为君药；二陈汤辅之健脾化痰，痰湿化，气机畅，则经血调和；胆南星辛烈，走经络，除痰通血脉，合丹参、牛膝、红花、赤芍祛瘀化痰，引血下行。经前期宜因势利导，再加益母草、车前子活血利水，

二诊时，月经未来潮。考虑月经稀发日久，予天然黄体酮胶囊撤退性出血。因痰湿夹热，首诊方加黄芩清热。

三诊时，热象已除，痰湿未消。值经后期，去益母草、红花。痰湿沉疴已久，连续服用该方三个月经周期以健脾除痰湿。

四诊时为行经期，重阳转阴，子宫泻而不藏，排出经血，瘀去新生，新的周期开始，经血排出彻底，新血得以化生。张晋峰认为此期应因势利导，活血调经，推气行血，使胞宫泻而不藏，故以五味调经散加味治疗。方中苍术化痰祛湿；丹参、赤芍、五灵脂、益母草、泽兰叶活血通利；山楂、香附行气解郁活血；艾叶温经活血通利，引血下行，使瘀血经水走泄通畅，子宫瘀去方可新生。

　　五诊时为经后期，血海空虚，子宫宜藏，以补肾养血为主，促进阴精的聚集，使阴精增长，当补肾滋阴、养血调冲任为主，用助孕1号方加减治疗。方中熟地、山药、山茱萸、知母、麦冬、白芍养血补肾滋阴；鹿角霜以味补味，为血肉有情之品，可填精养血；白术健脾，以后天养先天；菟丝子双补肾阴、肾阳；覆盆子补肾助阳；当归质润，易之为丹参补血活血；香附、苍术健脾除湿，理气调经。联合来曲唑促进卵泡发育。张晋峰在此证遣方用药上妙处有三：一者，菟丝子、覆盆子的使用，以阴阳互根互用理论为指导，旨在于阳中求阴；二者，白术健脾之目的在于补后天以养先天；三者，以味补味，加入血肉有情之品补肾填精。

　　六诊时，卵泡接近成熟，予补肾活血，促进阴充阳旺，达到重阴转阳的变化。补肾重在调阴阳，活血行气破卵。卵子发育成熟需要肾阳的鼓舞，气血畅达，活血破瘀才能使卵子突破卵巢表面而排出。肾阳主动，肾精充沛，阳动有力，重阴转阳，卵子得破。方中丹参、赤芍、桃仁、红花活血破瘀；香附、皂刺、桔梗活血理气通络；桂枝鼓舞阳气。配合桂枝茯苓胶囊活血通络破瘀，药后卵泡排出。嘱患者把握"的候"，顺势而施。

　　七诊时值经前黄体期，张晋峰在此期以补肾阳，调冲任，助胎孕为主。此期阴盛阳生渐变为阴阳俱盛。孕卵植入、着床有赖于肾气充盈，肾阳推动有力。方中淫羊藿、巴戟天、仙茅温肾助阳；鹿角霜、紫河车血肉有情之品温肾补精；黄芪、党参、炒白术补气助阳；枸杞子、当归、香附、鸡血藤、丹参理气活血养血；艾叶芳香温热，暖气血，温经脉。诸药相合，共奏补肾阳，调冲任，助胎孕之功。

　　八诊，患者月经未按期而至，抽血检验HCG升高。张晋峰认为婚久不孕之人，孕后急当安胎。

【病案二品析】

本案为阴虚血热所致不孕，治疗应滋阴清热，活血调经。张晋峰在一诊、二诊中运用瓜石六味汤合活血药化裁治疗。方中全瓜蒌性甘，养津润燥，瓜蒌仁又有润肠通便之功；石斛滋阴清热，益胃生津；玄参、麦冬、生地三者养阴增液；黄连清胃热，护津液；益母草、泽兰叶活血通经；瞿麦、车前子、牛膝三者合用有清热活血通经，引血下行之功。全方共奏滋阴清热，活血通经之效。

三诊为经后期，诸症减，以助孕1号方加味补肾滋阴、养血助孕。四诊为经间期，此期重阴转阳，以活血化瘀中药联合桂枝茯苓胶囊活血，并促进阴阳转化。五诊为经前期，此时阳渐长，以坐胎方加减补肾填精助阳，顺而施之，胎孕乃成。

【病案三品析】

女子以肝为先天，七情内伤，肝气郁结，郁而化火，血行不畅，瘀血阻滞冲任，经水不能按时来潮；冲任不能相资，故不孕。张晋峰认为此病在临证时宜注重清热疏肝解郁，并佐以活血化瘀之品，防患于未然。

木郁达之，治疗旨在疏肝清热，活血调经。张晋峰在一诊、二诊中运用丹栀逍遥散加活血药物。方中柴胡疏肝解郁，当归、白芍养血柔肝，三药配合，补肝体而助肝用；白术、茯苓健脾和中，脾健则生化有源，肝血充，肝气调；丹皮、栀子清心除烦，泻火疏郁；益母草、川牛膝活血通经；苍术、香附理气疏郁调经。诸药合用，使肝郁得解，烦热乃除，又佐用活血化瘀药理血调经，则诸症自愈而孕成。

【小结】

张晋峰治疗多囊卵巢综合征所致的不孕，主张首先进行2~3个疗程的辨证调治，然后运用中药调周法助孕，在辨证使用中药的同时，以来曲唑、克罗米芬等西药促卵泡生长。经治疗受孕后，有部分患者出现自然流产、胎停育等，尤以妊娠初期流产率较高，因此多囊卵巢患者孕后主张尽早安胎，以改善妊娠结局。

临床中，多囊卵巢患者大多形体肥胖，脂肪堆积过多会加重高胰岛素和高雄激素的程度。雄激素高者，以炔雌醇环丙孕酮片、炔雌醇屈螺酮片等降雄治疗。胰岛素高者，以二甲双胍改善胰岛素抵抗。在药物治疗的同时，调节生活方式也非常重要，患者应合理控制饮食、规律作息、合理运动。

❧ 高泌乳素血症性不孕 ❧

高泌乳素血症是指各种原因导致的血清泌乳素异常升高，是年轻女性常见的下丘脑−垂体内分泌紊乱性疾病，与闭经、不孕症的发生密切相关。该病复发率高，需长期药物治疗。高泌乳素血症导致的闭经及不孕等疾病在临床中诊疗较为棘手。

一、西医概述

各种原因导致血清泌乳素异常升高，大于25μg/L称为高泌乳素血症。临床表现为溢乳、月经紊乱、不孕、头痛，以及视觉障碍等。下丘脑疾病、垂体疾病、原发性甲状腺功能减退症、特发性高催乳素血症，以及创伤、药物等均可致血清泌乳素增高，其中，垂体疾病是最常见的原因，约1/3的患者有垂体微腺瘤。根据临床症状，结合血清学检查可确诊；影像学检查可明确是否存在垂体微腺瘤或腺瘤。治疗前需明确病因，对因治疗，具体措施包括药物治疗、放射治疗和手术治疗。本病治疗较为困难，少数脑垂体肿瘤所致的泌乳素过高极难治愈。

二、辨证分型

中医典籍中无高泌乳素血症的病名，"经水不调不能成胎……气血运行受阻，不能归入血海下为月经，反而上逆为乳汁"，可归属于"闭经""不孕""溢乳""月经不调"等范畴。"夫经水阴血也，属冲任二脉主，上为乳汁，下为月水"，肝经与冲脉交会于三阴交，与任脉交会于曲骨，与督脉交会于百会，肝通过冲、任、督与胞宫相通，而使胞宫行使其藏泻有序的功能。肝体阴而用阳，肝阴不足，肝之疏泄失常，气运不及可致郁；或七情内伤，烦躁忧郁不解，肝郁化火，冲任经血随肝经郁火上逆，不得下行，化为乳汁，被肝经郁火所迫而外溢，以致冲任血海不得满盈，导致月经不能如期；冲任失和则婚久不孕，肝郁气机不畅，上输之精血随气逆郁阻脑部，结为脑部微小癥瘕。故本病的病机为肝经郁火，气机紊乱。临证多见肝经郁火证。症见婚久不孕，月经后期，甚或闭经，溢乳，乳房胀痛，头痛，脑部微小癥瘕，舌红，苔腻，脉弦滑。欲种子者，必先调经，治宜清肝泄热，抑乳调经，方选丹栀逍遥散或柴胡疏肝散加味。肝火旺，加钩藤清热平肝；心神不宁，加百合清热宁心；溢乳，加麦芽回乳。

三、病案实录

 病案：高泌乳素血症性不孕（肝经郁火证）

曹某，女，35岁。2013年6月2日初诊。

【主诉】结婚4年未避孕未孕。

【现病史】平素体健，性情急躁。结婚4年来，性生活正常，未避孕至今未孕，曾做输卵管检查，结果提示双侧输卵管通畅。男方精液常规检查未见异常。月经周期30～90天，经期6天，经量中，经色红，无血块，经前、经期乳房胀痛，无明显痛经。末次月经：2013年5月24日。曾于外院就诊，被诊断为"高泌乳素血症"，始服溴隐亭2.5mg，1次/日，1周后剂量增加至5mg，现服用溴隐亭5mg剂量已1周。现症：月经周期第10天，带下量少，无乳房胀痛，偶溢乳，无头痛、眼花和视觉障碍，口干苦，纳寐好，二便调。舌边红，苔微腻，脉弦滑。

【妇科检查】外阴：婚型。阴道：分泌物量少。宫颈：肥大。宫体：正常大小，质中，活动，无压痛。附件：双侧附件区未触及明显异常。

【辅助检查】①性激素检查：PRL 101ng/ml，余项均在正常范围。

②盆腔彩超：子宫内膜厚5mm，双侧附件区未见明显异常，盆腔积液。

③垂体增强CT：未见异常。

④子宫输卵管造影：双侧输卵管通畅。

【中医诊断】不孕症（肝经郁火证）。

【西医诊断】原发性不孕症，高泌乳素血症。

【辨证分析】肝经郁火上冲，上则乳胀溢乳，下则月水不调而不孕。经前、经期乳房胀痛为肝郁之候；口干苦，舌边红，苔微腻，脉弦滑为肝经郁火之象。证属肝经郁火，气机逆乱，治宜疏肝泻火，抑乳调经，方选丹栀逍遥散加味。

【处方】丹皮9g、栀子9g、柴胡9g、当归9g、白芍12g、茯苓12g、白术15g、薄荷6g、甘草6g、山楂9g、麦芽15g、钩藤15g、百合15g、生地12g、菊花15g，15剂，水煎服。

【西医治疗】溴隐亭：5mg，1次/日，口服。

二诊：2013年7月10日。末次月经：2013年6月22日。经前、经期乳房胀痛缓解，口干而不苦。挤压乳房有少许透明液体，舌脉同前。复查PRL：52ng/ml。

【辨证分析】月经如期，乳胀和溢乳症虽减而证未除，宜继疏肝泻火，抑乳调经。

【处方】上方，继服10剂。

【西医治疗】溴隐亭：5mg，1次/日，口服。

三诊：2013年7月25日。末次月经：2013年7月19日。经前及经期均未出现乳房胀痛。挤压乳房无液体，舌稍红，苔薄腻，脉略弦。复查PRL：30ng/ml。

【辨证分析】月经正常，乳胀和溢乳症除，然舌脉仍系肝经郁火之征，宜继泻肝火，调经助孕。

【处方】上方，继服10剂。

【西医治疗】溴隐亭5mg，1次/日，口服。

四诊：2013年8月28日。末次月经：2013年7月19日。停经40天，无不适，尿妊娠试验阳性。超声示宫内早孕，以益气养血安胎为法治疗，并停用溴隐亭。

后随访，患者顺产1健康女婴。

四、诊疗品析

【病案品析】

患者平素性情急躁，肝经郁火，气机逆乱而成本病，应以疏肝泻火为治。丹栀逍遥散疏肝理脾泻火；钩藤、菊花清热平肝；麦芽健脾行气，回乳消胀；肾为癸水，肝为乙木，乙癸同源，滋肾阴而养肝木，故加生地养阴，兼清热；肝火上扰，心神不宁，故加百合清热宁神；气为血之帅，气滞则血滞，山楂归肝经而入血分，长于健脾胃，行结气，化瘀而不伤新血，有未病先防之意，全方心、肝、脾同治。

溴隐亭属多肽类麦角生物碱，为特异性下丘脑和垂体的多巴胺受体激动剂，能直接作用于腺垂体，抑制功能性和肿瘤引起的泌乳素升高，缩小肿瘤体积，使闭经溢乳妇女月经和生育能力得以恢复。

二诊时月经如期，诸证缓解，继疏肝泻火，抑乳调经，结合溴隐亭治疗而成功受孕。

【小结】

种子必先调经，抑乳调经是治疗高泌乳素血症性不孕的首要措施。张晋峰临证观察到若泌乳素过高，或伴有垂体腺瘤，非单纯中医药所能获效，故主张辨病和辨证相结合，中西医互补，建议必要时口服溴隐亭治疗，以增强疗效，提高受孕率。

张晋峰遵"肝受气于心"，认为肝经郁火与心神有关，肝魂与心神相一致，强调治疗本病宜清肝泻火并宁心安神，必要时心理疏导以稳定情绪，谨防急躁，方能获良效。

第二节　输卵管性不孕

输卵管是女性生殖系统的重要组成部分之一，具有运送精子、拾取卵子，以及把受精卵运送到子宫腔的作用。女性不孕因素中，输卵管因素占40.41%，盆腔感染导致的慢性输卵管炎症、输卵管积水、输卵管与盆腔其他组织的粘连是输卵管性不孕的主要病因，其中，输卵管炎症比较常见。盆腔炎症中的输卵管炎，输卵管管腔粘连、增生、瘢痕形成，破坏了输卵管的结构和功能，输卵管失去其柔软蠕动的生理性能，变得僵硬、扭曲，管腔堵塞，管腔变窄或闭锁，卵子、精子或受精卵的通行发生障碍，导致不孕。

一、西医概述

在女性不孕不育的病因中，炎症占70%，是导致女性不孕的最主要原因。输卵管炎症是导致现代女性不孕的重要因素，其原因为病原菌通过侵袭输卵管及其周围组织，破坏其正常的组织结构和解剖关系，影响其通畅程度及活动度。诊断输卵管性不孕的要点有：婚久不孕且输卵管造影显示输卵管梗阻，或腹腔镜探查输卵管近端存在闭锁性纤维症、结节性输卵管炎、输卵管息肉和角部纤维化，远端存在输卵管周围粘连、伞端内聚、微小病变以及输卵管积水等情况。现代医学治疗输卵管性不孕的方法为直接进入辅助生殖，然而，试管成功率有限且费用高，存在一定的局限性。

二、辨证分型

输卵管为现代医学解剖学名词，属于祖国医学"胞脉"范畴。输卵管性不孕在中医古籍中没有确切描写，但有相似的记录，如《石室秘录》载"任督之间，倘有疝瘕之症，则精不能施，因外有所障也"。由于疝瘕积聚，阻于胞脉，以致精不能施，血不能摄，气血失于敷布，功能失司而难成孕，故无子。张晋峰认为本病的病机为胞脉瘀阻，功能失司，治宜活血通络，缓攻为主。临证多见湿热瘀阻证、气滞血瘀证。

1.湿热瘀阻证

婚久不孕，带下量多，腰困，口干苦，纳呆，便黏，舌红，苔黄腻，脉沉细滑。治宜清热活血，化瘀通络，选用盆炎3号方加活血通络之品。久不受孕，加虫类药活血通络。

2.气滞血瘀证

婚久不孕，情绪不稳，胸胁胀痛，喜叹息，舌淡暗，苔薄，脉细弦。治宜理气活血，化瘀通络，选用盆炎1号方加活血通络之红藤、皂角刺、通草、丝瓜络。

三、病案实录

❀ 病案一：输卵管性不孕（湿热瘀阻证）

高某，女，26岁。2020年4月21日初诊。

【主诉】流产后未再孕2年余。

【现病史】患者2017年因停经60天时查为"胎停育"，故而行药物流产并清宫。术后2年余未避孕至今未再孕，男方精液检查未见异常。2020年1月查及"生殖道支原体感染"，经中西医内外结合治疗，复查支原体转阴。行子宫输卵管通液术，提示双侧输卵管梗阻。2020年3月26日行宫腹腔镜联合诊疗术，术中见双侧输卵管近端梗阻，行宫腔镜下插管，加压通液后疏通输卵管。平素月经规律，经期7天，周期30天，经量中，无痛经。末次月经：2020年4月11日。现症：月经周期第11天，带下量多，色黄，无明显腰腹不适，纳寐好，二便调。舌红，苔黄腻，脉细沉滑。

【妇科检查】外阴：婚型。阴道：通畅，分泌物量中。宫颈：光滑。宫体：正常大小，活动度佳，无压痛。附件：双侧附件未触及明显异常。

【辅助检查】①性激素（2020年1月9日）：FSH 4.68mIU/ml，LH 4.97mIU/ml，E_2 114pg/ml，P 11.36ng/ml，T 0.58 ng/ml。

②甲状腺功能：TSH 3.64。

③阴道分泌物涂片：清洁度Ⅱ度。

④宫颈管分泌物检查：支原体阴性。

⑤盆腔超声：子宫及双附件未见异常，盆腔积液。

【中医诊断】不孕症（湿热瘀阻证）。

【西医诊断】继发性不孕，输卵管梗阻。

【辨证分析】金刃直伤胞宫冲任，湿热瘀阻胞脉致久不受孕，带下量多，色黄，舌脉为湿热瘀结之象，治宜清热祛湿，活血通络。因病程日久，"久病入络"，宜内外并治加强疗效。

【处方】①内服方：忍冬藤20g、红藤15g、苍术12g、川牛膝15g、黄柏12g、薏苡仁20g、柴胡9g、枳壳15g、赤芍15g、甘草6g、蒲黄9g、炒五灵脂15g、元胡15g、川楝子9g、丝瓜络30g、路路通15g，14剂，水煎服。

②妇科灌肠方：红藤30g、忍冬藤30g、当归15g、丹参15g、赤芍15g、桃仁15g、三棱15g、莪术15g、香附15g、木香15g、皂角刺15g、没药9g、乳香9g、土鳖虫9g、水蛭9g，14剂，浓煎直肠滴入（温度30℃）。

③盆炎外敷方：丹参30g、赤芍30g、三棱30g、莪术30g、乳香20g、没药20g、白芷30g、苍术30g、透骨草60g、红藤30g、败酱草30g、连翘30g，3剂，隔水蒸，腹部热敷，每次半小时。

二诊：2020年5月22日。末次月经：2020年5月9日，经量、经色正常。现月经周期第14天，黄带减少，舌稍红，苔薄腻，脉沉细。

【辨证分析】经治黄带减，结合舌脉，为湿热瘀邪未尽，故需祛邪同时扶正，宜继清热祛湿、活血通络，加补肾之品助气化兼能助孕。

【处方】①内服方：上方加巴戟天15g、紫石英15g，7剂，水煎服。

②外治法：同前。

三诊：2020年10月19日。末次月经：2020年10月9日。现月经周期第10天，白带清稀，无腰腹不适。舌边红，苔微黄腻，脉细涩。

【辨证分析】自舌脉知余邪未尽，继以清热祛湿，活血通络，补肾助孕。

【处方】二诊内服方，7剂，水煎服。

四诊：2020年11月26日。末次月经：2020年10月9日。现停经49天，阴道出血10天。行超声检查，提示宫内早孕，诊断为先兆流产，予保胎治疗。

后随访，已生产。

病案二：输卵管性不孕（气滞血瘀证）

张某，女，37岁。2012年12月8日初诊。

【主诉】流产后10年未避孕未再孕。

【现病史】人工流产3次，流产后10年来，性生活正常，未避孕未再孕，多方求医未效。男方精液检查未见异常。外院曾行子宫输卵管造影，结果示左侧输卵管积水，右侧输卵管通而不畅。入我院予宫腹腔镜联合诊疗，术中行盆腔粘连分离，左侧输卵管造口，右侧输卵管宫腔镜插管通液，术后诊断为双侧输卵管梗阻。月经规律，经量、经色正常，无痛经。末次月经：2012年12月2日。现症：月经周期第7天，无腹痛及腰困，带下量少，纳寐好，二便调。舌暗，苔薄，脉弦细。

【妇科检查】外阴：婚型。阴道：分泌物量少。宫颈：光滑。宫体：正常大小，活动度佳，无压痛。附件：双侧附件增厚，无压痛。

【辅助检查】①阴道分泌物涂片：清洁度Ⅱ度。

②盆腔超声：子宫附件未见明显异常。

【中医诊断】不孕症（气滞血瘀证）。

【西医诊断】继发性不孕，输卵管梗阻。

【辨证分析】"女子不孕之故，由伤其冲任也"，多次流产损伤，胞脉阻塞，致多年未孕，结合舌脉，属气滞血瘀证。治宜理气活血、化瘀通络，选用盆炎1号方加通络之品。外治部位"当分十二经""经络穴选……与针灸之取穴同一理"。

【处方】①内服方：丹参15g、当归9g、赤芍15g、木香9g、香附9g、乌药9g、元胡15g、川楝子12g、陈皮9g、甘草6g、红藤15g、通草10g、路路通15g、丝瓜络30g、炒荔核12g、橘核12g，15剂，水煎服。

②隔姜灸：取穴为关元、子宫、三阴交。

二诊：2013年1月10日。末次月经：2013年1月1日。现月经周期第10天，无不适。舌脉同前。

【辨证分析】自舌脉分析，气滞血瘀证候不变，治法同前，宜继理气活血，通络助孕。

【处方】内服方：上方，继服15剂。

经治半年后怀孕，后随访生产。

四、诊疗品析

【病案一品析】

本案例缘于流产损伤胞宫、冲任，湿热之邪乘虚内侵，与余血相搏，湿热瘀血阻滞胞宫、胞脉，两精不能相合，胞宫不能摄精成孕；湿热下注冲任，故黄带量多。治以盆炎3号方清热祛湿，活血化瘀，"久病入络"故加红藤、丝瓜络、路路通通络，全方清热祛湿，活血通络。外治"可与内治并行，而能补内治之不及"。肺与大肠相表里，中药直肠滴入经直肠吸收，通过经脉上输于肺，再通过肺的宣发作用输布全身，同时药物渗透盆腔，直达病所。妇科灌肠方具有清热解毒、活血化瘀之功，更加藤类、虫类药，如红藤、忍冬藤、土鳖虫、水蛭活血通络，加强疗效，缩短疗程。

经络"内属脏腑，外络肢节，沟通表里，贯穿上下"，是人体营卫气血循环运行出入的通道，中药热敷疗法体现了中药治疗和穴位刺激的优点，避免了口服药物胃肠刺激的不良反应。盆炎外敷方具有行气活血，利湿消肿，通络止痛的功效。

二诊、三诊继清热祛湿，活血通络，同时扶正以祛邪，加用补肾助孕之紫石英、巴戟天，邪去正复而孕成。

【病案二品析】

"血脉流通，病不得生"。胞脉为肝经所属，多次流产金刃数伤胞宫、胞脉，加之多年未孕致肝郁不舒，气机不畅。气郁则血行不畅，瘀血阻滞胞脉，两精不能相合而不孕。治宜行气化瘀，消癥除障，使气血宣行。"久病必虚"，宜缓攻则不伤气血，故临证选和缓的调气化瘀通络之品。该例患者不孕病程长，年龄偏大且怀孕需求急迫，曾多方求治未果，故先行宫腹腔镜联合检查以明确不孕原因，疏通输卵管。术后发挥中医优势，予盆炎1号方理气活血，加红藤、通草、路路通、丝瓜络活血通络以疏通胞脉。

穴位是经络运行通路中的交汇点，是"肺气所发"和"神气游行出入"的场所，故凡病"药之不及，针之不到，必须灸之"。取穴为关元、子宫穴、三阴交，隔姜灸通过对相应穴位的持续温灸，疏通痹阻的经络气血，起到活血化瘀、通络散结之效。

经治半年，胞脉功能恢复，胎孕乃成。

【小结】

继发性不孕首先考虑输卵管阻塞或功能破坏，任何影响输卵管通畅和功能的因素，均可导致不孕。输卵管性不孕是女性不孕的重要因素，病位在胞脉，系外邪侵袭胞宫、冲任，瘀血阻滞胞脉，两精不能相搏，胞宫不能摄精成孕。张晋峰提倡无论何证均不离活血通络，临证宜内外并治，整体和局部结合施治。内服中药的同时结合中药腹部热敷、隔姜灸，以及中药直肠滴入使得药物直达病所。对于久不孕育者，建议中西医结合治疗，首先行宫腹腔镜联合诊疗术，末端梗阻者行造口术，近端梗阻者行宫腔镜下插管术。现代药理业已证实活血化瘀中药能祛瘀生新，改善盆腔微循环；促进局部吞噬细胞增多，有助于粘连组织的消散、吸收；具有抗炎、消肿，解痉镇痛之功；促进病变的纤维组织和结缔组织分解吸收，使输卵管、子宫及盆腔内瘀血阻滞得以疏通，佐证了张晋峰活血化瘀通络思想的科学性。

第三节　盆腔子宫内膜异位症性不孕

子宫内膜异位症是具有生长功能的子宫内膜组织出现在子宫腔以外的部位，绝大多数位于盆腔器官和壁腹膜，以卵巢、宫骶韧带常见，故又称盆腔子宫内膜异位症。临床主要表现为持续加重的盆腔粘连、疼痛、不孕。组织学上是良性的，但却具有增生、浸润、转移及复发的恶性行为，为生育期女性常见疾病之一，发病率为10%~15%。随着刮宫术、输卵管通液术、宫腔镜检查等宫腔操作的增加，其发病率呈现上升趋势。目前发病机制尚不完全明确，为多种致病因素共同作用的结果，存在难治愈、易复发的特点。

一、西医概述

盆腔子宫内膜异位症（简称内异症）患者中，不孕症的发生率为30%~50%。内异症导致不孕的因素较多，包括重度内异症引起的盆腔粘连、解剖异常等而影响受精卵运输，以及早期内异症中盆腔微环境异常所致的排卵障碍、卵母细胞质量下降、受精障碍、黄体功能缺陷、局部免疫环境异常等。另外，内异症中可出现输卵管蠕动功能异常，慢性输卵管炎、积水等病理改变。腹腔镜检查是确诊盆腔内异症的标准方法，术后给予GnRh-α抑制复发，但复发率高，妊娠率低。

二、辨证分型

历代医籍中无"内异症"的病名，散见于"痛经""癥瘕""无子"等范畴。"血瘀之聚……腰痛不能俯仰……小腹里急苦痛，背膂疼，深达腰腹……此病令人无子"。内异症所出现的周期性出血、结节、包块，中医谓之"离经之血"，血聚成瘀，瘀聚成癥。病机为血瘀，瘀阻冲任、胞宫，胞脉受阻，冲任不能相资，两精不能相搏，故而不孕。张晋峰认为"妇人久癥宿痞，脾肾必亏，邪正相搏，牢固不动，气联子脏则不孕，气联冲任则月水不通"。临证多见肾虚血瘀证，症见不孕或伴经行腹痛，经色黑红，有血块，喜热，舌暗或有瘀点，苔白，脉沉细。以温经活血，补肾助孕为主要治则，方选少腹逐瘀汤加减。

三、病案实录

病案一：卵巢型子宫内膜异位症术后，不孕症（肾虚血瘀证）

阴某，女，31岁。2021年2月4日初诊。

【主诉】结婚2年余未孕。

【现病史】患者结婚2年余，性生活正常，未避孕至今未孕。男方精液常规未见明显异常。曾服中药治疗，未奏效，于2020年10月28日住院行宫腹腔镜联合诊疗术，术后诊断为不孕症、卵巢型子宫内膜异位症，口服中成药治疗至今未孕。平素月经规律，经期6天，周期28天，经量中等，有血块，痛经轻微。末次月经：2021年2月1日。现月经周期第4天，经量少，深褐色，少腹喜热，余无不适，纳寐好，二便调。舌淡暗，苔薄，脉细滑。

【妇科检查】外阴：婚型。阴道：分泌物量少。宫颈：光滑。宫体：正常大小，活动度尚好，无压痛。附件：双侧附件区未触及明显异常。

【辅助检查】①甲状腺功能（2020年10月查）：TSH 1.469mIU/ml。

②盆腔彩超（2020年6月查）：左卵巢内囊性回声区，较大者为14.1mm×12.2mm。

【中医诊断】不孕症（肾虚血瘀证）。

【西医诊断】原发性不孕症，卵巢型子宫内膜异位症。

【辨证分析】胞络者系于肾，手术损伤冲任，瘀血阻滞胞宫、胞络，故婚久不孕。胞宫冲任瘀血阻滞，血行不畅，故经色黑红有块；血瘀气滞，不通则痛，故经行腹痛；"血得温而行，得寒而凝"，故少腹喜热；舌淡暗为肾虚血瘀之征。治以温经活血，补肾助孕，予少腹逐瘀汤加减治疗。宿瘀日久，正气已伤，故合定坤丹补肾、益气血。

【处方】当归9g、川芎9g、赤芍12g、延胡索15g、炒蒲黄9g、醋五灵脂15g、牡丹皮12g、盐小茴香6g、炮姜3g、肉桂3g、甘草3g、益母草15g、牛膝15g、续断12g、桑寄生15g、紫石英12g、巴戟天15g，7剂，水煎服。

【中成药】定坤丹：7g，2次/日，饭前口服。

二诊：2021年3月1日。月经周期第29天，少腹不适3天，无腰困及阴道出血，无恶心，纳寐好，二便调。舌淡暗，苔薄，脉细滑。2021年2月28日尿妊娠试验，结果呈阳性。抽血检验：HCG 2200mIU/ml，E_2 238pg/ml，P 24.58ng/ml。考虑早孕、先兆流产，予中西医结合保胎治疗，并嘱其注意休息，定期复查。

后随访，妊娠6个月余，产检正常。

❀ **病案二：卵巢子宫内膜异位囊肿术后复发，不孕症（肾虚血瘀证）**

杜某，女，28岁。2014年7月30日初诊。

【主诉】结婚1年未孕。

【现病史】患者结婚1年，性生活正常，未避孕未孕。男方精液常规未见异常。2014年5月因子宫输卵管造影提示输卵管梗阻及右侧卵巢囊肿，行"腹腔镜卵巢囊肿剥除术＋盆腔粘连松解术"，诊断为双侧卵巢子宫内膜异位囊肿，术后皮下注射亮丙瑞林微球3.75mg抑制复发。2014年6月住院中医综合治疗1个疗程，并再次注射亮丙瑞林微球3.75mg，此后出现肢酸体困、烦躁汗出等症。平素月经规律，经期7天，周期30天，经量中，色暗红，痛经轻微。末次月经：2014年7月25日，经量少，无明显痛经。现经净1天，乏力，身体酸困，潮热汗出，烦躁，无腰腹不适，纳好，夜寐不安，二便调。形瘦，舌偏红，苔少，脉细滑。

【妇科检查】外阴：婚型。阴道：分泌物量少。宫颈：光滑。宫体：后位，正常大小，活动佳，无压痛。附件：双侧附件增厚，无压痛。

【辅助检查】①性激素（2014年6月1日查）：FSH 1.6mIU/ml，LH 1.27mIU/ml，E_2 10pg/ml。

②盆腔超声（2014年6月10日）：子宫大小约49.1mm×34.0mm；子宫内膜厚3.2mm；右卵巢大小约46.5mm×24.1mm，内可见大小约12.2mm×10.5mm的囊性回声区，内伴密集光点回声，另可见大小约19.5mm×14.3mm的无回声区（生理性？）。

【中医诊断】不孕症（肾虚血瘀证）。

【西医诊断】原发性不孕，卵巢子宫内膜异位囊肿术后复发。

【辨证分析】乏力，体酸，月经量少，潮热汗出，烦躁，夜寐不安，结合舌脉考虑阴虚火旺，系药毒灼伤阴津，故治以滋阴清热、泻火宁心，方选更年方加减。

【处方】钩藤20g、山茱萸20g、煅龙骨30g、煅牡蛎30g、百合30g、生地20g、白芍15g、知母9g、阿胶6g、浮小麦30g、酸枣仁30g、麻黄根15g、陈皮9g、甘草6g，10剂，水煎服。

【西医治疗】①戊酸雌二醇片：1mg，1次/日，口服，共21天。

②天然黄体酮胶囊：100mg，2次/日，口服，共5天。

二诊：2014年9月9日。停药20天，月经未至，汗多，少腹不适，余症好转，乳胀，纳少，二便利。舌淡暗，苔薄白，脉沉细滑。

【辨证分析】"神者，水谷之精气也"，神疲食少系脾虚运化无力之故；肝郁血虚则疏泄不利，故月经该潮而未至。治以疏肝理脾，活血通经，方选逍遥散加减，配合少腹逐瘀颗粒。

【处方】柴胡9g、当归12g、白芍15g、白术15g、茯苓15g、甘草6g、泽兰12g、肉桂6g、益母草15g、川断15g、巴戟天15g，7剂，水煎服。

【中成药】少腹逐瘀颗粒：1包，2次/日，口服。

三诊：2014年9月18日。末次月经：2014年9月17日，经量中，无明显痛经，四肢不温，舌暗，苔薄黄，脉细滑。

【辨证分析】瘦人不孕且四肢不温，宜毓麟珠加艾叶温经散寒。

【处方】当归9g、芍药12g、川芎9g、熟地9g、党参12g、白术15g、茯苓15g、炙甘草6g、菟丝子15g、杜仲15g、鹿角霜9g、艾叶9g，14剂，水煎服。

【西医治疗】克罗米芬：50mg，1次/日，口服，共5~7天，月经第5天开始口服。

【中成药】少腹逐瘀颗粒：1包，2次/日，口服。

四诊：2014年11月6日。月经周期第14天时卵泡监测示卵泡成熟，大小达22.5mm×13.4mm，予HCG 10000iu，肌内注射。嘱当日晚上及次日晚上各同房1次。月经周期第16天B超监测，卵泡已破。月经周期第24天抽血检验：E_2 469pg/ml，P 32.14ng/ml。

现停经51天，彩超示宫内早孕，可见心管搏动。

后随访，顺产一女。

四、诊疗品析

【病案一品析】

《医宗金鉴·妇科心法要诀》云："或因宿血积于胞中，新血不能成孕，或因胞寒胞热，不能摄精成孕……皆当细审其因，按证调治，自能有子也"。张晋峰辨该患者痛经而喜热，属阳虚而寒凝血瘀，故选少腹逐瘀汤加减。少腹逐瘀汤功擅活血化瘀，温经止痛，主治少腹寒凝血瘀证，方中干姜、肉桂、小茴香辛热温通理气活血，温通血脉，此处易干姜为炮姜，取其善入血分，温经止痛之功；当归、赤芍、蒲黄、五灵脂、川芎、元胡、丹皮活血理气，使气行则血行，气血通畅故能止痛；虽有痛经而不甚，故去没药之味苦气浊；甘草合赤芍酸甘缓急止痛，共成温逐少腹瘀血之剂。值经期加益母草入血分而活血调经；牛膝补肾且引经下行；肾藏精而主生殖，肾虚是不孕症的主要病机之一，瘀血为其病理产物，故合补肾之续断、桑寄生、紫石英、巴戟天温肾助孕。另配以定坤丹补肾益气血，舒郁止痛，择氤氲的候而孕。

【病案二品析】

该案例术后经皮下注射亮丙瑞林微球行药物去除卵巢法治疗。亮丙瑞林微球通过竞争垂体GnRH受体，对垂体产生降调节作用致卵巢分泌的性激素明显下降，类似手术切除卵巢，但巧克力囊肿仍复发。

初诊时因"药物性卵巢切除"法"药毒"伤肾，天癸不足，肾阴亏虚不能上济于心致经量减少、后期不至，潮热、烦躁等，故以更年方去黄连、丹皮之寒，加知母、阿胶滋阴清热、泻火宁心；陈皮理气醒脾，顾护中州。并予人工周期法恢复卵巢功能以备孕育之需。

二诊时月经迟迟未至，且感乳胀和少腹不适，值经前重阳至极，需理气活血通经，故予少腹逐瘀颗粒温经活血。予逍遥散开郁理脾，更加益母草、泽兰、肉桂活血通经；川断、巴戟天补肾助气化，以补为通。

三诊时值经期，即将经后阴长期，胞脉空虚，宜养气血，虑其四肢不温系阳气不足，故予毓麟珠加艾叶益气养血、温肾助孕。患者术后已经中医综合治疗改善盆腔微环境，故加用克罗米芬促卵泡发育。克罗米芬具有较强的抗雌激素效应和较弱的雌激素作用，可刺激卵泡生长发育成熟，卵泡优势后逐渐成熟，肌注足量绒毛膜促性腺激素促使卵泡破裂排出。

该例患者本有"离经之血"，瘀血之患未除，故全程合用少腹逐瘀颗粒或活血通经，或调畅气血以助孕育。经中西医循序并治，顺利怀孕完成生育，彰显了中西医结合治疗的优势。

【小结】

异位内膜周期性出血为"离经之血"，内异症性不孕的病机为肾虚血瘀，系本虚标实证，肾虚为本，出血粘连阻滞经脉，造成局部癥块为标。张晋峰治疗本病主张首先西医辨病，腹腔镜探查盆腹腔，进行内异症临床分期，根据内异病灶累及情况选择粘连分解或/和异位病灶电灼术和/或卵巢子宫内膜异位囊肿剔除术。卵巢子宫内膜异位囊肿剥除术中践行单纯缝合止血，摒弃电凝以避免烧灼引起卵巢储备功能下降。术后则辨证施治。病案一正是"由寒气客于血室，血凝不行，结积血为气所冲，新血与故血相搏……"选《医林改错》之少腹逐瘀汤，正验证了"更出奇者，此方种子如神，每经初见之日起一连吃五付不过四月必成胎"。病案二术后首予中医综合治疗改善瘀血微环境，调治修复"药毒"损伤后，全程予少腹逐瘀颗粒，继合毓麟珠扶正助孕，结合西药助长卵泡，促进排卵，体现了中西并重的学术理念。

第四节　子宫因素性不孕

子宫对孕卵着床和胚胎发育有着直接影响，子宫性不孕症（uterine factor infertility，UFI）约占女性不孕的6.9%。病因中，子宫解剖学因素占首位，包括子宫中隔、子宫内膜息肉、子宫腺肌病、宫腔粘连，以及子宫肌瘤等。UFI的病因分为先天性子宫畸形和后天获得性子宫病变两大类，对于不孕症患者应及时准确评估子宫状况。UFI既影响自然妊娠，又影响辅助生殖技术（ART）助孕结局，应根据病因评估生育风险，以采取合适的治疗措施。

子宫中隔不孕

子宫中隔是临床中最为常见的女性生殖道畸形，约占子宫畸形的80%~90%，是双侧副中肾管融合后，中隔吸收的某一过程受阻而形成不同的中隔，有子宫完全中隔和子宫不全中隔的不同。子宫中隔可以显著降低自然妊娠率。

一、西医概述

中隔子宫多无临床症状，易发生不孕、流产、早产和胎位异常。因为中隔表面被覆内膜的雌孕激素受体明显减少，对雌激素反应能力下降；中隔被覆内膜的生长周期与子宫内膜不同步；中隔组织中结缔组织成分及血管分布稀疏，导致孕卵着床处蜕膜化不完全，胎盘形成不良，导致女性不孕不育。不孕症患者中，子宫中隔发生率约为2%~3%，而子宫中隔导致的妊娠失败率达85%~90%。超声或腹腔镜联合宫腔镜检查确诊，处理的原则为建立正常解剖结构和恢复生理功能，提供生育条件。

二、辨证分型

历代中医书籍中无子宫畸形、子宫中隔的病名，明代万全所著《广嗣纪要·择配篇》记载："五种不宜：一曰螺……五曰脉，或经脉未及十四而先来，或十五六岁而始至，或不调，或全无"，古人认为"此五种无花之器，不能配合太阳，焉能结仙胎也哉！"现代医家认为"螺""纹""鼓""角"为女性外生殖器的生理性缺陷，"脉"为女性内生殖器的生理畸形，部分生理畸形通过手术矫正可妊娠。子宫中隔当属"五不女"中"脉"的范畴，为先天发育异常。病机以肾虚为本，症见不孕或堕胎或早产，腰困，月经后期、量少，舌淡红，苔薄白，脉沉细。张晋峰主张治疗本病宜中西医结合，手术矫形，术后，初则损其有余，瘀祛则扶正助孕。

三、病案实录

❀ **病案：子宫中隔不孕（肾虚证）**

高某，女，29岁。2020年1月3日初诊。

【主诉】未避孕1年未孕。

【现病史】患者平素体健，结婚1年来，性生活正常，未避孕而未孕。男方精液常规检查未见异常。月经规律，周期28~31天，经期3~4天，经量少，色暗红，有血块，无痛经。末次月经：2019年12月26日。2020年1月2日行宫腹腔镜联合诊疗术，术中打开宫腔中隔组织，术毕放置防粘连胶。现术后第1天，阴道少量出血，伴少腹不适，无腰困，纳尚好，寐不安，二便调。形瘦，舌淡暗，苔薄白，脉细滑。

【妇科检查】外阴：婚型。阴道：通畅。宫颈：光滑。宫体：后位，正常大小，宫底宽，质中，活动，无压痛。附件：双侧附件未触及明显异常。

【辅助检查】①BBT呈典型双相。

②盆腔超声：子宫中隔，双侧附件未见明显异常。

③腹腔镜下见宫底凹陷，宫腔镜下见一中隔组织将宫腔分成两部分，同侧输卵管开口可见，中隔长约4cm（不全中隔）。

【中医诊断】不孕症（肾虚证）。

【西医诊断】原发性不孕，子宫不全中隔。

【辨证分析】先天不足，肾气薄弱而子宫发育异常；肾虚冲任不足，不能摄精成孕，故不孕；宫腔镜中隔切除术中金刃损伤胞宫，胞宫气血瘀滞，不通则痛，故少腹不适；胞宫瘀阻，血不循经，故阴道出血；舌脉为肾虚血瘀之候。术后胞宫瘀血形成，初病邪未深入，治当活血祛瘀、调畅气血，方选益母生化汤加味以祛瘀生新。

【处方】当归15g、川芎9g、桃仁9g、炮姜6g、甘草6g、益母草15g、马齿苋15g、蒲黄9g、五灵脂15g、阿胶6g、丹参9g、鸡血藤15g、巴戟天15g，7剂，水煎服。

【西医治疗】雌二醇/雌二醇地屈孕酮片：2mg，2次/日，口服。

嘱患者术后1个月复查宫腔镜。

二诊：2020年3月18日。末次月经：2020年2月22日，经血量稍增多。2020年2月28日复查宫腔镜，镜下见宫底纤维嵴样组织，双侧输卵管开口清晰，予微型剪刀剪开宫底嵴样组织至宫腔形态正常。现值经前，无明显不适，纳好，寐欠安，二便调。舌淡暗，苔薄白，脉细滑。

【辨证分析】金刃重伤胞宫，胞宫气血失和，且值经前，胞宫宜泻不宜藏，治宜活血通经，并补肾气推动气血运行，使经血通畅。

【处方】上方加莪术9g，7剂，水煎服。

【西医治疗】雌二醇/雌二醇地屈孕酮片：2mg，2次/日，口服。

三诊：2020年4月2日。末次月经：2020年3月19日，经量中。无少腹不适。纳好，夜难入寐，二便调。舌淡暗，苔薄，脉细滑。

【辨证分析】肾属水，居下焦；心者君主之官，神之所舍也，在五行属火，居上焦；心肾相交，水火既济，精神合一，肾虚不能上交于心，故寐不安。值重阴转阳期，继以上方养血活血为主，加紫石英镇心安神，温肾益血。

【处方】上方加紫石英15g，15剂，水煎服。

四诊：2020年4月21日。末次月经：2020年4月20日，经量中等，无腹痛、腰困等症，纳好，寐不安，二便调。舌淡红，苔薄白，脉细滑。

【辨证分析】术后3月有余，自舌象知瘀滞已除，宜补肾助孕治疗，方选毓麟珠加味。

【处方】党参12g、白术15g、茯苓12g、炙甘草6g、山药15g、山茱萸12g、熟地9g、白芍12g、川芎9g、当归9g、菟丝子15g、鹿角霜9g、杜仲15g、枸杞子15g、丹参15g、巴戟天15g，15剂，水煎服。

【西医治疗】阿司匹林：75mg，1次/日，口服。

五诊：2020年5月22日。停经32天，褐色分泌物2~3天，测尿妊娠试验，结果呈阳性，考虑"早孕，先兆流产"，予保胎治疗。

后随访，顺产一健康女婴。

四、诊疗品析

【病案分析】

张晋峰治疗子宫中隔所致不孕，主张首先手术矫形，为防止术后发生宫腔粘连，遵循现代医家观点，术中予生物屏障防止再次粘连，予雌激素刺激内膜生长，促进中隔裸露区域上皮化，并术后二探防止宫腔粘连形成。

"阴阳交媾，胎孕乃凝，所藏之处，名曰子宫"，胞宫的功能是排出月经和孕育胎儿。子宫畸形为禀赋不足，子宫中隔不孕以肾虚为本；手术损伤胞宫，以胞宫气血瘀滞为标，属于肾虚血瘀证。初诊术后瘀血形成，初病邪浅，宜益母生化汤祛瘀生新。生化汤合失笑散活血化瘀；加益母草、马齿苋，既清热解毒又活血化瘀，使凉血而不留瘀；鸡血藤祛瘀血，生新血；丹参活血祛瘀，清心除烦；阿胶合当归养血，防攻邪伤正；子宫属子脏，其藏泻作用亦赖肾阳的支持，阳气不足，气化不利，故加入巴戟天补肾，既助气化兼能扶正。全方祛邪不伤正。

胞宫为奇恒之腑，亦藏亦泻，藏泻有时。经前期气血充盛，血海满盈，为重阳转化期，胞宫冲任气血盈满，胞宫行泻的功能，血室重开，血海满盈而溢，经血下泻，治宜活血调经，使经血畅通。二诊时值经前期，继以前方加莪术"疏其气血，令其调达"。

紫石英"主女子风寒在子宫，绝孕无子者""其性暖而补，故心神不安，肝血不足及女子虚寒不孕者宜之"，三诊值经前阳长期，故加紫石英安神温肾。

术后3月余，胞宫复旧，然本肾气薄弱，遵《景岳全书》以毓麟珠治疗"妇人气血俱虚，经脉不调，或断续，或带浊，或腹痛，或腰酸，或饮食不甘，瘦弱不孕"，故时刻不忘补肾治本，使肾充血足，血海满盈则精血充盛，月事如常，自能成孕。予毓麟珠温肾养血益气，去川椒之大热之性；加功同四物的丹参养血活血兼安神；加巴戟天、枸杞子、山药、山茱萸以补肾阳、益精血。全方温补气血，且不忘祛瘀。

阿司匹林可抑制环氧合酶活性，从而抑制血小板活性，避免血管壁微血栓的形成，其抗炎作用抑制炎症介质的释放，促进卵巢子宫血管收缩，增强血小板的聚集能力。张晋峰以此来改善手术创面局部血流灌注，可提高妊娠率。

患者于同月妊娠，经保胎而顺产一女。

【小结】

子宫中隔为双侧副中肾管融合后，中隔吸收受阻所致，多无临床症状。既往子宫中隔成形术用于有2次及以上自然流产史的患者，现在被用于预防性治疗。中隔纤维组织较多，妨碍受精卵着床，影响胎盘的生长可致不孕，当中隔子宫影响生育时，主张先行宫腔镜子宫中隔切除术。

张晋峰认为术后瘀血初成，病邪轻浅尚未入深，宜及时损其有余，始予益母生化汤加味活血祛瘀，瘀祛则扶正助孕，予毓麟珠加减补气益肾而成孕。

宫腔镜子宫中隔切除术以其微创、不破坏子宫正常解剖结构、并发症少等优势，已成为治疗子宫中隔的经典术式，术后可极大改善生殖预后。张晋峰强调术中宜对称切割，严格止血，降低粘连，宫底厚1~1.3cm即视为手术完成。为防止术后宫腔粘连，促进创面子宫内膜修复，也常给予生物屏障和雌激素刺激内膜生长，体现了其衷中参西的学术观念。

❧ 子宫内膜息肉性不孕 ❧

子宫内膜息肉（Endometrial Polyp，EP）是由子宫内膜腺体与间质组成，向宫腔内形成突起状的赘生物，是妇科较常见的子宫内膜病变。其发病机制尚不完全清楚，可能与子宫内膜局部雌激素受体（ER）、孕激素受体（PR）表达失衡密切相关。EP多引起异常子宫出血、腹痛等症状，与不孕症有重要关联，在不孕患者中发生率高达15.6%~32%。

一、西医概述

子宫内膜息肉作为异物，可干扰受精卵着床，堵塞输卵管开口，影响精子活动而引起不孕。宫腔镜检查是诊断EP的金标准。宫腔镜下，EP表现为子宫内膜表面突出赘生物，外表呈现圆锥形或卵圆形、光滑、表面有血管，可为单发或多发，大小不一。病理为子宫内膜间质增生，伴厚壁血管形成。治疗需去除病因，宫腔镜子宫内膜息肉电切术是标准术式，是目前治疗EP的有效方法。诊断性刮宫的诊疗方式容易漏诊且容易复发。

二、辨证分型

中医古籍中有"不孕"的记载，但无子宫内膜息肉性不孕的相关描述。女性的正常生殖功能以肾为主导，由肾气、天癸共同主宰，通过冲任二脉的通盛、相资为用，由胞宫体现其生殖生理功能，"肾水亏者，子宫燥涸，禾苗无雨露之濡，亦或萎亏。"现代中医认为子宫内膜息肉的核心病机为"血瘀"。张晋峰认为肾虚血瘀是本病的病机。肾气不足，冲任虚衰，胞宫气血不畅，瘀滞停留胞宫，胞宫、胞脉闭阻而难以摄精成孕。临证见婚久不孕，伴月经过多或经期延长或不规则出血，色暗红，有血块，舌淡暗，苔薄，脉细滑。治疗宜首先去除病因，或刮宫，或宫腔镜电切，术后补肾活血，选用助孕1号方加减。

三、病案实录

❀ **病案：子宫内膜息肉性不孕（肾虚血瘀证）**

王某，女，28岁。2014年5月16日初诊。

【主诉】结婚3年未孕，月经逾期1年余。

【现病史】3年来性生活规律，未避孕未孕，曾多次促排卵治疗未孕。男方精液常规检查未见异常。1年前因"异常子宫出血、贫血"行诊断性刮宫，病理结果示子宫内膜简单性增生伴息肉形成，口服妈富隆治疗一个疗程，黄体酮撤退出血两次。2014年1月5日抽血检验，E_2 30pg/ml，P 0.26ng/ml。阴超提示子宫内膜厚9.6mm，右侧卵巢呈多囊改变。口服克罗米芬促排卵治疗1个月未孕。2014年4月中药调治1个月，监测有排卵而未孕。平素月经推后来潮，周期35~40天，经期8~10天。末次月经：2014年5月4日。现月经周期第12天，纳寐好，二便调，舌淡红，苔黄微腻，脉细滑。

【妇科检查】外阴：婚型。阴道：通畅，分泌物量少。宫颈：光滑。宫体：前位，正常大小，活动，无压痛。附件：双侧附件未触及异常。

【辅助检查】①诊断性刮宫病理结果：子宫内膜简单性增生伴息肉形成。

②盆腔超声：子宫大小正常；子宫内膜厚8.4mm；左卵巢内可见卵泡，大小约11.6mm×10.5mm。

【中医诊断】不孕症，经期延长（肾虚血瘀证）。

【西医诊断】原发性不孕，子宫内膜息肉。

【辨证分析】肾气不足，冲任虚衰，血海失司，加之胞宫内瘀血形成，不能摄精成孕，瘀血内阻，血不归经，故月经逾期。治宜补肾活血助孕，选用助孕1号方加味。

【处方】山茱萸12g、当归9g、赤芍9g、白芍9g、熟地9g、山药15g、白术15g、菟丝子15g、覆盆子15g、香附9g、鹿角霜9g、巴戟天12g、知母12g、黄柏9g、丹参15g、麦冬12g，7剂，水煎服。

二诊：2014年5月23日。尿LH 25mIU/ml，卵泡监测见子宫内膜厚10.8mm，左卵巢内可见卵泡，大小约23.4mm×21mm。

【辨证分析】经后重阴期卵泡发育成熟，宜补肾活血，促卵泡排出，配合针刺疏通经络、调和气血以助排卵。

【处方】上方加附子6g、桔梗6g、红花6g，3剂，水煎服。

【针刺治疗】选双侧三阴交、中极、关元、子宫穴，进针得气后留针30分钟。

三诊：2014年5月25日。月经周期第22天，无不适。舌淡红，脉细滑。卵泡监测提示已排卵。

【辨证分析】卵泡排出，机体进入阳长期，治以温补肾阳，方选坐胎方加减。

【处方】仙茅12g、淫羊藿12g、艾叶9g、巴戟天15g、鹿角霜9g、紫河车6g、党参9g、白术15g、香附9g、当归9g、枸杞子15g、黄芪9g、甘草6g，14剂，水煎服。

四诊：2014年6月20日。2014年6月10日测尿妊娠试验，结果呈阳性。2014年6月20日彩超示宫内孕囊，大小约13.2mm×8.6mm。

后随访，足月产一健康男婴。

四、诊疗品析

【病案品析】

多数学者认为子宫内膜息肉的发生和复发与雌激素水平过高有关，长期不排卵者和伴发子宫内膜增殖症者，子宫内膜息肉复发率增加。复发的原因可能为息肉本身及周围内膜增殖活力异常和处于过度增生状态。该案例1年前病理提示其为子宫内膜简单增生，伴息肉形成，刮宫术后子宫内膜息肉更容易复发。

该患者月经时有推后，初诊时虽是月经周期第12天，但实为经后期，血海相对空虚，在肾气作用下逐渐蓄积阴精，故治以滋肾养血活血，以助孕1号方加巴戟天补肾气；麦冬、知母滋阴；黄柏清热燥湿以降相火；丹参、赤芍活血；原方中鹿角霜为血肉有情之品，温补肾阳，既取阴阳互根之意，阳中求阴，又取其助阳促进阴阳转化，且有一定通利作用，协助活血化瘀促进排卵。

二诊时为的候期，在于氤氲状排出卵子以及重阴转阳，临床应调气和血而促进排卵。肾阳具有阳之属性，能促进卵子生长、成熟。温阳能增强气血的运行，使卵子游走，为精子卵子结合创造条件。所以于经间期调补肝肾、理气活血，方能使卵子排出，从阴化阳。附子"回阳气……乃命门主药"，辛甘大热，归心肾脾经，峻补元阳；红花辛散温通，入心肝血分，能活血祛瘀消癥；桔梗辛散苦泄，性平和且善上行，专走肺经，为肺经气分之要药，开宣肺气促卵泡排出。患者久不孕宜针药兼施，通过针刺冲脉、任脉、督脉、带脉的穴位，以疏通经气，促进阴阳转化，促卵泡发育而排出。

三诊值阳长期，阳盛阴茂，适宜孕育备胎，予坐胎方加减温肾填精，益气养血，调理冲任。加艾叶苦燥辛散，芳香温热，暖气血而温经脉。全方共奏补阳增强黄体功能之效，促进孕激素分泌，以利孕卵种植着床。诸药相合，既补阴又补阳，阳中求阴，阴中求阳，使肾旺精充，冲任气血调畅，从而能摄精成孕。

【小结】

子宫内膜息肉属获得性子宫异常，其合并不孕的治疗原则为首先去除病因。宫腔镜子宫内膜息肉切除术（Transcervical resection of polyps，TCRP）是目前治疗EP的有效方法，但单纯TCRP手术术后EP复发率仍高，刮宫术后复发率更高。继采用中医药的方法进行术后干预，既可预防EP复发，又能保持子宫内膜的完整性，且有助于恢复生育功能。

子宫腺肌病合并不孕

子宫腺肌病（adenomyosis，AM）是育龄期妇女常见病，其与不孕症的相关性日益受到重视。越来越多的不孕症患者在诊治过程中被检查出子宫腺肌病。据报道，40岁以下的不孕症患者中，子宫腺肌病的发病率为20%；40岁以上的不孕症患者中，子宫腺肌病的发病率为29.7%；辅助生殖助孕的妇女中，子宫腺肌病的发病率则为30%~40%。子宫腺肌病合并不孕症诊疗方案的选择是临床较为棘手的问题。

一、西医概述

子宫腺肌病对妊娠的影响机制：①子宫腺肌瘤或弥漫型AM引起宫腔形态的异常甚至扭曲，影响子宫蠕动的方向和节律，影响精子/受精卵的运输。②孕激素抵抗影响内膜的蜕膜化、囊胚着床及胎盘的形成。③植入标记物表达减少，黏附分子的缺乏和胚胎发育基因的功能改变都会影响胚胎的植入；局部和系统炎症通路的活化，既影响妊娠早期蜕膜与滋养细胞的相互作用，也影响绒毛膜蜕膜相互作用。④子宫平滑肌功能受损导致收缩异常、宫腔压力改变、子宫螺旋小动脉重铸不足等。临床常通过病史、症状、体征及辅助检查诊断。子宫腺肌病相关不孕的治疗是临床难题，现代医学首选促性腺激素释放激素激动剂治疗和（或）辅助生殖技术助孕。

二、辨证分型

历代书籍中有不孕的记载，但无子宫腺肌病的病名。张晋峰认为血瘀是本病的病理基础，肾虚冲任不足，瘀血阻滞胞宫，冲任不能相资而致不孕。临证多见肾虚血瘀证，症见婚久不孕、月经过多、进行性痛经、畏寒、腰困，舌淡暗，苔薄，脉沉细。治宜补肾活血助孕，方选少腹逐瘀汤合温肾剂。少腹冷痛，喜温畏寒，加艾叶温阳散寒；腰困肢软，加桑寄生、川断补肾强筋骨。

三、病案实录

❀ **病案：子宫腺肌病合并不孕（肾虚血瘀证）**

刘某，女，30岁。2015年10月9日初诊。

【主诉】经行腹痛10余年，未避孕未孕1年。

【现病史】平素体健，白带量多，畏寒。10年来，痛经呈进行性加重。结婚1年，同居未避孕未孕。2015年8月、9月因"子宫腺肌病""生殖道支原体感染"住院，行中西医结合综合治疗，经治痛经有所缓解，支原体阳性转阴。平素月经规律，周期25~27天，经期7天，量多，色红，血块多，痛经逐年加重。末次月经：2015年10月7日。现月经周期第3天，经量多，腹痛缓解，畏寒，腰困，纳寐好，二便利。舌淡暗，苔薄，脉细滑。

【妇科检查】（月经前检查）外阴：已婚型。阴道：通畅，分泌物量中，色白。宫颈：柱状上皮中度外移。宫体：正常大小，后壁触痛结节。附件：双侧附件未触及明显异常。

【辅助检查】①阴道分泌物涂片：清洁度Ⅱ度。

②宫颈管分泌物支原体检查，结果呈阴性。

③宫颈液基细胞学检查：轻度炎症。

④盆腔超声（2015年8月28日）：子宫大小约54.7mm×40.9mm，形态规则，切面回声不均匀，内膜厚6.9mm，提示子宫腺肌病可能。

【中医诊断】不孕症，痛经（肾虚血瘀证）。

【西医诊断】原发性不孕，子宫腺肌病。

【辨证分析】肾虚血瘀，胞宫失煦，冲任瘀阻，故婚久不孕，治宜温经散寒，养血活血。值经行量多，故加益气收涩之品以固摄冲任，方选胶艾四物汤加味。

【处方】当归12g、炒白芍12g、熟地12g、川芎6g、黑艾叶6g、阿胶6g、黑芥穗9g、黑姜9g、川断15g、黄芪15g、煅龙骨30g、煅牡蛎30g、乌贼骨30g，5剂，水煎服。

二诊： 2016年4月19日。半年来仍未自然受孕，月经规律。末次月经：2016年4月10日，经量减少，痛经明显。现月经周期第10天，仍畏寒，带下量多，纳呆，二便调。舌淡暗，苔薄，脉细涩。阴道分泌物涂片未见异常，宫颈管分泌物查支原体、衣原体，以及白带培养，结果均呈阴性。盆腔阴超示子宫内膜厚6.6mm，子宫大小约56.4mm×43.5mm，形态规则，左后壁切面回声不均匀。

【辨证分析】历经半年未受孕，适值经后期，胞宫宜藏而不泻，诸症同前，仍属肾虚血瘀证，治宜温肾祛寒，活血助孕，方选少腹逐瘀汤加温肾之品。

【处方】紫石英15g、巴戟天15g、紫河车6g、当归9g、川芎6g、赤芍12g、元胡15g、炒蒲黄9g、醋五灵脂15g、牡丹皮12g、盐小茴香6g、炮姜3g、肉桂3g、甘草6g、砂仁6g，14剂，水煎服。

三诊：2016年4月26日。月经周期第17天，卵泡监测示内膜厚6.7mm，右卵巢内可见大小约17.3mm×14.7mm低回声区（黄体不除外）。

【辨证分析】值重阳期，但子宫内膜薄，治宜温肾活血，加养血之品以阴中求阳。

【处方】上方加阿胶6g，10剂，水煎服。

四诊：2016年5月3日。月经周期第24天，服上药有轻微腹泻，基础体温呈高温相。

【辨证分析】服药后腹泻且值经前，考虑系脾阳不足，故加辛温之艾叶，以温中、逐冷、除湿。

【处方】上方加艾叶10g，6剂，水煎服。

五诊：2016年5月10日。末次月经：2016年5月3日，腹痛轻微。余症同前，舌淡暗，苔黄薄腻，脉细滑。子宫输卵管造影提示双侧输卵管通畅。

【辨证分析】痛经虽减，从舌象分析，系肾虚血瘀证兼有湿热，故继补肾活血，并加红藤清热解毒，活血通络。

【处方】上方去艾叶，加红藤15g，15剂，水煎服。

六诊：2016年5月24日。月经周期第22天，少腹不适，舌淡暗，苔薄，脉细滑。

【辨证分析】少腹不适，考虑系寒凝腹痛，且舌象示湿热已祛，故补肾活血基础上去红藤之偏凉，另加艾叶温经。值经前期，合痛经足浴方外用温经活血止痛。

【处方】①内服方：紫石英15g、巴戟天15g、紫河车6g、当归9g、川芎6g、赤芍12g、元胡15g、炒蒲黄9g、醋五灵脂15g、牡丹皮12g、盐小茴香6g、炮姜3g、肉桂3g、甘草6g、砂仁6g、艾叶9g，3剂，水煎服。

②痛经足浴方：香附15g、蒲黄15g、五灵脂15g、延胡索15g、赤芍15g、桃仁15g，没药9g、红花9g，7剂，水煎足浴30分钟，1次/日。

七诊：2016年7月26日。末次月经：2016年5月24日。停经2月余，超声示宫内早孕7^{+2}周，子宫腺肌病可疑。

嘱患者归家养胎，不适随诊。后随访，顺产一女。

四、诊疗品析

【病案品析】

该案例属原发性不孕，源于素体肾阳不足，命门火衰，冲任虚寒。肾主气化，加之肾虚无力推动血行，胞宫、冲任气血瘀滞，瘀血内阻，故婚久不孕；阳虚冲任失于温煦，经期经血下注胞宫，寒凝血脉，经血运行迟滞，故痛经；"胞络者系于肾"，肾虚不能固摄冲任，故经行量多；阳虚不能化气行水，水湿下注，故带下量多。辨证属肾虚血瘀。张晋峰主张补肾活血，攻补兼施，并结合月经周期不同阶段调经助孕。

初诊正值经行量多之际，故以胶艾四物汤加黑姜、黑芥穗温经养血止血；川断补肾；黄芪、煅龙牡、乌贼骨补虚固摄冲任，全方温经养血，益气固摄。

二诊时历经半年未自然受孕，遂先后予补肾活血，温经助孕，方选《医林改错》少腹逐瘀汤活血祛寒；加紫石英、巴戟天补肾；血肉有情之品紫河车、阿胶温养冲任以助孕；砂仁温脾；艾叶辛散温通，但患者虽排卵而未孕。

故五诊行子宫输卵管造影，排除输卵管因素性不孕，当月虽不宜孕育，然遵治病必求于本之则，仍以少腹逐瘀汤加红藤攻邪，并补肾以扶正。六诊时值经前，故加痛经足浴方活血祛瘀止痛，以内外同治。后择氤氲的候成功受孕。

【小结】

子宫腺肌病对生育具有负面影响，出现生育力下降，多为继发性不孕症。中医药治疗本病的优势在于减轻症状，提高生育力且不抑制卵巢功能。张晋峰认为本病系肾虚冲任虚损，胞宫气血瘀滞所致之肾虚血瘀证，属虚实夹杂证。

遵循"虚则补之，寒者温之，瘀则化之"的治则，予攻补兼施。强调内外并治综合治疗，改善盆腔情况后调经助孕，临证喜用少腹逐瘀汤攻邪，加温肾及血肉有情之品扶正。

宫腔粘连性不孕

宫腔粘连（intrauterine adhesion，IUA）是由于子宫内膜损伤导致的宫腔部分或全部粘连，组织学变化为内膜纤维化，基质被纤维组织替代，纤维粘连形成，通常无血管，基质钙化。随着婚前性行为及人工流产的增多，宫腔镜诊疗技术的普及，IUA的发病率及确诊率不断提高。宫腔粘连在不孕患者中发病隐匿，约有半数并不表现为少经和闭经，对女性生殖和身心健康带来不同程度的影响。宫腔镜术后月经改善率为77.1%，妊娠率为36.2%，活产率为52%。术后4~9个月妊娠率最高，术后6个月以后妊娠的患者，妊娠结局优于术后6个月内妊娠的患者。

一、西医概述

IUA主要是由于宫腔操作不当伤及子宫内膜基底层，引起子宫肌壁的相互粘连，甚至宫颈管粘连。其发病机制尚不完全清楚，可能与创伤、感染、纤维细胞增生活跃、雌激素受体异常表达及遗传、自身免疫因素、神经反射、子宫先天畸形、子宫内膜干细胞增殖分化异常等有关。临床主要表现为闭经、月经量少、周期性腹痛和不孕。宫腔镜下直视观察宫腔内形态特点，能明确病变部位、范围及程度等，是目前诊断本病的金标准。宫腔粘连的治疗以手术为主，宫腔镜下宫腔粘连分离术是首选治疗方法，能在直观下尽量减少内膜损伤的同时完成粘连的分离，避免盲目操作对内膜造成的不必要损伤，也降低了子宫穿孔的风险，提高了手术安全性。IUA术后复发率高是现代医学遇到的瓶颈，如何在术后更好地恢复宫腔形态与修复内膜，是目前医学界关注的焦点与难点。

二、辨证分型

中医古籍中并无"宫腔粘连"的记载，但根据其临床特点可归属为"月经过少""闭经""不孕"等范畴。宫腔粘连引起月经过少，甚或停闭，与脏腑功能失调，气血不和关系密切。张晋峰认为宫腔粘连的本质是金刃直接损伤胞宫，子宫内膜纤维化，胞宫冲任气血瘀滞所致，属实证。症见月经量少，甚或闭经，久难成孕，或伴下腹疼痛，舌暗，苔薄，脉沉细。治宜中西医结合，西医行宫腔镜宫腔粘连分离，雌激素修复内膜，物理或生物屏障防止再粘连；中医循瘀者行而通之，以活血化瘀为主，首选生化汤加味。

三、病案实录

病案：宫腔粘连性不孕（血瘀证）

张某，女，27岁。2012年9月7日初诊。

【主诉】清宫术后月经未至6月。

【现病史】平素月经规律，量少，痛经，末次月经不详。于2012年3月因"早孕"于外院行人工流产术，术后阴道出血20余天，考虑"胚物残留"再次行清宫术。术后半年月经未来潮，曾口服黄体酮胶囊不效。门诊盆腔超声提示宫内不均质回声区，宫腔镜检查确诊"宫腔粘连"。现清宫术后6个月，月经未潮，偶有下腹不适，无腰困及阴道出血，纳寐尚好，二便调。形瘦，舌暗，苔薄，脉沉细。

【妇科检查】外阴：婚型。阴道：通畅，分泌物量少。宫颈：光滑。宫体：前位，正常大小，活动，无压痛。附件：双侧附件未触及明显异常。

【辅助检查】①盆腔超声（2012年9月7日）：子宫内膜厚4.1mm；前壁靠近宫腔可见一大小约8.4mm×5.1mm的不均质回声区；盆腔积液。

②宫腔镜检查：宫腔呈筒状，子宫内膜纤维化。

【中医诊断】闭经，不孕症（血瘀证）。

【西医诊断】宫腔粘连（重度）。

【辨证分析】患者超半年月经未至，属"闭经"范畴，系子宫内膜损伤导致宫腔粘连。单纯药物难以奏效，故宜先行手术分离粘连。"堕胎损经脉"，加之金刃重伤胞宫，属于血滞胞宫而经不行。胞宫血滞，血海阻隔故月经逾期未潮；胞宫瘀阻，不通则痛，故下腹不适；舌暗，苔薄，脉沉细为血瘀之候。中医治以活血化瘀、通经止痛。本例系堕胎后，故选生化汤加味。

【处方】当归15g、川芎9g、桃仁9g、炮姜9g、甘草6g、益母草15g、香附9g、蒲黄9g、五灵脂9g、茜草15g、川牛膝15g，7剂，水煎服。

【西医治疗】宫腔镜宫腔粘连分离术。术后宫腔放置FOLEY球囊，7天后宫腔上金属圆环1枚，口服戊酸雌二醇片3mg，2次/日，共3个月。

二诊：2013年10月27日。2013年3月，月经正常半年欲妊娠，取环时发现"节育环嵌顿"，见圆形节育环拉长，无断裂。近半年来月经周期规律，但经期延长至8~9天，量少，痛经。末次月经：2013年10月8日。于2013年10月25日再次住院行宫腔镜检查，术中见宫腔形态欠正常，予扩张棒钝性分离粘连，术后放置FOLEY球囊。现术后2天，阴道少许出血，偶下腹痛，纳寐好，二便调。舌暗，苔薄腻，脉细沉。

【辅助检查】①盆腔超声（2013年10月18日）：子宫内膜厚4.2mm；左卵巢内可见无回声区，大小约20mm×13mm；盆腔积液。

②宫腔镜检查：宫腔形态欠正常。

【辨证分析】环卧子宫，胞宫、胞脉为金刃硬物所伤，加之手术取环直伤子宫，子宫藏泻失司，胞脉瘀阻，血不归经，故经期延长、经行量少；舌暗，苔薄腻，脉细沉为血瘀兼湿热之候。治当活血清热，化瘀止痛，方选生化汤加味。

【处方】当归15g、川芎9g、桃仁9g、炮姜9g、甘草6g、益母草15g、马齿苋30g、蒲黄9g、五灵脂9g、红藤15g、茜草15g、陈皮9g、血竭2g，14剂，水煎服。

【西医治疗】取出球囊，宫腔推注碘化油1支。

三诊：2013年11月12日。服药后腹痛症除，于2013年11月8日月经来潮，量少，5天净，余无不适，纳寐好，二便调。舌淡暗，苔薄腻，脉细滑。

【辨证分析】腹痛症除，然经量少，结合舌脉为胞宫瘀阻兼湿热证未除，且值经期，宜因势利导，故继活血化瘀通经，兼清湿热为治。

【处方】上方，14剂，继服。

四诊：2014年1月15日。月经来潮2次。末次月经：2013年12月7日，量稍增多。形瘦，舌淡暗，苔薄，脉细。

【辨证分析】瘀血已去，究其形瘦，气血不足故经行量少，"久病及肾"，且多次手术操作损伤冲任二脉，"胞络者系于肾"，肾气亏虚故见舌淡暗、苔薄、脉细之象，治宜益气养血，补肾调经，方选毓麟珠加减。

【处方】党参15g、炒白术15g、茯苓12g、赤芍12g、川芎9g、炙甘草6g、当归9g、熟地12g、炒杜仲15g、菟丝子15g、鹿角霜9g、巴戟天15g、香附9g，14剂，水煎服。

五诊：2014年7月10日。备孕1年未孕，近半年月经规律。末次月经：2014年7月6日，量不多。现月经周期第5天，无不适，纳寐好，二便调。形瘦，舌淡暗，苔薄，脉细滑。

【辨证分析】患者形瘦如故，气血亏少而月经量少，舌淡暗，苔薄，脉细滑为肾虚气血不足之象，遵"妇人气血俱虚……瘦弱不孕"，故仍选毓麟珠加味。

【处方】上方，10剂，继服。

六诊：2014年8月17日。停经43天，少腹不适伴腰困5天。实验室检查：血HCG 1819mIU/ml。经腹B超提示"宫内孕"。考虑"早孕，先兆流产"，予保胎治疗。

后随访，足月产钳助产一女，胎盘粘连，现女儿健康。

四、诊疗品析

【病案品析】

宫腔粘连是由于各种原因造成子宫内膜损伤导致宫腔部分或全部粘连，其发生与宫腔操作引起的基底层损伤和感染有关。IUA治疗的目的在于恢复宫腔解剖学形态及宫腔容积，治疗相关症状，预防再粘连形成，促进子宫内膜再生修复，恢复生育能力。FOLEY球囊是利用机械分离宫壁来阻止宫腔粘连复发的物理屏障之一，本例术后即予球囊屏障。雌激素治疗可以修复子宫内膜基底层，并且重建子宫腔内的正常内膜层，手术后立即给予超生理剂量的雌激素，可以使宫腔残存的子宫内膜迅速增长，阻止新的损伤形成，恢复正常的宫腔环境，本案例术后予戊酸雌二醇片3mg，2次/日，口服。宫内节育器可在一定程度上阻隔宫腔创面贴附，减少再粘连形成，是当时预防术后宫腔再粘连的有效方法，故本例中术后7日取出球囊而放置金属圆环1枚。之所以放置O型节育器，是因其宫腔再粘连率低。

本例宫腔粘连分离术恢复了宫腔形态，故术后防止粘连，修复内膜为重中之重。"败血不去，则新血亦无由而生"，是故术后以《傅青主女科》生化汤养血活血，化瘀生新；加"性滑而利，善调女人胎产诸证"的益母草；蒲黄、五灵脂活血化瘀止痛；茜草入血分，通壅积之瘀以行血，"专于行血活血，治女子经水不通"；香附善行血中之气，畅达气机；川牛膝逐瘀兼"引诸药下行"。全方体现"血瘀能化之，即所以生之"。

然而IUD面积有限，不能将子宫腔完全分离，导致有粘连带从IUD中央部形成，故术后取环发现节育器嵌顿，因此常需择期宫腔镜检查了解宫腔情况。二诊中经钝性机械性分离粘连，术后予碘化油抗炎，同时可分离可能存在的输卵管粘连使利于妊娠。碘化油为脂溶性，不溶于水，黏稠度高、流速缓慢、张力大，有一定的局部消炎作用，一定程度上可以分离宫腔和输卵管黏膜轻度粘连，加之碘化油对输卵管及远端周围组织炎症有一定的治疗作用，故其能否作为生物屏障，是否有通过在创面表面形成隔离膜防止粘连形成的作用，有待进一步研究。

中医则继以生化汤加味祛瘀而不伤正，更加红藤、益母草、马齿苋清热解毒，防瘀久化热；茜草合失笑散祛瘀通经；陈皮理气行滞以助血行；血竭"破积血，金创生肉""散瘀血、生新血"加强生化汤活血祛瘀、生新之功。

胞宫主月经与孕育，具有定期藏泻的功能。月经贵乎畅行而忌涩滞，张晋峰亦遵中医周期疗法，行经期胞宫宜泻而不藏，三诊时为经期，故而因势利导，推陈出新。经后则补肾养气血，四诊、五诊中均值经后期，且患者形羸体瘦气血俱虚，月经虽增多亦未达常量，故选毓麟珠加味。方中用八珍汤补益气血；菟丝子、巴戟天、杜仲、鹿角霜温养肝肾，合八珍既补先天以益肾精，又补后天以生气血，使精充血足，冲任调摄；香附散肝郁解久病之郁结。全方补肾益气养血为治。

术后初期之活血化瘀、开启胞宫，后期之补肾填髓、益气养血，择"氤氲的候"而孕。虽因宫腔粘连创面而有胎盘粘连，终能足月生产而得一女为幸。

【小结】

张晋峰对宫腔粘连的认识遵循中医之"瘀"对应宫腔粘连的"子宫内膜纤维化"改变，瘀久为癥，"癥"之表现与宫腔粘连所形成的"机化粘连"相似，确为血瘀之患。治疗主张宫腔镜手术分离粘连，结合病情予机械分离，或针状电极沿宫腔轴线分离，强调操作时对残存内膜的保护，宫角勿分离过深，术后辅助物理、生物屏障预防术后再粘连形成，通过应用雌激素与残存子宫内膜上雌激素受体结合来促进内膜腺体和间质细胞增殖，达到覆盖创面修复内膜之目的。

然而宫腔粘连内膜再生及生殖功能的恢复仍是目前治疗的难点。宫腔粘连为手术创伤直接损伤胞宫冲任，瘀血内阻、胞宫闭塞而不通，"血实者宜决之"，故始以活血化瘀开启胞门，瘀血去而待新血生，以补肾填精，益气养血而孕成。

总之中医从整体出发，治病求本，在预防宫腔镜术后再粘连，子宫内膜再生及生殖功能的恢复方面疗效显著，值得推广。

第五节　免疫性不孕

不孕症是一种多病因导致的生育障碍状态，其中，10%~20%是由免疫因素引起，称为免疫性不孕症。随着现代医疗技术水平的提高，女性免疫性不孕的检出率也不断提升，越来越受到临床关注。

一、西医概述

免疫性不孕症主要是由患者生殖系统抗原所引发的自身免疫或同种免疫诱导而成。不论精子、卵子、受精卵及精浆，都具有一定的抗原性，均可导致免疫反应造成不孕。正常情况下，女性生殖道具有酶系统或强烈的免疫抑制物质，不会产生抗体，处于免疫耐受状态。在生殖道感染或损伤时，精子、子宫内膜等可与免疫系统接触而产生相应抗体，包括抗精子抗体、抗子宫内膜抗体、抗卵巢抗体、抗人绒毛膜促性腺激素抗体、抗透明带抗体、抗滋养层细胞抗体、抗心磷脂抗体、细胞因子、封闭抗体等。免疫性不孕症目前并无统一的诊断标准，临床认为排除女性排卵和生殖系统功能异常，无明显致病因素，男性精液常规检查无异常，但有抗生殖免疫证据的不孕症即为免疫性不孕症。现代医学治疗方法有隔绝疗法、免疫抑制疗法、宫腔内人工授精、体外受精-胚胎移植等，但均存在一定的不足。

二、辨证分型

中医古代文献无免疫性不孕的概念，散见于"不孕""无子""断续"等论述中。《素问·上古天真论》对女性生长发育及生殖功能的认识，是基于肾气随年龄盛衰立论的，说明肾虚为不孕的根本。《傅青主女科》言"妇人受妊，本于肾气旺也，肾旺是以摄精"。近代中医学研究表明，免疫性不孕以肾虚、阴阳、气血、冲任失调为主要病机，邪毒、湿热、瘀血等为诱因。

张晋峰认为免疫性不孕多见本虚标实证，以肾虚为本，血瘀湿热互结为标。肾阴不足则虚火妄动，虚火灼津，精血受其灼，则血黏成瘀；瘀血内停，日久化热，加之经期、产后、流产术后感染邪毒致湿热毒内侵；或瘀久化热，瘀血与湿热之邪相搏，亦可灼伤肾阴而加重病情，致肾虚胞脉失养，不能摄精成孕；瘀血湿热内阻，冲任不得相资，更不易受孕。肾虚湿热瘀结证症见婚久不孕，月经不调或停闭，经色暗有血块，精神疲倦，头晕耳鸣，腰膝酸软；带下量多，色黄，质黏稠，舌淡暗，苔白，脉细涩或滑数无力。治宜补肾活血，清热利湿，方选抑亢助孕汤。肾阴虚重，加女贞子、旱莲草、紫河车、龟板、鳖甲；偏肾阳虚重，加菟丝子、仙茅、淫羊藿；兼脾虚，加太子参。

三、病案实录

❀ **病案：免疫性不孕（肾虚湿热瘀结证）**

苏某，女，22岁。2016年1月14日初诊。

【主诉】清宫术后未避孕未再孕1年半。

【现病史】妊4产0，人工流产1次，不全流产1次，胎停育2次。末次于2014年7月因孕50天"胎停育"行清宫术。术后3个月至今，性生活正常，未避孕而一直未再孕。曾就诊于外院，检查抗精子抗体呈弱阳性，抗心磷脂抗体呈阳性。男方精液常规检查未见明显异常，抗精子抗体呈弱阳性。子宫输卵管造影示双侧输卵管通畅。平素月经规律，周期30天，经期3~5天，量少，色暗红，无痛经。末次月经：2015年12月27日。现症见腰背酸困，疲乏，白带稍多，色黄，纳寐好，二便调。舌淡暗，苔白，脉细涩。

【妇科检查】外阴：已婚型。阴道：通畅，分泌物量中，色稍黄。宫颈：光滑。宫体：前位，正常大小。附件：双侧附件未触及明显异常。

【辅助检查】①白带常规：未见异常。

②（2014年8月查）女方抗精子抗体弱阳性，抗心磷脂抗体阳性；男方抗精子抗体弱阳性。

③性激素：PRL 46.8ng/ml，余项均在正常范围内。

【中医诊断】不孕症（肾虚湿热瘀结证）。

【西医诊断】继发性不孕症，免疫性不孕症。

【辨证分析】多次妊娠、反复流产损伤肾气，肾气不足，冲任虚衰而致不孕；肾虚不能系胎致胎萎；人工流产金刃损伤，瘀血内停，阻滞冲任胞宫，加之经期、产后、人工流产术后等感染邪毒致湿热内侵；瘀久化热，瘀血与湿热之邪相搏，灼伤肾阴，致肾阴愈虚，胞脉冲任失养，不能摄精成孕。舌脉为肾虚血瘀之象，治当补肾活血、清热利湿，予抑亢助孕汤化裁。

【处方】熟地12g、山茱萸15g、山药12g、丹皮9g、茯苓9g、泽泻9g、丹参9g、赤芍9g、黄芪15g、白术15g、防风9g、苎麻根30g、牛膝15g、续断15g，15剂，水煎服。

二诊：2016年1月29日。末次月经：2016年1月28日，经量少，色暗红，无痛经，感腰背酸困，疲乏，纳寐好，二便调，舌暗苔白，脉弦滑。

【辨证分析】正值经期，以胞宫泻而不藏为其生理，治宜因势利导，活血行经，清理胞宫，以推陈出新，为孕育胎儿做准备，予益母生化汤化裁，达祛瘀生新，调理气血以利阴阳转化之目的。

【处方】益母草15g、当归9g、川芎9g、桃仁9g、炮姜6g、炙甘草6g、蒲黄12g、五灵脂12g、丹参9g、山楂9g、红花9g，7剂，水煎服。

三诊：2016年2月4日。末次月经：2016年1月28日，经行6天，经量中等，色暗红，有小血块。今月经周期第8天，腰背酸困，疲乏症状有所减轻，纳寐好，二便调，舌质淡暗，苔白，脉沉涩。

【辨证分析】值经后期，诸症缓解，仍属肾虚湿热瘀结证，治宜补肾活血，清热利湿，予抑亢助孕汤化裁。

【处方】上方，继服14剂。

四诊：2016年2月18日。月经周期第22天，腰背酸困，疲乏症状明显减轻，纳寐好，二便调。舌质淡暗，苔白，脉沉涩。

【辨证分析】诸症明显减轻，效不更方，继予抑亢助孕汤。

【处方】首诊方，继服7剂。

五诊：2016年2月26日。末次月经：2016年2月26日，行经第1天，经量少，色暗红，有小血块。纳寐好，二便调。舌质淡暗，苔白，脉沉涩。复查抗精子抗体、抗心磷脂抗体均已转阴。

【辨证分析】正值经期，宜因势利导、活血行经、推陈出新，予益母生化汤化裁。

【处方】二诊方，5剂，水煎服。

六诊：2016年3月3日。末次月经：2016年2月26日，量中，5天净。今月经周期第6天，无特殊不适，纳寐好，二便调。舌质淡暗，苔白，脉细涩。

【辨证分析】值经后期，系肾中阴长为主之期，结合舌脉，证属肾虚血瘀，治以滋阴补肾，酌加活血化瘀之剂以促进卵泡的发育，予助孕1号方加丹参。

【处方】熟地12g、山药15g、山茱萸12g、白芍12g、白术15g、菟丝子15g、覆盆子15g、香附9g、鹿角霜9g、丹参12g、当归15g，10剂，水煎服。

七诊：2016年3月13日。月经周期第16天。阴道彩超示：左卵巢内可见卵泡，大小约20mm×18mm；内膜厚7.4mm。舌暗，苔白，脉弦滑。

【辨证分析】此为"的候"期，由重阴转阳，当补肾活血，助阳行气以促排卵。在助孕1号方基础上加红花、附子、桔梗。

【处方】上方加红花6g、附子3g、桔梗6g，3剂，水煎服。

【中成药】桂枝茯苓胶囊：0.93g，3次/日，口服。

八诊：2016年3月16日。月经周期第19天，无不适，舌暗苔白，脉弦滑。卵泡监测示已排卵，内膜厚8.2mm。

【辨证分析】患者处于经前期，系阳长为主阶段，辨证仍属肾虚血瘀，治以补肾助阳活血，以维持黄体功能，予坐胎方加丹参。

【处方】黄芪15g、党参30g、炒白术15g、当归9g、枸杞子15g、巴戟天15g、鹿角霜10g、紫河车6g、艾叶6g、仙茅15g、淫羊藿15g、香附9g、甘草6g、丹参10g、鸡血藤15g，7剂，水煎服。

九诊：2016年4月1日。现停经36天，感腰酸困，无阴道出血。舌暗，苔薄白，脉细滑。自测尿早孕试验，结果呈阳性，B超示宫内小暗区。

【辨证分析】患者已怀孕，感腰酸困，结合既往两次胎停病史及舌脉，辨证属肾虚血瘀，气血不足。气虚无力载胎，血虚无以养胎，肾虚无力系胎，胎元不固，致胎动不安。予益气养血，固肾安胎为主，方选泰山磐石散加寿胎丸加减。

后随访，足月产一女婴。

四、诊疗品析

【病案品析】

免疫性不孕的病机多为肾虚血瘀兼有湿热。肾虚血瘀贯穿始终，以补肾活血为基本治则。

对于该病例，张晋峰在一诊、三诊、四诊中运用抑亢助孕汤治疗。抑亢助孕汤以六味地黄汤滋补肾阴，更加川牛膝、续断补肝肾；同时注重顾护人体正气，提高机体抵抗力，故加玉屏风散以黄芪、白术益气健脾，然甘者性缓，故佐防风载药速达于病所；加丹参、赤芍养血活血，令养血而不滞血，活血而不伤血，使瘀血得以通利，新血得以资生，新血归经，血液充足，精血相互转化，则血足精充，机体免疫功能恢复正常，通过清除已形成的抗体并抑制新的抗体产生，使血中抗体消失，以利受孕；重用苎麻根清热利湿，祛除外邪，从而避免刺激免疫系统，抑制抗体产生，使得机体免疫功能得以改善，而更易受孕。

张晋峰治疗该病擅用调周法，二诊、五诊正值经期，胞宫泻而不藏，同时也是肾之阴阳转化期，由重阳转阴，予益母生化汤化裁，以祛瘀生新，调节阴阳转化。

六诊为经后卵泡期，为肾中阴长之期，张晋峰予助孕1号方加丹参滋阴补肾、活血化瘀，促进卵泡发育。丹参活血化瘀与现代医学以肝素等抗凝药物改善子宫的血运有异曲同工之妙。

七诊为排卵期，即中医之"的候"期，重阴转阳，当补肾活血，助阳行气，达到重阴转阳的变化，以促卵泡破裂，卵子排出。张晋峰在助孕1号方基础上加红花、附子、桔梗，桂枝茯苓胶囊，促进排卵，临床效如桴鼓。

八诊为黄体期，张晋峰在此期以补肾阳，调冲任，助胎孕为主。

九诊为孕早期，张晋峰考虑患者有先兆流产及不良孕史，孕后急当安胎。

予益气养血，固肾安胎，方选泰山磐石散加寿胎丸加减。

【小结】

张晋峰分阶段分周期治疗免疫性不孕。第一阶段予抑亢助孕汤加减消除免疫抗体。第二阶段是在抗体转阴后按月经周期调经、促排卵、助孕。第三阶段是受孕后安胎。总之，张晋峰认为免疫性不孕系本虚标实，强调肾虚为主要病机，以肾虚为本，血瘀、湿热为标。治宜补肾活血的同时，采用治疗原发病、清理胞宫、种子、安胎的分阶段、分周期，辨病辨证相结合的治疗方法，临床疗效显著。

第六节　子宫内膜容受性差所致不孕

子宫内膜容受性是影响人类辅助生殖技术临床妊娠率的重要因素。如何改善子宫内膜容受性，提高胚胎种植率和临床妊娠率成为生殖医学界研究的热点。

一、西医概述

子宫内膜容受性是指子宫内膜对胚胎的接受能力。多囊卵巢综合征、子宫内膜异位症、输卵管积水等可使子宫内膜形态、子宫内膜下动脉血流等发生异常变化，影响子宫内膜容受性及临床妊娠率。西医学主要通过促进子宫内膜生长、改善子宫内膜血供、抑制子宫收缩来改善子宫内膜容受性。

二、辨证分型

根据临床症状及辅助检查，本病归属于中医学"不孕"范畴，辨证属肾精亏虚证。症见婚久不孕，月经量少、色淡红、质稀，腹痛下坠，腰膝酸软，伴头晕耳鸣，小便频数，夜尿多；舌淡，苔白，脉沉细尺弱。张晋峰以补肾填精助孕为治则，遣方用药，拟定坐胎方治疗本病。

三、病案实录

❀**病案：子宫内膜容受性差所致不孕（肾精亏虚证）**

王某，女，29岁。2016年11月6日初诊。

【主诉】未避孕未孕3年，试管移植前调理。

【现病史】结婚3年未孕，双方检查无异常，于2016年7月1日胚胎移植后未着床，欲于2016年11月14日再次胚胎移植。平素月经不规律，周期25～60天，经期5～6天，经量少，色暗红，有少量血块，伴下腹坠胀不适，末次月经：2016年10月30日。现为月经周期第8天，无特殊不适，纳好，寐佳，二便调，舌淡，苔薄白，脉沉细。

【辅助检查】①输卵管检查：未见异常。

②男方精液常规检查：未见异常。

③盆腔彩超：子宫内膜厚6.4mm（移植日）。

【中医诊断】不孕症（肾精亏虚证）。

【西医诊断】原发性不孕。

【辨证分析】多次促排取卵，耗伤肾气，移植、试孕耗损冲任、胞宫气血，则愈发无以孕育胞胎。药物干扰使肾阴阳失衡，以致天癸不能如期而至，故见月经错后。结合病史、舌脉及辅助检查，证属肾精亏虚，治当补肾填精，调经种子，方以坐胎方加减。

【处方】仙茅9g、淫羊藿12g、黄芪12g、党参15g、当归12g、白术15g、枸杞子15g、鹿角霜10g、巴戟天15g、紫河车6g、香附12g、鸡血藤15g、艾叶6g、甘草6g、丹参15g、酸枣仁20g，15剂，水煎服。

【西医治疗】遵生殖中心医嘱，使用雌二醇片/雌二醇地屈孕酮片行人工周期，冻胚移植。

二诊：2016年11月25日。末次月经：2016年10月30日。11月13日移植冻胚2枚。2016年11月25日测尿妊娠试验阳性。现症：移植后13天，腰困，下腹隐痛，无阴道出血，带下量中，舌质淡，苔薄白，脉细。

【辨证分析】下腹隐痛，腰困，舌质淡，苔薄白，脉细，辨为肾虚兼气血两虚之证。治当益气养血，固肾安胎，方用泰山磐石散加减。

【处方】党参15g、黄芪15g、白术15g、熟地12g、当归12g、白芍15g、黄芩12g、砂仁6g、川断15g、甘草6g、阿胶6g、酸枣仁30g、杜仲15g、菟丝子15g，7剂，水煎服。

【西医治疗】①黄体酮胶囊：100mg，2次/日，口服。

②黄体酮注射液：20mg，1次/日，肌内注射。

③注射用绒促性素：2000iu，1次/日，肌内注射。

【中成药】养血安胎颗粒，15g，3次/日，口服。

四、诊疗品析

如何提高人类辅助生殖技术的临床妊娠率是当前的治疗难点。该患者因试管移植前来调理，详询病史知其排卵功能障碍，曾多次促排试孕失败，最终选择试管婴儿。然患者月经量少，子宫内膜薄，存在子宫内膜容受性较差的问题，4个月前行胚胎移植，未成功。张晋峰认为该患者多次促排卵、取卵影响卵巢功能而出现月经过少、月经错后；同时，超排卵也会影响子宫内膜种植窗开放与胚胎发育的同步性而影响妊娠率。因此，改善种植窗口期子宫内膜容受性，确保胚胎移入宫腔时有与胚胎发育吻合的内环境尤为重要。临证治以坐胎方，疗效显著。

中医学认为，男女双方只有在肾气盛、天癸至、任通冲盛的条件下，两精相合，方可媾成胎孕，故将"男精壮、女经调"视为怀孕的基础。经前期（黄体期）属阳，为体内阳气蒸腾气化的过程，对囊胚种植窗口期的子宫内膜容受性有着重要影响。若因某些致病因素导致机体肾阳虚弱，无以温煦胞宫、囊胚，无力促进囊胚生长发育，则出现月经后期、不孕、胚胎停育等病理状态。此阶段宜调补肾阳，使阳气旺盛，升腾气化功能健旺，经血才能如期而至，胎孕才能如愿而成。张晋峰化繁为简，结合舌脉及伴随症状，明确辨证为肾精亏虚证，将补肾助孕作为治疗大法，以坐胎方加艾叶、酸枣仁用于整个囊胚种植窗口期，以温肾阳、补肾气，益气血、理气血，阴中求阳，使胞宫易于容物，胎孕乃成，从而改善子宫内膜容受性、提高妊娠率。二诊时确诊宫内孕，续泰山磐石散以益气养血，固肾安胎治疗。终成功孕育，得一健康男婴。

第七章
妇科杂病

第一节　卵巢囊肿

卵巢囊肿是卵巢内部或卵巢表面形成的囊状结构，囊内可含有液态或固态物质，可发生于任何年龄。生理性囊肿常常在月经后半期出现，并在下次月经后明显缩小，甚至消失。

一、西医概述

较小的良性卵巢囊肿多无症状，常在妇科检查时偶然发现，较大者可感腹胀或腹部扪及肿块，占据整个盆腹腔者可出现气急、心悸、尿频、便秘等压迫症状。卵巢囊肿的并发症包括蒂扭转、破裂、感染和恶变。妇科检查可在子宫一侧或双侧触及圆形或类圆形肿块，多囊性，表面光滑，活动，与子宫无粘连。B超是检查卵巢囊肿最简便的方法。诊断卵巢囊肿应根据病史、症状、体征，结合相关的辅助检查，以明确其来源、性质等。现代医学以手术治疗为主。

二、辨证分型

"肠覃者，寒气客于肠外，与卫气相搏，气不得荣，因有所系，癖而内著，恶气乃起，息肉乃生。其始生也，大如鸡卵，稍以益大，至其成，如怀子之状，久则离岁，按之则坚，推之则移，月事以时下，此其候也。"肠覃是专属于妇科的一类慢性良性肿瘤，以子宫旁少腹内出现圆滑、柔韧的肿块，且一般不影响月经为主要表现的妇科疾病。肠覃与卵巢囊肿在发病过程、症状体征及生物学行为上都极为相似，故卵巢囊肿归属于中医"肠覃"之范畴，系胞脉积块之实证，常见证型为痰瘀互结证、气滞血瘀证。以"坚者削之，结者散之，留者攻之，滞者导之"为治则。

1.痰瘀互结证

腹中结块，触之不坚，固定难移，腰腹疼痛，带下量多，胸闷，舌胖质暗或有瘀点、瘀斑，苔厚腻，脉沉。治宜化痰除湿、活血消癥，方选桂枝茯苓丸加味。胸闷食少，加鸡内金消食健胃。

2.气滞血瘀证

腹中结块，圆滑柔韧，伴少腹胀痛，月经如常，舌暗，苔薄白，脉弦。治宜理气活血、化瘀消癥，方选香棱丸加减。痛经，加元胡、郁金理气（行气）止痛。

三、病案实录

❀ **病案一：卵巢子宫内膜异位囊肿（痰瘀互结证）**

师某，女，37岁。2014年2月1日初诊。

【主诉】卵巢囊肿术后9月，查及盆腔包块半月。

【现病史】患者于9个月前因"卵巢肿物""痛经"行腹腔镜双侧卵巢子宫内膜异位囊肿剥除术，术后痛经减轻，后又渐次加重。半个月前复查盆腔彩超示左侧卵巢巧囊可能。平素月经规律，量色正常，腹痛明显，伴腰困。末次月经：2014年1月15日。现月经周期第16天，纳呆，二便调。舌胖有瘀点，苔黄厚，脉沉细。

【妇科检查】外阴：婚产型。阴道：通畅，分泌物量多。宫颈：光滑。宫体：后位，正常大小，质中，活动欠佳，无压痛。附件：左侧附件触及大小约7cm×6cm的囊性包块，活动欠佳；右侧附件未触及明显异常。

【辅助检查】①阴道分泌物：未见异常。

②盆腔超声：左卵巢内65mm×57mm囊性回声区，内伴密集光点，考虑左侧卵巢巧囊？

【中医诊断】肠覃，痛经（痰瘀互结证）。

【西医诊断】卵巢囊肿，左侧卵巢子宫内膜异位囊肿术后。

【辨证分析】痰湿结于下腹，气血运行不畅，积久成癥，故腹中结块；结块系痰湿所凝结，故触之不坚，固定；痰湿下注冲任，故带下量多；舌胖有瘀点，苔黄厚，脉沉细为痰瘀互结之征。治宜活血化痰，软坚散结，方选桂枝茯苓丸加减。

【处方】桂枝9g、茯苓12g、桃仁9g、丹皮12g、赤芍15g、浙贝母12g、红藤30g、败酱草15g、鸡血藤30g、皂角刺9g、丝瓜络15g、广木香9g，7剂，水煎服。

二诊：2014年2月8日。服上药便稀，带下量减少，舌胖有瘀点，苔薄腻，脉沉细。

【辨证分析】舌苔变薄腻提示湿热大减，便稀为寒凉药伤脾之故，故去败酱草之寒，加陈皮理气醒脾。适值经前，胞宫将泻，加用活血散结之品使邪随经泄。

【处方】上方去败酱草，加陈皮9g、三棱15g、莪术15g，20剂，水煎服。

三诊：2014年2月28日。末次月经：2014年2月12日，痛经缓解。舌脉同前。复查盆腔彩超示左卵巢内囊性回声区，大小约50mm×30mm。

【辨证分析】痛经症减，包块缩小，邪已去半，继续化痰除湿、活血软坚治疗。

【处方】上方，继服30剂。

四诊：2014年4月1日。末次月经：2014年3月10日，痛经不明显。舌胖有瘀点，苔薄腻，脉细。复查盆腔彩超示盆腔包块消失。

【辨证分析】诸症好转，包块消失。从舌象分析，余邪未尽，故改丸剂缓攻以巩固疗效。

【处方】桂枝茯苓丸：1丸，2次/日，口服半个月。

❀ 病案二：卵巢囊肿（气滞血瘀证）

赵某，女，18岁。2020年12月17日初诊。

【主诉】少腹疼痛1月余。

【现病史】平素体健，1个月前无明显诱因出现少腹胀痛，以左侧明显，当地医院超声提示"左侧卵巢囊肿"。平素月经规律，周期28~30天，经量中，经色红，无血块，无痛经。末次月经：2020年11月27日。现症：精神尚好，下腹胀痛，无腰困，带下量少，纳寐好，二便调。舌暗，苔薄白，脉弦细。

【肛诊检查】外阴：未婚型。阴道：未查。宫颈：未查。宫体：前位，偏小，质中，活动，无压痛。附件：左侧附件触及大小约5cm×4cm的囊性包块，活动，质韧。

【辅助检查】盆腔超声（2020年12月4日）：左卵巢内可见囊性回声区，大小约54mm×48mm，CDFI未见明显血流信号。

【中医诊断】肠覃（气滞血瘀证）。

【西医诊断】卵巢囊肿。

【辨证分析】气血瘀结，滞于冲任，则腹中结块；阻滞经脉，不通则痛，故少腹胀痛；舌脉为气滞血瘀之象。治宜行气活血，化瘀消癥，方用香棱丸加减。

【处方】丁香9g、木香9g、小茴香6g、三棱9g、莪术9g、夏枯草9g、茯苓9g、丹皮9g、桃仁9g、皂角刺9g、白芷9g、浙贝母12g、生牡蛎30g、冬瓜仁30g、薏苡仁15g、元胡9g，15剂，水煎服。

二诊：2021年1月8日。腹痛缓解，肛超示左卵巢内可见大小约24.5mm×24.9mm的囊性回声区，形态不规则，舌脉同前。

【辨证分析】服药后腹痛缓解，囊肿缩减，邪减正未衰，故守前法。

【处方】上方，15剂继服。

2021年2月10日复诊，腹痛症除，囊肿消失。

四、诊疗品析

【病案一品析】

本病源于本有瘀血留滞体内，影响局部气机升降出入，气机郁而不达，与瘀血相互搏结；气机流畅，能运行血脉，布化津液；反之气血坚结壅聚，津液不能尽化雾露，结聚外渗，造成局部湿浊痰凝，瘀血夹痰，所结之处日渐成块；加之手术损伤冲任，痰凝、瘀血再阻胞脉、胞络而致。虽积聚日久，邪盛正未虚，法从中治，以活血祛痰为法，方选桂枝茯苓丸缓消。桂枝茯苓丸出自《金匮要略》"治妇人宿有癥痼害"，方中桂枝温阳通脉，既可温通血脉以助桃仁之力，又可得芍药以调和气血；牡丹皮入心，通血脉中壅滞，与桂枝颇同，桂枝气温，故所通者血脉中寒滞，牡丹皮气寒，故所通者血脉中热结；"茯苓一味，为治痰主药，痰之本，水也，茯苓以行水，痰之动，湿也，茯苓又可行湿"；浙贝母清热化痰、开郁散结；红藤活血通络、败毒散瘀；败酱草清热解毒，祛痰排脓；皂角刺消肿溃痈；丝瓜络"通经络，和血脉，化痰顺气"；木香理气行脾，助脾运化水湿；鸡血藤活血补血，扶正兼能祛邪。全方祛邪为主，兼顾扶正。

"块消及半，使以末治……但和中养胃"，二诊时便稀为脾弱之象，故去败酱草之凉，加陈皮醒脾。适值经前，胞宫将泻而不藏，故因势利导加入活血散结之三棱、莪术使邪随经血而泻以助祛邪。

【病案二品析】

"气无形不能结块，结块者必有形之血也""肠覃，女子血凝气滞而病胀也"。邪气初客，积聚未坚，宜直消之，方选香棱丸加减。方中木香散滞气，调诸气；血得温则行，小茴香、丁香散寒止痛，理气和胃；丹皮、桃仁、元胡活血止痛；三棱、莪术破血行气；茯苓、薏苡仁健脾利水渗湿；冬瓜仁"利水道，去淡水"；皂刺消肿托毒；白芷辛能发散，温可祛寒、性燥除湿，善除阳明经湿邪；牡蛎软坚散结，与夏枯草、浙贝母合用消痰散结。全方理气活血兼健脾祛湿，经治气机调畅，气血津液运行而肿块自消。

【小结】

本病首辨善恶，恶证尽早手术及化疗。善证辨其虚实，本病实证多而虚证少。张晋峰遵循"宜先审身形之壮弱，病势之缓急而治之，如人虚，则气血衰弱，不任攻伐，病势虽盛，当先扶正气，而后治其病；若形证俱实，宜先攻其病也"，实证攻邪为主，体虚者不受攻伐宜攻补兼施。再辨在气、在血，在气者，理气行滞为主，佐以活血；在血者，活血破瘀散结为主，佐理气。张晋峰强调卵巢囊肿一定要定期复查，对于持续存在或囊肿增大者建议尽快手术治疗。

第二节　盆腔炎性疾病

盆腔炎性疾病为女性生殖器官感染性疾病，是妇科常见病、多发病，目前发病率呈不断上升的趋势。该病多发生于性活跃期的女性。初潮前、绝经后，以及未婚女性很少发生盆腔炎性疾病，若发生盆腔炎性疾病也往往是邻近器官炎症的扩散。盆腔炎性疾病若未能及时、彻底治疗，可导致盆腔炎性疾病后遗症，严重影响女性的生殖健康和生活质量。

急性盆腔炎

急性盆腔炎起病急、症状重，既可以局限于一个部位，也可以同时累及几个部位。一般有明显的发病原因，与性活动频繁、多个性伴侣、过早性生活、外阴阴道炎，手术操作、性卫生不良、邻近器官炎症蔓延等关系密切。自然防御功能遭到破坏，机体免疫功能下降，内分泌变化或病原体侵入，均可导致盆腔炎症的发生。若治疗及时、彻底、有效，常可治愈，但如果病原体毒性强、数量多，患者抵抗力降低，可发生败血症、脓毒血症，甚至危及生命。

一、西医概述

盆腔炎症与病原体有关，包括内源性病原体和外源性病原体，临床常为混合感染。内源性病原体是来自阴道内的微生物群，包括需氧菌、厌氧菌。外源性病原体包括淋球菌、衣原体，支原体等。临床表现因炎症轻重及范围大小而有所不同，轻者无症状或症状轻微，常表现为下腹痛、腰困和阴道分泌物增多，腹痛为持续性，劳累后加重；病情严重者可出现发热甚至高热、寒战，头痛和食欲不振，合并腹膜炎则出现恶心、呕吐、腹胀等；伴有泌尿系统感染可有尿频、尿急、尿痛等症状；脓肿形成可有下腹部包块及局部压迫刺激症状。急性盆腔炎进一步发展可引起弥漫性腹膜炎、败血症、感染性休克，严重者可危及生命。急性盆腔炎的最低诊断标准为宫颈举痛或子宫压痛或附件压痛。附加标准为体温超过38.3℃，宫颈或阴道脓性分泌物，阴道分泌物生理盐水涂片可见到大量白细胞，血沉增快，C反应蛋白升高；实验室证实的宫颈淋病奈瑟菌或衣原体阳性。特异标准为子宫内膜活检发现子宫内膜炎的组织学证据，经阴道超声检查或磁共振成像检查显示输卵管壁增厚、管腔积液、并发或不并发盆腔积液或输卵管卵巢脓肿。抗生素是主要治疗方法，但仍有抗生素治疗无效的病例。

二、辨证分型

历代中医书籍中无急性盆腔炎的病名，有关症状描述及治疗散载于"热入血室""妇人腹痛"及"癥瘕"等范畴。张晋峰认为盆腔炎性疾病的发病机制为热、毒、湿胶结，与气血相搏，邪正相争而发热腹痛，积脓结块；病位在胞宫、胞脉。常见湿热壅毒证，症见持续性下腹疼痛，腰困，发热，带下量多、臭秽，或伴恶心、呕吐、头痛，舌红，苔黄腻，脉数。治宜清热利湿，解毒止痛，方选大黄牡丹皮汤加味。带下臭秽重，加茵陈、黄柏、鱼腥草增大清热解毒之功；酿毒成脓，加红藤、皂角刺、薏苡仁、白芷化脓散结止带；里急后重，加枳壳理气宽肠；腹胀满，加厚朴、枳实理气除满；腹痛甚，加元胡、川楝子理气活血止痛。

三、病案实录

❀ **病案：急性盆腔炎，盆腔脓肿（湿热壅毒证）**

宋某，女，50岁。2018年1月2日初诊。

【主诉】下腹疼痛10天，伴发热。

【现病史】平素体健，已绝经。10天前，无明显诱因出现下腹疼痛，伴发热、头痛，无恶心、呕吐等。3天前腹痛加重，体温最高达38.5℃，"当地医院"化验血常规示白细胞计数 14.05×10⁹/L，中性粒细胞百分比 83.8%，肝功能示 ALT 197U/L，AST 93U/L。盆腔超声示子宫后方可见大小约113mm×60mm的囊性回声区，内透声差，可见分隔，提示盆腔囊性包块。盆腔CT示盆腔内不规则软组织肿块影，最大截面约114mm×67mm，子宫、膀胱呈受压性改变。经头孢西丁2g，q8h联合甲硝唑0.5g，q12h静脉滴注抗炎治疗，症状无改善，曾下病情通知。现症：下腹疼痛难忍，伴肛门坠胀感，腰困，发热，纳呆，难入寐，多梦易醒，二便调。舌红，苔黄腻，脉弦数。

【体格检查】体温：37.4℃。心率：100次/分。呼吸：22次/分。血压：101/73mmHg。BMI：22Kg/m²。痛苦面容，心肺未见明显异常，腹肌紧张，压痛、反跳痛。

【妇科检查】外阴：已婚型。阴道：通畅，黄色分泌物量多，后穹窿饱满，触痛。宫颈：光滑，举痛阳性。宫体：前位，正常大小，举痛、摇摆痛阳性，活动度差。附件：双侧附件触及囊性包块，压痛明显，周界不清。

【辅助检查】①血常规：WBC $22.65 \times 10^9/L$，NE% 92.6%。

②肝功能：ALT 47U/L，AST 19U/L，ALB 25.8g/L。

③CRP 307.3mg/L，ESR 96mm/h。

④凝血检查：FIB 6.2g/L，DD 3557μg/L。

⑤电解质：K^+ 3.44mmol/L。

⑥阴道分泌物涂片：清洁度Ⅲ度。

⑦宫颈分泌物：支原体、衣原体、白带培养均阴性。

⑧肿瘤标志物：未见异常。

⑨阴道盆腔彩超：子宫大小约49.8mm×41.1mm×40mm，内膜厚4mm，子宫后方可见大小约108.9mm×81.4mm的囊性回声区，形态欠规则，内回声杂乱，可见密集絮状回声，其上方可见大小约46.2mm×40.2mm的囊性回声区，二者似相通，其右侧似可见右卵巢组织，大小约26.6mm×19.9mm，左侧似可见左卵巢组织，大小约21.2mm×11.6mm，直肠窝液暗33.1mm。

⑩阑尾超声：阑尾形态饱满。

【中医诊断】癥瘕，妇人腹痛（湿热壅毒证）。

【西医诊断】急性盆腔炎，盆腔脓肿，低蛋白血症，低钾血症。

【辨证分析】毒邪直中胞宫、冲任，壅毒成脓，形成脓肿，与气血相搏结，邪正相争，故腹痛、发热；热毒损伤任、带二脉，故带下量多臭秽，属湿热壅毒证。治宜清热解毒，利湿排脓，方选大黄牡丹皮汤加味。

【处方】大黄9g、牡丹皮12g、桃仁9g、冬瓜仁30g、芒硝6g、红藤30g、忍冬藤30g、败酱草30g、鱼腥草30g、马齿苋15g、薏苡仁30g、枳实15g、厚朴9g、元胡20g、黄柏15g、甘草6g，7剂，水煎，饭后服。

【西医治疗】流质饮食，半卧位，补液、抗炎、补钾、支持治疗。

二诊：2018年1月8日。经治2天热退，腹痛缓解，偶有腰困，舌脉同前。2018年1月4日复查血常规示WBC $12.6 \times 10^9/L$，NE% 84.8%，治疗6天后复查血象正常，ESR 54mm/h，CRP 15.3mg/L。盆腔超声：宫腔积液；宫腔左侧底部可见大小约6.1mm×2.8mm的高回声区，宫体上方可见大小约62.0mm×41.0mm、32.5mm×22.9mm的不规则液性暗区，二者相通；右侧附件可见大小约88.0mm×47.7mm的囊性回声区，透声差，伴分隔，囊腔相通，与宫体关系密切；左卵巢外侧可见条形囊性回声区，大小约11.1mm×9.9mm。

【辨证分析】热退，余症好转，脓肿局限，症虽减而未除，故继清解热毒，利湿排脓。

【处方】上方，7剂继服。

【西医治疗】抗生素减量，继以巩固治疗。

三诊：2018年1月16日。腹痛明显好转，偶有腰困，纳呆，二便调，舌脉同前。抗生素已用2周，现已停用。盆腔超声：宫腔积液，宫体上方可见大小约36.1mm×19.1mm、30.6mm×16.9mm的不规则液性暗区，右侧附件可见大小约85.1mm×53.6mm的囊性回声区，内透声差，伴分隔，与子宫侧壁关系密切；左卵巢外侧可见条形囊性回声区，大小约17.4mm×9.5mm，宫体偏左侧可见大小约5.8mm×4.1mm的高回声区。

【辨证分析】诸症减轻，囊肿局限且缩小，结合舌象，考虑仍系余邪未清。"热伤气"且久病必虚，故在前方基础上加用扶正之品以托毒排脓，并嘱饮食宜清淡易消化。

【处方】上方加黄芪6g、白芷20g，30剂，水煎服。

四诊：2018年1月23日。诉腹胀，进食增加，无其他不适。舌偏红，苔薄腻，脉细。

【辨证分析】经治仅余腹胀，湿热证候改善，故上方去峻猛寒凉之品。"久病必瘀"，故加活血散结之品以加强疗效。

【处方】牡丹皮12g、桃仁20g、冬瓜仁30g、红藤30g、忍冬藤30g、鱼腥草30g、薏苡仁30g、枳实15g、厚朴9g、元胡20g、甘草6g、黄芪6g、白芷20g、赤芍9g、鸡血藤30g、皂角刺9g、莪术9g，20剂，水煎服。

五诊：2018年2月23日。偶下腹不适，舌淡红，苔薄腻，脉细滑。经阴道盆腔彩超：右侧附件区可见大小约31.0mm×25.5mm的囊性回声区，内伴密集光点回声，形态欠规则。

【辨证分析】邪恋未尽，故守原法，并加软坚散结之品促包块消除。

【处方】上方加浙贝母12g、玄参20g，20剂，水煎服。

六诊：2018年5月3日。无不适，纳寐好，二便调。舌淡红，苔薄，脉细滑。经阴道盆腔彩超：右卵巢内可见囊性回声区，大小约11.5mm×9.9mm，透声欠佳。

后随访，至今未复发。

四、诊疗品析

【病案品析】

盆腔脓肿为病原菌感染急性期形成大量脓液超出了组织自身的吸收负荷所致，治疗原则为控制感染，减少后遗症，防止复发。单纯抗生素治疗对于大部分盆腔脓肿患者来说效果有限，通常需在应用广谱抗生素的基础上联合中医药、手术、介入等方法治疗。

中医药在本病的治疗中发挥着明显的优势。本案例系绝经后女性，源于摄生不慎，湿热之邪直中胞宫，滞于冲任，化火酿毒成脓。初诊邪气炽盛，邪正交争，以攻邪为主，方选大黄牡丹皮汤加味泻热破瘀，散结消肿。大黄牡丹皮汤出自张仲景《金匮要略》，原方治肠痈脓未成，以大黄泻热解毒通腑；芒硝软坚散结，助大黄促湿热毒邪从肠腑速下；桃仁、丹皮凉血破血祛瘀；冬瓜仁清热利湿排脓。本案中加薏苡仁合冬瓜仁清热排脓；红藤、忍冬藤、败酱草、鱼腥草、马齿苋、黄柏、甘草清热祛湿解毒；枳实、厚朴理气除满；元胡活血止痛。全方共奏清热解毒，祛瘀散结之效。二诊时热退，诸症缓解，热毒势缓，效不更方，抗生素减量。

"邪之所在，皆为不足"，三诊时邪实正气不足，故于前方祛邪同时加黄芪扶正托毒；白芷味辛，性温气厚，"能温散解托……留结之痈肿潜消"，用之以排脓生肌止痛。

盆腔脓肿急性期过后残存的脓液被纤维化病灶包裹，故四诊时减清热解毒、攻邪之大黄、芒硝、败酱草、马齿苋、黄柏，加赤芍、鸡血藤、皂角刺、莪术活血软坚散结。五诊时加软坚散结之品以祛余邪。六诊时正胜邪退，疾病向愈，后随访，未复发。

【小结】

盆腔炎性疾病为女性上生殖道感染性疾病，急性盆腔炎治疗以抗生素为主。盆腔脓肿是严重的盆腔炎性疾病，脓肿的形成为宿主防御机制不平衡或抗生素覆盖面不足，炎症控制不佳，导致病情进展，产生的脓液超过机体清除和吸收的能力，导致其局限性聚集，治疗不当可导致多器官衰竭和脓毒败血症而死亡，病死率及复发率高，治疗棘手。

张晋峰认为盆腔脓肿为湿热毒邪直中胞宫，壅结于冲任，邪正相争，酿而成脓，病位在胞宫、胞脉，常用大黄牡丹皮汤加减治疗。临证视邪正消长盛衰情况，或攻邪或扶正。疾病初期邪盛而正气未伤，以攻邪为主，用药宜峻猛；中期邪正相争，祛邪兼顾扶正，用药宜缓急适中；疾病末期邪恋正气来复，乘胜追击故能正胜邪却而病愈。

盆腔炎性疾病后遗症

盆腔炎性疾病后遗症是盆腔炎性疾病的遗留病变，既往称"慢性盆腔炎"，其发生率约为25%，呈现逐年上升的趋势。本病以下腹部坠疼、腰困和带下异常为主要临床表现，多发生在年轻女性，病程长，疾病缠绵难愈且反复发作。西医目前以经验性抗生素治疗，但由于其特殊的病理改变，抗生素难以在盆腔局部发挥有效作用，导致耐药菌株日益增多产生耐药性，且易致菌群失调。抗生素治疗对炎症有所控制，但疗效欠佳，停药易复发，亦不能消除炎症所伴随的粘连和炎性包块。

一、西医概述

当急性盆腔炎症未能彻底治疗时，可转变成慢性，但更多的是由于起病缓慢，病情较轻未引起注意，治疗不及时，迁延成慢性。盆腔炎性疾病后遗症的临床特征为慢性盆腔疼痛、盆腔炎性疾病反复发作及宫外孕、不孕症。病理改变为组织破坏，广泛粘连，增生，以及瘢痕形成。诊断本病主要依据临床表现，结合妇科检查查及宫体活动受限，或/和压痛，附件增厚或索条状增粗，或/和有压痛即可。本病易复发，治疗棘手。

二、辨证分型

中医古籍无"盆腔炎性疾病后遗症"的记载，据其临床表现，可归于"带下病""痛经""妇人腹痛""癥瘕"等范畴。本病的病机为正气未复，余邪未尽，外邪乘虚入侵胞宫、冲任，与气血相结致瘀血内生。瘀血既是病理产物，同时又可作为病因稽留体内，直接或间接影响冲任、胞宫，胞宫冲任气血不畅，不通则痛。冲任不能相资，故婚久不孕。病理产物和致病因子二者互为因果，反复进退，耗伤气血，导致疾病缠绵不愈，反复发作。临证多见湿热瘀结证、气滞血瘀证、肾虚血瘀证。张晋峰遵循"痛则不通"及"久病入络"的理论，以理气活血、化瘀止痛为本病的治疗原则。

1.湿热瘀结证

少腹疼痛拒按，伴灼热感，或积块，或婚久不孕；带下量多，质黄稠，有臭味；小便短黄；舌红，苔黄腻，脉弦滑而数。治宜清热祛湿，化瘀止痛，方选大黄牡丹皮汤加味或盆炎3号方或盆炎2号方。低热起伏，加败酱草、黄柏、土茯苓清热祛湿；便溏，加白术健脾祛湿；腹胀，加木香、厚朴、枳实理气宽中。

2.气滞血瘀证

少腹胀痛拒按，伴胸胁乳房胀痛，脘腹胀满，急躁易怒，善太息，纳呆，或婚久不孕；舌紫暗或有瘀斑、瘀点，脉弦滑。治宜理气活血，化瘀止痛，方选盆炎1号方。腹胀痛甚，加厚朴、大腹皮理气宽中；胸胁乳房胀痛，加郁金、青皮疏肝理气；少腹凉，加干姜、肉桂温经。

3.肾虚血瘀证

少腹疼痛，或积块，经行夹血块，腰膝酸软，或婚久不孕，舌暗，苔薄，脉细沉。治宜活血补肾，方选盆炎1号方加桑寄生、川断、巴戟天、杜仲等。

三、病案实录

❀**病案一：盆腔炎性疾病后遗症（湿热瘀结证）**

马某，女，25岁。2014年3月17日初诊。

【主诉】药物流产后阴道出血2月，腹痛半月余。

【现病史】平素体健。患者于停经40余天行药物流产，流产后曾口服抗生素预防感染，然阴道出血2个月至今未止。2014年3月1日无明显诱因出现少腹疼痛，牵及下肢，行走受限，外院B超提示盆腔包块，静脉滴注抗生素（具体药物不详）治疗5天不效。现症：阴道出血，量中等，少腹疼痛，无发热、腰困等症，纳好，二便调。舌红，苔黄厚，脉细涩。

【妇科检查】外阴：已婚型。阴道：通畅，少许血性分泌物。宫颈：光滑。宫体：后位，正常大小，活动，轻压痛。附件：右侧附件可扪及直径约6cm的包块，压痛明显，左侧未触及明显异常。

【辅助检查】盆腔超声：子宫正常大小，内膜厚6.1mm，右附件区可见囊性回声区，大小约68.4mm×38.7mm，透声尚好，内伴分隔，可见3个囊腔。

【中医诊断】妇人腹痛，癥瘕（湿热瘀结证）。

【西医诊断】盆腔炎性疾病后遗症。

【辨证分析】流产后湿热之邪乘虚内侵，气血受阻，湿热瘀血内结，滞于胞宫、胞脉，不通则痛，故少腹疼痛；积块久成，瘀血内阻，血不归经，故出血。结合舌脉，辨证属湿热瘀结且热重于湿，治宜清热祛湿，活血化瘀，方选盆炎3号方加味。为提高疗效，缩短疗程，内外并治，选用盆炎外敷方腹部外敷。

【处方】①内服方：忍冬藤15g、蒲公英15g、苍术15g、黄柏12g、川牛膝15g、薏苡仁20g、柴胡6g、赤芍9g、枳壳12g、川楝子9g、元胡15g、蒲黄9g、五灵脂15g、桃仁9g、冬瓜仁15g，7剂，水煎，饭后温服。

②腹部外敷方：透骨草60g、败酱草30g、连翘30g、红藤30g、丹参30g、赤芍30g、三棱30g、莪术30g、乳香20g、没药20g、白芷30g、苍术30g，3剂。隔水蒸30分钟，腹部外敷30分钟，1次/日，每剂用5天。

二诊： 2014年3月24日。服上药后阴道出血减少，腹痛减轻，纳寐好，二便调，舌偏红，苔黄腻，脉细。复查盆腔超声示包块缩减至39.3mm×35.7mm。

【辨证分析】腹痛好转，包块缩小，因出血减少，故加活血散结之品，以加强攻邪之力。

【处方】上方（内服方）加丹皮9g、三棱9g、莪术9g，7剂，水煎服。

三诊： 2014年4月4日。阴道出血止，腹痛消失，舌淡暗，苔腻，脉细。经阴道盆腔超声示子宫及附件未见明显异常。

【辨证分析】盆腔包块消失，从舌象分析仍有余邪，故以盆炎3号方祛余邪以巩固疗效，防止复发。

【处方】忍冬藤15g、蒲公英15g、苍术15g、黄柏12g、川牛膝15g、薏苡仁20g、柴胡6g、赤芍9g、枳壳12g、川楝子9g、元胡15g、蒲黄9g、五灵脂15g，7剂，水煎服。

后随访，未复发。

❀ 病案二：盆腔炎性疾病后遗症（湿热瘀结证）

王某，女，47岁。2013年5月25日初诊。

【主诉】右下腹疼痛半年余。

【现病史】平素体健。半年前，无明显诱因出现右下腹疼痛，曾做肠镜检查未见异常，经中西医治疗无效。现症：右下腹疼痛，腰困，带下量少，无发热及转移性下腹痛，纳寐一般，二便尚调。舌红，苔黄腻，脉滑数。平素月经规律，经量中等，无痛经。末次月经：2013年5月10日。

【体格检查】未见明显异常，麦氏点无明显压痛。

【妇科检查】外阴：婚产型。阴道：通畅，分泌物量少。宫颈：光滑。宫体：正常大小，活动差，轻压痛。附件：双侧附件未触及异常。

【辅助检查】①阴道分泌物涂片：清洁度Ⅱ。

②盆腔超声：子宫及附件未见异常。

③阑尾超声：未见异常。

【中医诊断】妇人腹痛（湿热瘀结证）。

【西医诊断】盆腔炎性疾病后遗症，慢性盆腔痛。

【辨证分析】湿热与气血搏结于冲任、胞宫，致腹痛；湿热瘀滞胞脉，故腰困；舌红，苔黄腻，脉滑数，为湿热瘀结之象。治宜清热祛湿、化瘀止痛，方选大黄牡丹皮汤加减内服。"久痛入络"，考虑其缠绵日久，故予活血通络、清热祛湿方保留灌肠，以直达病所。

【处方】①内服方：大黄9g、丹皮12g、芒硝6g、桃仁9g、薏苡仁30g、柴胡6g、元胡15g、川楝子9g、木香15g、槟榔9g，7剂，水煎服。

②灌肠方：薏苡仁20g、延胡索15g、鱼腥草15g、木香9g、红藤15g、败酱草15g、土茯苓15g，7剂，浓煎100ml，保留灌肠。

二诊：2013年9月15日。患者用药后腹痛症除，近1周腹痛再次发作，腰困，纳寐好，二便利。舌淡红，苔黄腻，脉濡。

【辨证分析】内外并治1周即症除效著，但过3月余又复发，从舌象分析，湿热虽轻，然湿性缠绵且"久病必瘀"，故内服方以祛邪扶正为基础，加清热散结、活血消肿之品，并结合灌肠治疗，以加强疗效，防止复发。

【处方】①内服方：上方加夏枯草15g、王不留行15g，14剂，水煎服。

②灌汤方：首诊灌肠方加乳香6g，14剂，浓煎100ml，保留灌肠。

如此用药4周，后随访，未复发。

 病案三：盆腔炎性疾病后遗症（气滞血瘀证）

彭某，女，53岁。2013年7月15日初诊。

【主诉】间断下腹疼痛3月余，加重10天。

【现病史】患者于3个月前无明显诱因出现下腹胀痛，伴腰困，以劳累后明显，经抗炎治疗效果欠佳。10天前劳累后腹痛再次加重，伴腰困，带下不多，纳寐好，二便调。舌淡暗，苔薄，脉细弦。

【妇科检查】外阴：婚产型。阴道：通畅，分泌物量少。宫颈：紫蓝色。宫体：后位，正常大小，质中，活动欠佳，轻压痛。附件：双侧附件未触及异常。

【辅助检查】①阴道分泌物：清洁度Ⅱ度。

②盆腔超声：右卵巢可见囊性回声区。

【中医诊断】妇人腹痛（气滞血瘀证）。

【西医诊断】盆腔炎性疾病后遗症。

【辨证分析】气滞血瘀，冲任胞脉阻滞致下腹胀痛；腰为肾之府，胞络者系于肾，脉络瘀阻，故腰困；舌暗，苔薄，脉细弦，属气滞血瘀之候。劳累耗伤气血，致正虚，正不胜邪，故腹痛加重。"疏其血气，令其条达"，治宜理气活血止痛，方选盆炎1号方加味。

【处方】丹参15g、当归15g、赤芍15g、香附9g、乌药9g、元胡15g、川楝子12g、炒荔枝核9g、炒橘核9g、陈皮9g、炙甘草6g、三棱15g、莪术15g，10剂，水煎服。

二诊：2013年7月25日。患者服药后腹痛减轻，腰困好转，舌淡暗，苔薄，脉细弦。

【辨证分析】上症虽减，然气滞血瘀证仍在，宜继理气活血为治。

【处方】上方，10剂，继服。

三诊：2013年8月7日。下腹疼痛不明显，无其他不适，舌淡暗，苔薄，脉细。

【辨证分析】诸症明显好转，防攻邪伤正，故加黄芪补气扶正，以助祛邪。

【处方】上方加黄芪12g，10剂，水煎服。

后随访，服药后腹痛、腰困消除，未复发。

✿ **病案四：盆腔炎性疾病后遗症（肾虚血瘀证）**

朱某，女，59岁。2013年8月15日初诊。

【主诉】带下量多3月余。

【现病史】已绝经，平素体健。近3个月带下量增多，无阴痒及异味，少腹胀痛，腰冷，纳寐好，小便利，大便秘结。舌淡暗，苔薄，脉沉细。

【妇科检查】外阴：婚产型。阴道：通畅，分泌物量中等。宫颈：光滑。宫体：前位，正常大小，轻压痛。附件：双侧附件增厚，轻压痛。

【辅助检查】①阴道分泌物涂片：清洁度Ⅲ度。

②盆腔超声：绝经后子宫，子宫及双侧附件未见明显异常。

【中医诊断】带下病（肾虚血瘀证）。

【西医诊断】盆腔炎性疾病后遗症。

【辨证分析】年逾七七，肾气虚衰，肾失温煦，气化不利，任带失约，致带下量多；瘀血阻滞胞宫、胞脉，不通则痛，故腰腹冷痛；舌脉为肾虚血瘀之象。治宜温肾化瘀止痛，方选盆炎1号方加温肾助阳之品。

【处方】怀牛膝15g、鹿角霜9g、肉苁蓉30g、巴戟天15g、薏苡仁20g、丹参9g、当归15g、赤芍9g、香附9g、乌药9g、元胡15g、川楝子9g、陈皮9g、炙甘草6g、柴胡9g、枳壳15g，10剂，水煎服。

二诊：2013年8月25日。服药后带下量减少，腰腹冷痛减轻，舌脉同前。

【辨证分析】上症减，仍腰腹冷痛，系肾虚血瘀证未除，故继补肾活血为治。

【处方】上方，继服20剂。

3个月后随访，未复发。

四、诊疗品析

【病案一品析】

"瘀血留滞作癥，唯妇人有之，其证则或由经期，或由产后，凡内伤生冷，或外受风寒，或患恚怒伤肝，气逆而血流……总由血动之时，余血未净，而一有所逆，则留滞日积，而渐以成癥矣。"本案例源于流产后胞宫空虚，加之摄生不慎，湿热之邪乘虚侵袭，与余血相搏结，胞宫、冲任气血阻滞，不通则痛；湿性缠绵，湿热与瘀血积久成癥。盆炎3号方中四妙散清热祛湿；四逆散理气透邪；金铃子散合失笑散活血化瘀止痛；另加忍冬藤、蒲公英清热解毒；更加桃仁入血分，既善苦泄破瘀，又善清血分壅滞，冬瓜仁化痰利湿排脓。全方合而清热祛湿、活血止痛。张晋峰认为患者虽有出血不止，究其是因瘀血内阻，血不归经所致，活血化瘀用之得当，故不足虑。

中药热敷"形附丽而不离""气闭藏而不泄"，外敷方中丹参、赤芍清热凉血，散瘀止痛；白芷、苍术健脾燥湿，与连翘合用消肿散结；红藤、败酱草清热解毒，祛瘀止痛；三棱、莪术破血行气止痛；乳香、没药活血化瘀止痛；透骨草活血止痛，并引诸药入经。

二诊出血减少，包块缩减，腹痛减轻，故加三棱、莪术软坚散结，加丹皮"破血，行（血）消癥瘕之疾，除血分之热"，以加强疗效。三诊余邪未尽，仍需巩固治疗防其反复。

【病案二品析】

"大黄牡丹皮汤乃下方也。牡丹皮、桃仁泻血络，大黄、芒硝下其结热，冬瓜子下气散热，善理阳明而复正气。然此方虽为下药，实内消药也，故稍有脓则从下去，无脓即下血之已被毒者"。该案例下腹疼痛位置与肠痈部位接壤，同为湿热瘀结，故选大黄牡丹皮汤清热利湿。张晋峰摒弃冬瓜仁之甘寒滑利，代之以薏苡仁甘淡渗利，取"薏苡仁，阳明药也，能健脾益胃"，既除湿且不忘扶正；加槟榔降气行滞，行水化湿；元胡、川楝子一泄气分之热，一行血分之滞，合而具泄热、活血、止痛之功；"气为血之帅"，气行则水行，故予柴胡理气开郁；木香醒脾行滞。全方祛邪而不伤正。

灌肠方中鱼腥草、红藤、败酱草清热解毒；土茯苓、薏苡仁渗湿健脾；延胡索、木香理气活血止痛，全方清热祛湿、活血止痛，经直肠直接渗透盆腔，直达病所。

经内外合用治疗1周即症除，二诊时病情反复，辨证仍属湿热瘀结，故内服方中加夏枯草清热散结消肿；王不留行活血消肿以加强疗效。灌肠方中加乳香加强活血止痛之功，并延长用药时间，待湿祛热清，气血畅行而愈。

【病案三品析】

"通则不痛，理也。但通之之法，各有不同，调气以和血，调血以和气通也"。辨之气滞血瘀，治之理气活血，化瘀止痛。盆炎1号方中当归、丹参均入肝经血分，两药合用活血养血，化瘀止痛，使得瘀去而新生，通则不痛而为君药；赤芍入肝经血分，擅长行瘀止痛；香附为血中之气药，功擅理气解郁止痛；乌药、元胡为止痛之要药，二者合用既能行血中之气，又能行气中之血。四药相伍，不仅能入血分以化瘀，更能入气分以理气，能加强君药活血化瘀、理气止痛之功效，而为臣药。金铃子散伍乌药、橘核、荔核治少腹疝气痛为佐；陈皮行气止痛，健脾调中；甘草伍赤芍缓急止痛，和而为使；另加三棱、莪术破血行气。全方理气使气机顺畅，气行而血行，活血并养血使瘀去而新生，彰显祛邪而不伤正的特点，诸药配伍，共奏理气活血、化瘀止痛之功。三诊恐攻邪伤正，故加黄芪扶正以助祛邪。组方合理，用之临床效佳。

【病案四品析】

"带下女子生而即有，本非病也""如其太多……斯为病候""若外感六淫，内伤七情，酝酿成病，致带脉纵驰，不能约束诸脉经，于是阴中有物，淋漓下降，绵绵不断"。该案例责之年老而肾阳亏虚，肾者主水，肾虚气化不利无以运化水湿和气血，水聚成湿，水湿下注冲任，致任脉不固，带脉失约，故带下多；腰为肾之府，肾阳不足，故腰冷；肾虚推动血行无力，且久病必瘀，气血运行不畅，不通则痛，故腹痛。

张晋峰认为本病属本虚标实之证，治疗宜标本兼顾，补肾温阳以治本，气行则血行，故理气活血以治标。方中巴戟天、鹿角霜、肉苁蓉温阳；怀牛膝性善下行，活血化瘀之力强，且补肾；薏苡仁健脾化湿止带；柴胡、枳壳合盆炎1号方理气活血。全方标本同治，邪去则正安，自此带下量减少，腰腹冷痛消失而未再复发。

【小结】

盆腔炎性疾病后遗症多系湿热邪毒侵袭胞宫、冲任，稽留日久与气血相搏结，胞宫冲任气血不和，不通则痛。"皆当辨其寒热虚实，随其所得之证施治"，临证多见实证或虚实夹杂证，气滞血瘀是本病的关键病机，临证治疗本病以活血化瘀贯穿始末。遵循"外邪者散之……血则消之，气则顺之"的原则。湿热瘀结证应清热祛湿、化瘀止痛，湿热重者用盆炎3号方或大黄牡丹皮汤合金铃子散，湿热轻者用盆炎2号方；气滞血瘀证应理气活血，化瘀止痛，方选盆炎1号方；肾虚血瘀证应补肾活血，方选盆炎1号方加补肾之品。

本病缠绵难愈，张晋峰主张内外并治、综合治疗。外治法"可与内治并行，而能补内治之不及"，妇科灌肠1号方、妇科灌肠2号方直达病所，治疗盆腔炎性疾病后遗症之慢性盆腔痛；腹部热敷借助药理和热力的作用，使局部气血流畅，达到活血化瘀、消肿止痛之目的。

第三节　子宫内膜异位性疾病

子宫内膜异位性疾病包括子宫内膜异位症和子宫腺肌病。盆腔子宫内膜异位症（简称内异症）为生育期女性常见病之一，发病率约为10%~15%。根据其病位不同，名称各异，发生于卵巢者称卵巢子宫内膜异位囊肿。子宫腺肌病为子宫内膜腺体及间质侵入子宫肌层，导致子宫增大或子宫局限性结节形成，多发生于30~50岁的经产妇，约15%合并内异症，约半数合并子宫肌瘤。

一、西医概述

子宫内膜异位症是具有生长功能的子宫内膜组织出现在子宫腔被覆黏膜以外的部位所引起的一种疾病，为多种致病因素共同作用的结果。其临床表现主要为慢性盆腔痛、痛经、性交痛、月经异常等。盆腔检查扪及与子宫相连的盆腔包块或盆腔内有触痛结节，即可初步诊断。内异症在组织学上是良性的，但却具有增生、浸润、远处转移及复发的恶性行为，存在难治愈、易复发的特点。

子宫腺肌病的发病与年龄有关，而妊娠和分娩时导致子宫壁的创伤使子宫内膜和间质向肌层内生长，是导致此病的主要原因。致病机制不详，结合流行病学和病理情况，广为接受的理论是子宫内膜从基底层直接向下生长进入子宫肌层。引起子宫内膜向下生长的原因有：①机械因素：生育或诊刮导致内膜损伤；②慢性炎症损伤子宫内膜和子宫肌层界限导致内膜向下生长。主要表现为经量增多、经期延长，以及逐渐加重的继发性痛经，部分为经后下腹痛。临床依据典型的进行性加重的继发性痛经和月经过多史，妇科检查子宫均匀增大或局限性隆起、质硬且有压痛可作出初步诊断。影像学检查有助于诊断，B超的图像特点为：①子宫呈均匀性增大，轮廓尚清晰；②子宫内膜线可无改变，或稍弯曲；③子宫切面回声不均匀，有时可见有大小不等的无回声区。本病治疗棘手，无根治性药物，手术是主要的治疗手段。

二、辨证分型

中医文献中无子宫内膜异位性疾病病名的记载，有关症状描述及治疗散载于"痛经""癥瘕""无子"范畴，部分表现为经后盆腔间歇性、痉挛性疼痛者则属"妇人腹痛"。张晋峰认为异位内膜周期性出血为"离经之血"，瘀血阻滞胞宫、冲任，胞宫冲任气血失调为本病的主要病机，活血化瘀为治疗大法，根据血瘀之因，辅以理气、温经、补肾等法。临床以湿热瘀结证、气滞血瘀证多见。

1.湿热瘀结证

痛经或呈进行性加重或经后下腹间歇性痉挛痛，或伴月经过多，胸胁胀满，舌暗，苔黄腻，脉细数。治宜清热利湿、化瘀止痛，方选盆炎3号方。月经过多，加煅龙牡、乌贼骨固涩；有包块，加三棱、莪术活血消癥。

2.气滞血瘀证

痛经或呈进行性加重，或伴月经过多，盆腔有包块或结节，烦躁易怒，舌暗或有瘀斑、瘀点，苔薄，脉沉细。治宜理气活血、化瘀止痛，方选盆炎1号方加味。有包块，加三棱、莪术活血散结；腰困，加巴戟天、杜仲、桑寄生补肾强腰。

三、病案实录

❀ 病案一：子宫腺肌病（湿热瘀结证）

李某，女，47岁。2018年7月5日初诊。

【主诉】间断下腹疼痛3年余，加重2个月。

【现病史】患者3年来间断出现下腹部疼痛，伴肛门坠胀感，以经净后明显。曾在当地医院做盆腔B超检查，结果提示子宫腺肌病可疑。予皮下注射亮丙瑞林微球，放置曼月乐环后症状缓解。2个月前无明显诱因下腹疼痛加重，发作频繁。平素月经规律，经期5~7天，周期21~23天，量多，色鲜红，有血块，时有痛经。末次月经：2018年6月20日。现症：下腹疼痛难忍，伴肛门坠胀感，腰困，纳尚好，寐差，二便调。舌暗，苔黄腻，脉弦细。

【妇科检查】外阴：婚产型。阴道：通畅，分泌物量中，色白，呈水样。宫颈：肥大。宫体：后位，增大，大小约 10cm×8cm，质硬，活动差，后壁触痛明显。附件：双侧附件未触及明显异常。

【辅助检查】盆腔超声：子宫腺肌病，盆腔积液。

【中医诊断】腹痛（湿热瘀结证）。

【西医诊断】子宫腺肌病。

【辨证分析】湿热侵袭胞宫，经血不循常道而逆行，以致"离经"之血瘀积，致胞宫气血不畅，故下腹痛；舌暗，苔黄腻，脉弦细，为湿热瘀结之征。治宜清热祛湿，化瘀止痛，方选盆炎 3 号方。病程日久，故内外并治，加强疗效。

【处方】①内服方：忍冬藤 15g、蒲公英 15g、红藤 15g、苍术 15g、黄柏 9g、川牛膝 15g、薏苡仁 20g、赤芍 12g、柴胡 9g、枳壳 9g、川楝子 9g、元胡 15g、蒲黄 9g、五灵脂 15g、三棱 9g、莪术 9g、夏枯草 9g、酸枣仁 30g，15 剂，水煎，饭后温服。

②腹部外敷方：白芷 30g、丹参 30g、红藤 30g、三棱 30g、莪术 30g、连翘 30g、赤芍 30g、苍术 30g、败酱草 30g、乳香 20g、没药 20g、透骨草 60g，3 剂。将所有药物装入布袋中，在凉水中浸湿后，上锅隔水蒸 40 分钟，热敷于下腹部，每日 1 次，每个药包连用 5 次。

③足浴方：香附 15g、蒲黄 15g、五灵脂 15g、延胡索 15g、赤芍 15g、桃仁 15g、没药 9g、红花 9g，15 剂，水煎泡脚，每次 30 分钟，每日 1 次。

二诊：2018 年 7 月 21 日。末次月经：2018 年 7 月 15 日，量多色红，无明显痛经。现经净，水样带、量多。舌脉同前。

【辨证分析】服药后月经如期来潮而无明显痛经，唯经量多，经后带下量多，内服方宜加收敛固涩之品，并加补肾助阳之剂助气化，以运化水湿。

【处方】①内服方：上方加煅龙骨 30g、煅牡蛎 30g、巴戟天 10g，15 剂，水煎服。

②外用方：同前。

三诊：2018 年 8 月 7 日。下腹疼痛明显缓解，发作减少，肛门坠胀感消失，无其他不适症状。舌淡暗，苔薄，脉细。

【辨证分析】湿热瘀结证得以改善，诸症缓解，效不更方。"外治之药，即内治之药，所异者法耳"，为避免长期服药之胃肠反应和肝肾负担，以外治法间断使用以巩固疗效。

【处方】上方（内服方）再服7剂，间断中药外敷及足浴维持治疗。

半年后随访，再无腹痛发作。

❧ 病案二：盆腔子宫内膜异位症（气滞血瘀证）

李某，女，38岁。2012年10月15日初诊。

【主诉】下腹胀痛4年，腰困2年。

【现病史】患者于4年前因"带环妊娠6周"行人工流产，术后未及时休养，加之情绪不稳，后渐感下腹部胀痛不适，反复发作，情志不畅则加剧，伴带下量多，曾自行间断口服抗生素（具体药物不详）治疗，效果欠佳。近2年来，无明显诱因又出现腰困不适，期间曾间断口服中药治疗，症状时轻时重。平素月经规律，经量中等，经期腹痛加重。末次月经：2012年9月30日。现症：下腹部胀痛，情绪不稳时加重，伴腰困，急躁易怒，带下量多，纳尚好，睡眠欠佳，二便调。舌边有瘀斑，苔白，脉弦涩。

【妇科检查】外阴：已婚型。阴道：通畅，分泌物量多，色白，质清稀。宫颈：柱状上皮轻度外移。宫体：前位，活动欠佳，子宫后壁可触及多个触痛结节，压痛连及上腹。附件：双侧附件区增厚，压痛。

【辅助检查】①阴道分泌物检查：清洁度Ⅱ度。

②盆腔彩超：子宫及双侧附件未见明显异常，盆腔积液。

【中医诊断】腹痛（气滞血瘀证）。

【西医诊断】盆腔子宫内膜异位症，慢性盆腔痛。

【辨证分析】流产损伤胞宫、冲任，经血逆行，加之情志内伤，气血留结于下腹，致下腹部胀痛；结合舌脉，证属气滞血瘀，胞脉瘀阻。治宜理气活血，化瘀止痛。方选盆炎1号方加味治疗，病程日久，"夫人久癥宿瘕，脾肾必亏"，故加用补肾之品，并内外同治。

【处方】①内服方：当归15g、丹参15g、赤芍12g、香附9g、乌药12g、元胡15g、川楝子9g、陈皮9g、橘核12g、甘草6g、怀牛膝15g、巴戟天12g、川断15g，10剂，水煎服。

②保留灌肠方：丹参15g、赤芍15g、三棱15g、莪术15g、木香9g、皂角刺9g、乳香9g、桃仁15g，10剂，浓煎保留灌肠。

二诊：2012年10月25日。下腹部胀痛及腰困症状较前稍减轻，寐欠佳，饮食尚好，二便调，舌脉同前。

【辨证分析】症减未除，睡眠欠佳，故守原法并加用疏肝安神宁志之品。即将行经，宜加活血化瘀利水之剂，以因势利导，促进体内的瘀血浊液随经血一并排出。

【处方】上方（内服方）加益母草15g、泽兰叶30g、酸枣仁30g、百合20g、钩藤15g，7剂，水煎服。

嘱经期停用灌肠方。

三诊：2012年11月6日。月经于2012年10月29日来潮，量多，有血块，下腹胀痛及腰困症状明显减轻，睡眠较前改善，脉弦。

【辨证分析】值经后期，胞宫宜藏，故去活血通经之益母草、泽兰；脉弦不减，宜加柴胡以疏肝解郁。

【处方】①内服方：上方去益母草、泽兰，加柴胡9g，10剂，水煎服。

②中药灌肠方：同前。

四诊：2012年11月20日。腹部不适症状不明显，睡眠尚好，舌脉同前。

【辨证分析】余邪未尽，宜祛邪巩固疗效，本证不变，故不更方。

【处方】上述治疗方案继续使用3个月经周期。

五诊：2013年3月18日。自述下腹胀痛不适及腰困症状均已消失，且情绪较前平稳，睡眠质量较好。妇科检查：宫体及双附件压痛均阴性，子宫后壁触痛结节消失。

随诊半年，未见复发。

四、诊疗品析

【病案一品析】

"肝属木，木气冲和条达，不致遏郁，则血脉得畅"，肝郁乘脾，脾失健运，湿邪内生，日久化热，湿热阻滞胞宫，影响气血运行，因湿致瘀，终成湿热瘀结之证。经行之时湿热瘀血随经血而下，经后则湿热瘀血无所去，从而壅结于胞宫，胞宫气血失调，不通则痛，尤其是午后阳微之时更甚，故经净腹痛明显。

张晋峰认为此类疾患病程长，癥积下焦，瘀久化热，瘀热互阻，致冲任失调。胞脉阻滞，湿热瘀结为本病病机特点之一，湿、热、瘀三邪胶着，故以清热利湿，疏肝解郁，化瘀止痛为治疗法则。

内服方盆炎3号方中，柴胡疏肝解郁，清透郁热；枳壳疏肝行气，加强调畅气机；赤芍主入肝经血分，有活血散瘀之功；黄柏清热燥湿，善清下焦湿热；苍术健脾燥湿，薏苡仁健脾渗湿，二者合用加强清热利湿之效；牛膝引药下行；蒲黄、五灵脂相须为用，活血化瘀止痛；川楝子、元胡相伍以疏肝行气，活血止痛；三棱、莪术破血行气，消癥止痛；蒲公英清热利湿，解毒散结，与夏枯草相须清肝行滞，解毒散结，与忍冬藤合用，增强清热解毒之功，兼以通络止痛；红藤清热解毒，活血止痛，具有抗菌、舒张血管和抗凝的作用，可抑制异位子宫内膜的异常增生；甘草调和诸药，与芍药相配，柔肝缓急止痛；形病伤神，疼痛无不涉及心肝，尤其是心神更为重要，安定心神有助于疾病向愈，故加用酸枣仁宁心安神。二诊加煅牡蛎、煅龙骨收敛固涩兼软坚散结，更取龙骨与酸枣仁相合兼能宁心；另加巴戟天补肾助阳，以助运化水湿，故虽有湿热亦不忌用。

"外治之理，即内治之理"，腹部中药外敷通过皮肤渗透、经络传导而发挥治疗作用。以盆炎外敷方清热解毒，化瘀止痛；足浴方行气活血，散瘀止痛。内外同治，邪去正复而痛止。

【病案二品析】

"妇人腹中瘀血者，由月经积闭，或产后余血未尽，或风寒滞瘀，久而不消，则为积聚癥瘕矣"，故本病的病机关键在于瘀血。经水为血所化，气行血行，气顺血和，经行畅通，自无疼痛之患。气滞血瘀，经行不畅，不通则痛，故以盆炎1号方理气活血，化瘀止痛。张晋峰遵异位内膜周期性出血为"离经之血"，赖阳气运化；肾藏精而寓元阳，为水火之脏，若肾阳不足，则运化无力，经血瘀滞，积久成癥，故主张补肾以助气化，气行则无瘀血之患。

本病病位在下焦，采用中药保留灌肠使药物直达病所。方中丹参、赤芍、三棱、莪术、桃仁活血化瘀；"木香乃三焦气分之药，能升降诸气"而行气止痛；皂角刺辛温，散结消肿；乳香辛散苦泄，芳香走窜，内能宣通脏腑，通达气血，具活血定痛之功，全方活血止痛。

复诊时结合月经周期以因势利导，终使气血和调而病愈。

【小结】

盆腔子宫内膜异位症为"离经之血",形成的结节、肿块和广泛粘连是临床治疗的难点。张晋峰临证治疗以活血化瘀为主,然女性多气多郁,"善治血者,不求之有形之血,而求之无形之气,故理气以活血""癥之成,必夹湿热为窠囊",且郁久化热,故常加清热祛湿之品;久病及肾,肾主温煦,常加用温肾之品以补肾阳,温通经脉,调畅气血。

药理实验也证实了活血化瘀可改善微循环、血黏度,促进组织修复和再生,有利于痛性结节与肿块的吸收;清热解毒类中药能抑制某些恶性肿瘤的恶性行为,而本病增生、浸润、种植、复发的恶性行为有类似恶性肿瘤的特点。

第四节　阴道炎

正常健康女性阴道对病原体的侵入有自然防御功能。当阴道的自然防御功能受到破坏时,病原体易于侵入,导致阴道发生炎症。阴道炎的原因有:①接触被细菌污染的坐便器、浴盆、浴池坐椅、毛巾,使用不洁卫生纸。②频繁性生活、不洁性生活。③大量服用抗生素、类固醇皮质激素。④经常采用药用洗液来灌洗阴道。⑤劳累使免疫力下降,穿紧身、化纤内裤。阴道炎的临床表现主要为外阴阴道瘙痒、灼痛,分泌物增多。临床上分为细菌性阴道病、外阴阴道假丝酵母菌病、滴虫性阴道炎,以及老年性阴道炎等。

滴虫性阴道炎

滴虫性阴道炎是由阴道毛滴虫引起的妇科常见疾病。因孕期或经期阴道内环境变化,较适宜滴虫生存,故而育龄期女性感染率较高。主要表现为阴道分泌物异常及外阴瘙痒。阴道毛滴虫不仅寄生于阴道,还常侵入尿道、尿道旁腺,甚至膀胱、肾盂,引起相应部位的炎症。阴道毛滴虫能吞噬精子,阻碍乳酸生成,影响阴道内精子存活,可导致不孕。妊娠期滴虫性阴道炎可导致胎膜早破、早产及低出生体重儿,严重影响患者的生殖健康和生活质量。

一、西医概述

滴虫性阴道炎是一种主要通过性交传播的疾病，且可通过间接传播。性生活前不正确的清洗习惯、经常使用公共浴池等因素可能是该病发生的危险因素。阴道毛滴虫的潜伏期为4~28天，部分患者感染初期可无任何不适。外阴瘙痒是滴虫性阴道炎的主要症状，瘙痒部位主要为阴道口及外阴，合并尿路感染时可出现尿频、尿痛、血尿。妇科检查可见外阴、阴道壁充血、水肿，以及稀薄、泡沫状分泌物。阴道分泌物湿片法检查镜下见到活动的阴道毛滴虫即可诊断。治疗主要采用口服和/或外用硝基咪唑类药物，本病再感染率很高，性伴侣需同时治疗。

二、辨证分型

根据临床表现，本病当属中医学"阴痒""阴疮""带下病"范畴。"妇人阴痒，是虫蚀所为……食于阴，其虫作势，微则痒，重者乃痛"。本病源于摄生不慎，感染病虫，虫扰阴中。临证多见湿热虫扰证，症见外阴瘙痒，甚至疼痛，带下量多、色黄、有异味，胸闷纳呆，口苦，尿赤，便结。舌红，苔黄腻，脉弦数。治宜清热祛湿、杀虫止痒，方选龙胆泻肝汤加味。

三、病案实录

❀ **病案：滴虫性阴道炎、外阴溃疡（湿热虫扰证）**

顾某，女，32岁。2016年7月9日初诊。

【主诉】间断外阴不适1年，溃烂10天。

【现病史】平素体健。1年前无明显诱因出现外阴不适伴溃疡，带下量少，外涂药物治疗可缓解（具体药物不详），然时有反复。10天前再次出现外阴肿痛，外涂药物不效，服用清热利湿中药，静脉点滴克林霉素0.6g，1次/日，治疗近1周，外阴仍痛，带下量多。月经规律，经期4天，周期30天，量不多，色红，无痛经。末次月经：2016年7月1日。现症：外阴肿痛，带下量多、色黄、有异味，烦躁，纳呆，小便利，大便秘结。舌红，苔黄腻，脉弦滑。

【妇科检查】外阴：充血，左侧大阴唇下段有一直径约5mm的溃疡。阴

第七章 妇科杂病

道：潮红，分泌物量多、色黄、泡沫样。宫颈：潮红。宫体：前位，正常大小，质中，活动，无压痛。附件：双侧附件未扪及异常。

【辅助检查】①阴道分泌物涂片：滴虫阳性。

②分泌物化验：衣原体、淋球菌均呈阴性，白带培养无致病菌生长。

③盆腔超声：子宫及双附件未见异常。

【中医诊断】阴疮，带下病（湿热虫扰证）。

【西医诊断】滴虫性阴道炎；外阴溃疡。

【辨证分析】"生疮蚀烂，乃湿热不洁而生蜃也"，湿性黏滞，蕴蒸不化，胶着难解，故起病缓慢隐匿，病程较长，往往反复发作或缠绵难愈。加之久病情怀不畅，肝经郁热，肝郁克脾，脾虚生湿，湿热蕴郁生虫。治宜中西并举，内外兼顾，中医予清肝利湿，杀虫止痒，方选龙胆泻肝汤加味内服，阴痒1号方阴道灌洗，中药制剂外涂收敛生肌。

【处方】①内服方：龙胆草6g、栀子12g、柴胡6g、黄芩12g、生地15g、车前子15g、泽泻15g、当归9g、甘草6g、通草12g、白芷15g，7剂，水煎，饭后服。

②阴道灌洗方（阴痒1号方）：蛇床子30g、地肤子20g、紫花地丁15g、苦参15g、黄柏15g、花椒15g、明矾10g、硼砂4g、蝉衣15g、甘草6g，7剂，浓煎阴道灌洗，10~15分钟，1次/日。

③中药制剂：外涂，1次/日。

【西医治疗】甲硝唑片：0.4g，1次/日，阴道上药，共7天。性伴侣予甲硝唑片2g，顿服。

二诊：2016年7月16日。外阴疼痛好转，带下减少。妇科检查见外阴潮红，溃疡面缩小至3mm，舌脉同前。

【辨证分析】经内外同治，症状减轻，溃疡面缩减，治疗有效，效不更方。

【处方】①内服方：上方，继服7剂。

②阴道灌洗方（阴痒1号方）：上方，7剂，外洗，1次/日。

③中药制剂：外涂，1次/日。

三诊：2016年7月28日。外阴偶感不适，带下量少，溃疡面愈合，复查阴道分泌物滴虫转阴。

后连续复查2次阴道分泌物，均无异常，疾病痊愈。

四、诊疗品析

【病案品析】

"妇人阴痒者，必有阴虫。微则痒，甚则痛，或为脓水淋沥，多由湿热所化"。湿热毒邪，蕴积于下，伏于肝经，与气血相搏，郁结成疮。湿热毒入侵，阴户气血壅阻致阴户肿疼；湿热侵袭人体，下注任带二脉故带下量多、色黄，湿热壅结肠腑传化不利而便结。龙胆泻肝汤"足厥阴、少阳药也。龙胆泻厥阴之热，柴胡平少阳之热，黄芩、栀子清肺与三焦之热以佐之。泽泻泻肾经之湿，木通、车前泻小肠、膀胱之湿以佐之，然皆苦寒下泻之药，故用归、地以养血而补肝，用甘草以缓中而不伤肠胃，为臣使也"，又取阳明主药白芷燥湿止带、消肿生肌。全方具泻中有补，利中有滋，降中寓升，祛邪不伤正，泻火不伤胃的配伍特点。阴痒1号方外用直达病所，以清热祛湿、杀虫止痒。方中苦参、黄柏清热燥湿；地肤子、硼砂、紫花地丁清热解毒，祛湿止痒；明矾解毒祛腐；花椒、蝉蜕杀虫止痒；蛇床子燥湿祛风止痒；甘草清热解毒，缓和药性。中药制剂外涂敛疮生肌，促进溃疡面愈合，配合西药甲硝唑抗滴虫治疗，湿热祛而症自除。

【小结】

滴虫性阴道炎是女性常见阴道感染性疾病，属于性传播疾病，且会增加艾滋病等其他性传播疾病的风险。该病既可以通过性交直接传播，又可以通过公共洗浴等途径间接传播。同时，还与女性特殊生理时期的阴道环境有关。潜伏期长短不一，部分患者症状隐匿。张晋峰治疗本病主张中西医并举，西医予以抗滴虫治疗，中医整体和局部用药相结合，内服中药改善机体内环境，外用阴痒1号方阴道灌洗直达病所，杀虫除湿。用药期间，以及停药72小时内禁饮酒，以避免双硫仑反应。张晋峰强调本病月经后易复发，复查3次结果均为阴性，方为治愈。

外阴阴道假丝酵母菌病

外阴阴道假丝酵母菌病（VVC）既往称霉菌性阴道炎、外阴阴道念珠菌病等，是由假丝酵母菌引起的外阴、阴道炎症。约75%的女性一生中患过一次外阴阴道假丝酵母菌病，45%的妇女经历过2次或者以上的发作。临床分为单纯性外阴阴道假丝酵母菌病和复杂性外阴阴道假丝酵母菌病，约10%~20%的患者表现为复杂性外阴阴道假丝酵母菌病。本病易反复发作，治疗棘手。

一、西医概述

本病临床主要表现为外阴瘙痒、灼痛，尿痛及性交痛，阴道分泌物增多，典型白带呈豆渣样或凝乳块样。妇科检查见外阴充血、水肿，小阴唇内侧和阴道黏膜上有白色膜状物附着，擦去后可见黏膜红肿，有浅表糜烂或溃疡。阴道分泌物检查找到假丝酵母菌即可确诊，如有症状而多次检查为阴性，可采用阴道分泌物培养法进一步明确诊断。假丝酵母菌为条件致病菌，正常阴道内有此菌寄生，在全身及阴道局部免疫能力下降时才引发阴道炎症。治疗可选择局部或全身抗真菌药物，根据疾病分类决定疗程长短。

二、辨证分型

据临床症状，本病属于"阴痒""带下过多""阴疮"等范畴。本病发生有虚实之分，实者湿热浸淫，热微则痒，热盛则痛，湿盛则肉烂，热盛则肉腐而成阴痒、阴疮之证，湿热壅积于下，损伤任带二脉则成带下病；虚者命火不足失于温煦，脾虚不能运化水湿，水湿流注下焦，以致任脉不固，带脉失约而带下过多。临证多见肝经湿热证和脾阳虚证，治宜清肝泻热或温阳祛湿。

1.肝经湿热证

外阴瘙痒灼痛，带下色黄，伴头痛、烦躁易怒，胸胁胀痛，尿黄赤，大便干结，脉弦数。治宜泻肝清热，方选龙胆泻肝汤加味。

2.脾阳虚证

精神倦怠，带下量多，畏寒，纳呆，小便清长，大便稀溏，舌胖，苔白，脉沉细。治宜健脾温阳渗湿，方选健固汤加味。

三、病案实录

病案一：外阴阴道假丝酵母菌病（肝经湿热证）

王某，女，35岁。2019年8月15日初诊。

【主诉】间断外阴瘙痒2月，加重2月。

【现病史】患者2个月前泡温泉后出现外阴瘙痒，带下增多、色黄、呈豆腐渣样，曾诊断为"假丝酵母菌病"，中药外洗及达克宁栓阴道上药后缓解，然停药则复发，时痒时止，经期前后复发或加重。月经基本规律，经期4天，周期30天，经量中，经色红，无痛经。末次月经：2019年8月1日。现症：外阴痒，带下量多、色黄、有异味，纳寐尚好，口干苦，尿赤；大便秘结，3~4日1行；舌偏红，苔黄腻，脉弦缓。既往体健，否认糖尿病病史。

【妇科检查】外阴：潮红。阴道：潮红，分泌物量多，色黄，呈豆渣样。宫颈：潮红。宫体：前位，正常大小，质中，活动，无压痛。附件：双侧附件未扪及异常。

【辅助检查】①生殖道分泌物培养：假丝酵母菌。

②盆腔超声：子宫及双附件未见异常。

【中医诊断】阴痒（肝经湿热证）。

【西医诊断】外阴阴道假丝酵母菌病。

【辨证分析】湿热壅积于下焦致阴痒，带下量多、色黄、有异味，口干苦，尿黄赤，大便秘结；舌偏红、苔黄腻，脉虽缓而弦，为肝经湿热之象。治宜清肝利湿、清热止痒。"内宜清肝火，以龙胆泻肝汤"，故方选龙胆泻肝汤加味内服，外用阴痒2号方清热利湿、止痒束带。

【处方】①内服方：龙胆草6g、栀子12g、柴胡6g、黄芩9g、生地12g、车前子15g、泽泻12g、当归9g、甘草6g、土茯苓15g、牛膝15g，10剂，水煎，饭后服。

②外用方：决明子30g、女贞子30g、菟丝子10g、地肤子15g、明矾9g、紫花地丁15g、花椒6g、硼砂4g、蝉衣15g、苦参15g、黄柏15g、甘草6g，7剂，浓煎，阴道灌洗，药液留置15分钟，1次/日，共7天。

【西医治疗】制霉菌素片：100万单位，阴道上药，1次/日，共7天。

二诊：2019年9月25日。末次月经：2019年8月30日。现值经前，带下量较前减少，仍多于正常，瘙痒症除，舌淡红，苔薄腻，脉弦缓。复查白带培养，无真菌生长。

【辨证分析】经内外并治，肝经湿热证减，然仍带下量多，苔薄腻，脉弦缓，故以内服方加收敛固涩之品以束带，补肾温阳之品以助气化、运化水湿。

【处方】①内服方：上方+煅龙骨30g、煅牡蛎30g、巴戟天15g，继服7剂。

②外用方：上方，7剂，外洗坐浴。

半年后随访，阴道炎未再复发。

 病案二：外阴阴道假丝酵母菌病（脾阳虚证）

张某，女，39岁。2013年12月1日初诊。

【主诉】带下量多1年余。

【现病史】平素体健，1年来带下量多，阴痒，外院查为"霉菌性阴道炎"，经治阴痒消失，复查霉菌转阴，然带下仍多。月经规律，经期5天，周期28天，经量中，色暗红，无痛经。末次月经：2013年6月22日。现症：精神倦怠，带下量多，无腰腹不适，纳寐好，二便调。舌淡红，苔薄腻，脉细。

【妇科检查】外阴：婚产型。阴道：通畅，分泌物量多，呈水样，色白。宫颈：光滑。宫体：正常大小，活动好，无压痛。附件：双侧附件未扪及异常。

【辅助检查】①阴道分泌物涂片：清洁度Ⅲ度，霉菌已转阴。

②宫颈液基细胞学检查：轻度炎症。

③宫颈分泌物HPV检查：阴性。

④盆腔超声：子宫及双附件未见异常。

【中医诊断】带下过多（脾阳虚证）。

【西医诊断】外阴阴道假丝酵母菌病。

【辨证分析】该患者前期治疗多服苦寒之品，日久伤脾，脾虚失运，水谷精微不能上输以化血，故倦怠；水湿不化，流注下焦，伤及任带二脉，致任脉不固，带脉失约，故带下量多；舌脉为脾虚兼水湿之候。治宜健脾温阳渗湿，方选健固汤加味。

【处方】巴戟天15g、白术15g、太子参15g、茯苓15g、薏苡仁20g、牛膝15g、车前子15g、鹿角霜9g、陈皮9g、荆芥6g，14剂，水煎服。

二诊：2013年12月17日。患者服药后带下量减少，精神转佳，舌淡红，苔薄，脉细。

【辨证分析】经治脾能升清而运化水湿，带下量减少而气血有复，故守前方加收敛之品以固涩，补肾之品助肾之气化。

【处方】上方加续断15g、煅龙骨30g、煅牡蛎30g，14剂，水煎服。

四、诊疗品析

【病案一品析】

时值夏至前，阳气将盛极，温泉中水气上蒸，湿热侵袭外阴，热微则痒，湿热侵袭损伤任带，故带下量多。张晋峰认为该患者阴痒时休时止，反复发作2个月，虽经外洗及阴道纳药治疗，但效果不佳，其原因在于未清利内壅之湿热，而致病情缠绵。足厥阴肝经络阴器，肝属木，风盛则痒，"诸风掉眩，皆属于肝"，阴痒与肝经关系密切。"阴中痒，亦是肝家湿热，泻肝汤妙"。治疗宜内外合治，局部与整体并举，予龙胆泻肝汤内服清肝经湿热，加"利湿去热，能入络，搜剔湿热之蕴毒"之土茯苓，牛膝导热下泄，引药下行。"内治之理，即外治之理"，所异者饮之内与施之于外，二者殊途而同归，故合阴痒2号方阴道灌洗，配合抗真菌药物阴中纳药。

外用方中决明子清肝热，苦参、黄柏、地肤子、硼砂、紫花地丁清热祛湿止痒，明矾解毒祛腐，花椒、蝉衣杀虫止痒，女贞子、菟丝子补虚扶正以助祛邪，甘草清热解毒，缓和药物烈性及毒性。全方具有清热祛湿，扶正止痒之效。药物灌洗阴道，局部药物浓度较高，作用时间长，且直接接触患病部位，能发挥直接的治疗作用。

二诊复查白带转阴，继续巩固治疗以改善湿热内环境，使邪无从留而疾病向愈。

【病案二品析】

"夫带下俱是湿证"，湿邪所伤，则带下过多。健固汤主治"脾虚不能摄血，土不实而湿更甚"的妇人"先泄水而后行经"之病。该案例虽非经前泄水，但亦属脾阳虚证，故同样以健脾温阳为治，方选健固汤加味。该方由人参、白术、茯苓、巴戟天、薏苡仁组成，具有健脾化湿、温肾助阳之效。巴戟天一味补肾温阳，祛湿止带，其"善走肾经血分，能温肾助阳，强阴固精，散寒起萎，调经止带"；张晋峰易人参之峻补而取太子参健脾益气之功；加鹿角霜助巴戟天温肾扶阳；陈皮理气醒脾；车前子甘寒，既助茯苓、白术渗湿，兼清湿热；荆芥祛风胜湿；牛膝引湿下泄。全方共奏补脾以升清阳，温肾以壮命火之功。用之效着，带下减少，精神转佳。二诊加续断固肾，煅龙牡收涩以加强固肾束带之功，巩固疗效。

【小结】

临床工作中，单纯性外阴阴道假丝酵母菌病容易治愈，内服清热祛湿方配合抗真菌药物疗效显著，而复杂性外阴阴道假丝酵母菌病和复发性外阴阴道假丝酵母菌病疾病缠绵，严重影响女性的生活和工作。张晋峰认为少数由光滑假丝酵母菌引起的外阴阴道假丝酵母菌病，咪康唑类药物治疗效果差，宜使用两性霉素 B 或制霉菌素片，中医辨证用药内服的同时以阴痒 2 号方阴道灌洗，配合阴道上药制霉菌素片可获得良效，7 天为 1 个治疗周期，3 个月经周期为 1 个疗程，经过上述治疗后，多数复杂性外阴阴道假丝酵母菌病及复发性外阴阴道假丝酵母菌病可治愈。

张晋峰认为健固汤虽为"经前泄水"而设，但遵循中医"异病同治"的原则，对妇人经、带、胎、产、杂病凡属脾虚肾阳不足、不能温化水湿者均可应用。

细菌性阴道病

细菌性阴道病为阴道内正常菌群失调所致的混合感染，临床及病理特征无炎症改变。本病多发生于 15~44 岁之间的妇女，在性关系混乱的人群中发病率较高。临床典型表现为带有鱼腥臭味的稀薄阴道分泌物多，约 10%~40% 的患者无临床症状。细菌性阴道病持续或反复发作可引起子宫内膜炎、盆腔炎，导致输卵管因素性不孕，易患宫颈鳞状上皮内病变及宫颈癌，增加艾滋病传播的危险性，增加早孕期流产率及妇科术后断端感染率；造成胎膜早破、早产等不良妊娠结局。

一、西医概述

细菌性阴道病是由阴道内乳酸杆菌减少，加德纳菌和厌氧菌等增加所致的内源性混合感染，导致阴道内微生态平衡失调。细菌性阴道病可通过性接触传染。临床特点为阴道分泌物增多，鱼腥臭味，外阴瘙痒、灼热感，阴道黏膜无红肿或充血等炎症表现。阴道分泌物为白色、质稀薄；线索细胞阳性；阴道 pH>4.5；胺试验阳性，以上 4 项符合 3 项即可诊断，临床多采用抗厌氧菌治疗，首选甲硝唑。本病复发率高达30%~40%，已成为该病治疗的难题。

二、辨证分型

历代中医书籍中并无细菌性阴道病的病名，根据其典型表现，可归属于"带下病""阴吹"的范畴。张晋峰认为本病多属湿热证，系湿热下注冲任，损伤任带而成。症见带下量多，异味，或阴道排气，舌红，苔黄腻，脉细滑。治宜清热祛湿止带，方选易黄汤或四妙丸加味。湿热盛，加蒲公英、败酱草、忍冬藤清热解毒。

三、病案实录

❀ 病案：细菌性阴道病（湿热下注证）

康某，女，35岁。2014年4月3日初诊。

【主诉】阴道排气1月。

【现病史】1个月前无明显诱因出现阴道排气，状如矢气，羞于启齿而未做诊治，自用外洗药及阴道栓剂治疗不效。平素月经规律。末次月经：2014年3月22日。现症：带下量多、有异味，时阴道排气，纳寐好，二便调。舌偏红，苔黄腻，脉细。

【妇科检查】外阴：婚产型。阴道：通畅，分泌物量多，质清稀，有异味。宫颈：光滑。宫体：后位，正常大小，活动，无压痛。附件：双侧附件未扪及异常。

【辅助检查】①阴道分泌物涂片：线索细胞阳性。

②盆腔超声：子宫及双侧附件未见异常。

【中医诊断】阴吹，带下病（湿热下注证）。

【西医诊断】细菌性阴道病。

【辨证分析】湿热下注，且热胜于湿，气随湿下，故阴吹而带多，选四妙丸合四逆散及金铃子散调畅气机，清热祛湿，酌加清热解毒利湿之品。

【处方】苍术15g、黄柏12g、牛膝15g、薏苡仁20g、忍冬藤15g、蒲公英15g、元胡15g、川楝子9g、白芍12g、柴胡9g、枳壳12g、甘草6g，7剂，水煎服。

【西医治疗】甲硝唑栓：0.5g，阴道上药，1次/日，共7天。

二诊：2014年4月30日。经净5天，服上药后阴吹次数减少，白带量中等、异味减轻，舌脉同前。复查阴道分泌物示线索细胞弱阳性。

【辨证分析】用药后症状缓解，然湿热邪未尽，继以清热祛湿为治，并加涩带之品。

【处方】上方加芡实12g，7剂，水煎服。

【西医治疗】甲硝唑栓：0.5g，阴道上药，1次/日，共7天。

三诊：2014年6月7日。患者症除已逾1个月，恐复发故再诊。现症：带下量不多、无异味，无阴道排气，舌淡红，苔薄腻，脉细。复查阴道分泌物，线索细胞阴性。

【辨证分析】诸症皆除，从苔腻可知湿热证微，故选用清热祛湿中成药巩固治疗。

【处方】四妙丸：6g，3次/日，口服。

四、诊疗品析

【病案品析】

阴吹最早见于《金匮要略》，其病机为胃气下泄，不循常道，逼走前阴。本案例为湿热下注，气随湿下，故阴吹而带多。治疗宜内外结合，内服方以四逆散调畅气机，使气行而水行；"金铃子散，一泄气分之热，一行血分之滞"；四妙丸合忍冬藤、蒲公英清利湿热。全方祛湿热而调畅气机。

现代医学认为厌氧菌在繁殖过程中会产生气体并存留于阴道内，当体位改变或增加腹压时，这些气体即从阴道里排出而表现为中医所说的"阴吹"。临证以阴道用甲硝唑制剂抗厌氧菌治疗。

二诊阴吹症减，湿热证未祛，故原方基础上加芡实补脾胜湿止带。三诊症除，唯湿热邪恋，故予四妙丸祛湿清热以祛余邪。

【小结】

细菌性阴道病是因菌群失调而引起阴道内厌氧菌混合感染，是育龄期女性最常见的下生殖道感染性疾病。该病与盆腔炎性疾病、妇科手术后感染、不良妊娠结局及性传播疾病的发生相关。恢复患者阴道微生态环境平衡，提高阴道防御功能，是治愈细菌性阴道病的关键所在。临证持续性感染和复发性感染者多见，宜内服中药纠正机体内环境，配合阴道纳药改善阴道微环境，从而预防复发及持续性感染。

张晋峰认为"阴吹"一证非女子独有，临证多见湿热下注证或中气虚而下泄。湿热下注治宜清利湿热，方选四妙丸、易黄汤或龙胆泻肝汤；中气虚而下泄者，治宜升清，方选补中益气汤。主张内外并治，中西医结合治疗。

🌸 老年性阴道炎 🌸

老年性阴道炎即萎缩性阴道炎，是由于自然绝经、药物或手术性绝经等导致雌激素降低，局部抵抗力下降而引起的以需氧菌感染为主的阴道炎症。女性绝经后约有30%的人会发生老年性阴道炎，近年来该病发病率呈上升趋势，严重影响女性的生活质量。

一、西医概述

老年性阴道炎常见于绝经后的老年女性。因卵巢功能衰退，雌激素水平降低，上皮细胞内糖原含量减少，阴道内pH值上升，局部抵抗力降低，致病菌易入侵、繁殖而引起炎症。主要症状为阴道分泌物增多及外阴瘙痒、灼热感。妇科检查见阴道壁萎缩，黏膜变薄、充血，有小出血点，有时见浅表溃疡。阴道分泌物涂片见大量基底层细胞及白细胞。根据病史、临床表现、妇科检查结合阴道分泌物检查可确诊。西医治疗原则为补充雌激素、增强阴道抵抗力，抑制细菌生长，但停药后易复发和再感染，少数患者会出现子宫内膜增厚的现象，其长期用药的安全性、疗效，以及是否需要加用孕激素以防止子宫内膜病变仍有待考证。

二、辨证分型

老年性阴道炎为西医病名，根据临床表现可归属于中医"阴痒""阴痛"的范畴。外阴与阴道为经络丛集之处，宗筋聚集之所，冲任与足三阴经均循此而过。"内为脏气虚，外为风邪虫蚀所为"，故本病源于肾气衰，天癸竭，肝肾阴虚，冲任虚衰，精血亏虚，阴部肌肤失养；或复感湿热之邪，湿热阻滞为患，属阴虚证或兼湿热证。症见阴部干涩、瘙痒，阴道灼热，甚则阴痛，带下量少、色黄质稀，或夹血性分泌物，伴头晕、耳鸣、心悸、失眠、五心烦热、腰困，夜寐差，腰腿酸软，口干尿黄，舌红，苔少，脉细数。治以滋阴养血为主，若兼湿热，宜合祛湿止痒；若带下量多、色黄秽臭明显，加土茯苓、野菊花清热解毒；带中夹血，加茜草、乌贼骨固涩止带止血；阴痛，加四逆散、金铃子散理气活络。

三、病案实录

 病案一：老年性阴道炎（阴虚内热兼湿热证）

辛某，女，56岁。2013年7月16日初诊。

【主诉】外阴烧灼20天，伴少腹疼痛。

【现病史】46岁绝经。20天前出现小便后外阴烧灼感，伴少腹疼痛，带下量少、色黄，纳寐尚好，大便正常。舌红有裂纹，苔少，脉细滑。

【妇科检查】外阴：萎缩潮红。阴道：皱襞消失，点状充血，分泌物少。宫颈：萎缩，潮红。宫体：萎缩。附件：双侧附件未触及异常。

【辅助检查】①阴道分泌物涂片：清洁度Ⅲ度。

②盆腔超声：绝经后子宫，双侧附件无异常回声。

【中医诊断】阴痒（阴虚内热兼湿热证）。

【西医诊断】老年性阴道炎。

【辨证分析】绝经后肾阴亏虚，阴虚生内热，兼湿热浸淫，故见外阴烧灼感，带下色黄；舌红有裂纹，苔少，脉细滑，属阴虚之象。治宜滋阴降火，清热祛湿，方选清代名医著《医方考》之知柏地黄汤加味以滋阴降火，同时予清热利湿剂外洗，抑菌剂阴道纳药，内外结合，标本同治。

【处方】知母12g、黄柏9g、生地12g、山药15g、山茱萸9g、茯苓15g、牡丹皮9g、泽泻12g、茜草12g、地骨皮12g、夏枯草15g、柴胡6g、白芍12g、枳壳9g、甘草6g、淡竹叶12g，10剂，水煎服。

【西医治疗】纳米银凝胶：3ml，阴道上药，1次/日，共6天。

【中成药】利湿止痒散：9g，水冲200ml，坐浴10~15分钟，1次/日。

二诊：2013年7月27日。用药后症状缓解，腹痛消失，纳寐好，二便调，舌脉同前。

【辨证分析】诸症减轻而未除，故继前法治疗以巩固疗效。

【处方】上方，继服10剂。

【西医治疗】纳米银凝胶：3ml，阴道上药，1次/日，共6天，间断周期性使用。

【中成药】利湿止痒散：9g，水冲200ml，坐浴10~15分钟，1次/日，间断周期性使用。

后随访，未复发。

❀ 病案二：老年性阴道炎（阴虚血燥兼湿热证）

程某，女，62岁。2014年6月12日初诊。

【主诉】外阴瘙痒1年。

【现病史】绝经10年，1年前无明显诱因出现外阴瘙痒，挠抓后缓解，带下量不多、色黄，间断用中西药外洗和阴道上药治疗。现症：外阴痒，带下量少，腰困，头晕，心烦，心悸，手足心热，纳尚好，尿黄，大便调。形瘦，舌红绛，苔黄腻，脉弦。

【妇科检查】外阴：潮红。阴道：通畅，分泌物量少，点状充血。宫颈：萎缩。宫体：萎缩。附件：双侧附件未及明显异常。

【辅助检查】①分泌物涂片：清洁度Ⅳ度。

②盆腔超声：绝经后子宫，双侧附件未及异常回声。

【中医诊断】阴痒（阴虚血燥兼湿热证）。

【西医诊断】老年性阴道炎。

【辨证分析】年老体瘦，肝肾阴血亏虚，精血不足，阴部失荣，致瘙痒难耐，心悸不宁。舌象为兼湿热之征，治宜急则治标，予清热燥湿、祛风止痒、宁神定悸为主，兼滋阴清热。"治外必本诸内"，外以清热祛湿止痒剂熏洗，方选阴痒1号方。

【处方】①内服方：苦参12g、白鲜皮20g、地肤子12g、白蒺藜15g、丹参30g、柏子仁12g、炒酸枣仁12g、天冬10g、麦冬12g、太子参12g、首乌12g、红花12g、赤芍30g，7剂，水煎服。

②阴痒1号方（外洗方）：苦参15g、黄柏15g、川椒15g、紫花地丁15g、蛇床子30g、白鲜皮30g、地肤子20g、硼砂4g、蝉蜕15g、明矾10g、甘草6g，7剂，水煎外洗。

二诊： 2014年6月21日。阴痒、心悸好转，余症同前。舌红，苔薄腻，脉细弦。

【辨证分析】症状缓解，然舌象仍为湿热征象，故继续使用前法治疗。

【处方】内服、外洗方药均同前，各14剂。

三诊： 2014年7月21日。诸症已消，舌红，苔少，脉细。

【辨证分析】湿热标证已去，阴亏证凸显，遵"缓则治本"的治疗原则，以知柏地黄丸滋阴清热，巩固疗效。

【处方】知柏地黄丸：1丸，2次/日，口服。

❀ **病案三：老年性阴道炎（阴虚热灼证）**

李某，女，56岁。2013年12月10日初诊。

【主诉】阴道疼痛1年余。

【现病史】已绝经，平素体健。1年前无明显诱因出现阴道疼痛，自行外洗及阴道上药（具体药物不详）治疗，均不效。现症：阴道抽痛，带下量少，无阴痒及烧灼感，无明显腰腹不适，纳寐好，二便调。舌红，苔少，脉沉细。

【妇科检查】外阴：潮红。阴道：潮红，分泌物量中等。宫颈：光滑。宫体：萎缩，压痛连及上腹。附件：双侧附件未触及明显异常。

【辅助检查】①阴道分泌物涂片：清洁度Ⅱ度。

②盆腔超声：绝经后子宫，双侧附件未见明显异常。

【中医诊断】阴痛（阴虚热灼证）。

【西医诊断】老年性阴道炎。

【辨证分析】绝经后阴道抽痛，舌红，苔少，脉沉细，辨证属阴虚内热灼络，经脉瘀阻，治宜滋补肾阴为主，兼化瘀止痛，方选知柏地黄汤合四逆散。久痛入络，缠绵不愈，故加入活血通络之品。

【处方】知母12g、黄柏12g、生地12g、山药15g、山茱萸12g、茯苓12g、牡丹皮12g、泽泻12g、柴胡6g、枳壳9g、赤芍12g、白芍15g、甘草6g、元胡12g、川楝子9g，10剂，水煎服。

二诊： 2014年12月25日。患者服药后，阴道抽掣疼痛缓解，舌脉同前。

【辨证分析】症状减轻，阴虚热灼证未除，故守原法继用。

【处方】上方，继服10剂。

后随访，疼痛症除，未再复发。

四、诊疗品析

【病案一品析】

"肾荣于阴器，肾气虚……为风邪所乘，邪客腠理，而正气不泄，邪正相干，在于皮肤故痒"。患者绝经后冲任脉衰，天癸衰竭，肾阴不足，肾开窍于二阴，阴虚生风化燥，阴部失养兼湿热之邪浸淫，故阴痒；肝脉绕阴器，至少腹，肝体阴而用阳，血为阴，肝血不足，肝气郁而不达，且湿热阻滞胞脉、胞络，不通则痛，故少腹疼痛；湿热壅结冲任，故带下色黄。证系本虚标实，"治病必求于本"，宜滋阴降火，因兼有湿热，以清利之法为辅，方选知柏地黄汤加味。知柏地黄汤又名滋阴八味丸，具有滋阴降火的功效；加地骨皮清肝肾之虚热；夏枯草"能解内热，缓肝火"；茜草凉血祛瘀，防热灼血滞；热灼胞脉、胞络及膀胱，故尿后外阴烧灼感而必小便不利，故加淡竹叶淡渗利水，通利小便；合四逆散理气疏肝缓急止痛。利湿止痒散清利湿热以治标，纳米银凝胶具有杀菌、修复创面，维持阴道酸碱平衡的功效，故效着。

【病案二品析】

"瘦人燥痒属阴虚"，该患者形瘦且绝经后肝肾不足，血燥生风，故阴痒；"腰为肾之外府"，肾精血亏虚，故腰困；阴虚内热，故五心烦热；阴不制阳，肝阳上亢，故头晕；湿热壅结膀胱，故尿黄。宜滋阴养血、清热为治，然患者外阴瘙痒不宁，故以地肤子、白鲜皮清热燥湿、祛风止痒；苦参能"安五脏，定志"，性善下行，尤善除下焦湿热；白蒺藜平抑肝阳，祛风止痒；"血行风自灭"，以丹参清心活血，合红花，重用赤芍行血祛风；"心寂则痛微"，安定心神有助于祛风止痒，故加柏子仁、炒酸枣仁养心安神；天冬、麦冬滋阴清热以治本；太子参、首乌补气养血，既助血行，且荣养脉络而止痒。全方重在治标，辅以治本，结合清热祛湿之剂外洗以除湿热。症状消除后以知柏地黄丸治疗本证，体现了"急则治标，缓则治本"的治病法则。

【病案三品析】

"阴痛之病，由胞络伤损……无疮但疼痛而已"。该案例年逾七七，天癸绝，冲任脉衰，肾阴亏虚不能濡润阴户，涵养脉络，相火偏旺，更伤阴灼络，以致阴部抽掣疼痛，热灼阴津，气血不和且久痛入络而成。治宜滋阴补肾清热，化瘀活血止痛为法。方选知柏地黄汤滋肾阴清虚热，"四逆散以散传阴之热", 金铃子散化瘀止痛以治标, 全方共奏养阴扶正, 化瘀止痛之效, 而效如桴鼓。

【小结】

老年性阴道炎以阴虚为主, 为绝经后阴虚内热, 虚火扰动, 或与湿邪互结, 扰及阴户而成, 病机为阴虚内热, 或兼湿热阻滞。老年性阴道炎非急性炎症, 治疗应着眼于改善整体功能, 避免长期使用西药。知柏地黄汤治疗本病, 屡用屡效。天癸即绝, 肾气衰弱, 气血俱虚, 全赖脾胃资生化源, 治疗时应注意顾及患者的脾胃功能, 避免过用利湿伤阴之品。

外阴熏洗是借助药液的热度温通经络, 促使药物渗透和吸收, 使药物直接作用于阴户, 达到治疗之目的。张晋峰认为本病虽为局部病变, 但也是全身病变在局部的反应, 强调整体与局部相结合施治, 提倡外治用药与内服方药合用, 整体调治。本病易于复发, 故宜间断按疗程使用方药治疗。

第五节　宫颈高危型人乳头瘤病毒感染

人乳头瘤病毒(human papilloma virus, HPV)是一种属于乳多空病毒科的乳头瘤空泡病毒, 能引起人体皮肤黏膜的鳞状上皮增殖。HPV 感染通常是一过性的, 大部分感染者可通过宿主免疫自行清除。但由于宿主个体免疫的差异, HPV 感染的自然消退也存在着差异。高危型HPV产生病毒癌蛋白, 继而通过一系列分子事件导致癌变, 所以宫颈高危型HPV的持续感染是宫颈癌发生的一个重要因素。宫颈癌是目前唯一可以预防及消除的肿瘤, 接种HPV疫苗, 定期筛查、根除HPV感染的意义重大。

一、西医概述

HPV具有高度的宿主特异性, 性接触为主要的传播途径。病毒感染宿主后通过感染初期免疫逃逸, 进一步通过自身隐匿、干扰免疫系统形成持续性感染, 高危型HPV持续感染能引起子宫颈鳞状上皮内病变及子宫颈癌的发生。而患者往往对HPV感染存在恐惧心理, 不利于病毒的清除。高危型HPV感染早期多无明显临床症状, 或仅为阴道分泌物异常或接触性出血。宫颈癌筛查中，宫颈脱落细胞HPV DNA检测分型和病毒定量可确诊。目前尚未研制出根治HPV的确切药物，主要治疗方法为随访观察、阴道用药。目前的外用制剂转阴率低，复发率高。如何清除宫颈高危型HPV感染，对防治宫颈癌的发生起着至关重要的作用。

二、辨证分型

历代中医书籍中并无此病名，据其临床表现当归属于"带下病"范畴。"夫带下俱为湿证""伤于湿者，下先受之"，湿属于阴邪，其性重浊黏滞，易困阻气机，损伤阳气；湿性趋下，易袭阴部。"诸湿肿满，皆属于脾""妇女带下，总由命门不固"。张晋峰认为该病系忧思劳倦、房劳多产等导致正气亏虚，胞脉失养，湿毒之邪乘虚侵袭，结聚于子门（即宫颈），损伤任带二脉而成。其病位在子门，累及脾、肾、冲任，以正气亏虚为本，湿毒为标。症见带下量多，或赤带，舌红，苔黄腻，脉细数。治疗以扶正固本，解毒除湿为基本原则，方用抗毒汤。带下臭秽，加鱼腥草、败酱草清热解毒；带下量多，加白芷燥湿止带。

三、病案实录

❀ 病案：宫颈高危型人乳头瘤病毒感染（湿毒证）

李某，女，52岁。2019年5月14日初诊。

【主诉】带下量多2月。

【现病史】孕5产3流产2，绝经4年。2019年1月初，因宫颈"HPV16感染，CIN Ⅱ级"于"某三甲医院"行宫颈锥切术，术后病理示慢性宫颈炎。3个月后，复查HPV16仍阳性。现症：带下量多、色黄或白，偶见瘙痒，神疲，纳寐差，小便调，大便干。舌红，苔黄腻，脉细滑略数。

【妇科检查】外阴：婚产型。阴道：通畅，分泌物量多，色白，质稠厚。宫颈：锥切术后改变。宫体：萎缩，质中，无压痛。附件：双侧附件未及异常。

【辅助检查】①宫颈液基细胞学检查（TCT）：中度炎症。

②宫颈高危型人乳头瘤病毒（HPV）：16阳性。

③盆腔超声：绝经后子宫，双侧附件未见异常。

【中医诊断】带下病（湿毒证）。

【西医诊断】宫颈高危型人乳头瘤病毒感染。

【辨证分析】正气不足，湿热侵袭，壅而成毒，湿毒蕴积于下，损伤任、带二脉，致带下量多；湿毒阻遏气机，清阳不升，故见神疲，纳寐差；舌脉为湿毒蕴结之候。治宜扶助正气，解毒除湿，方用抗毒汤化裁。

【处方】山药15g、芡实15g、黄柏12g、车前子15g、白果9g、黄芪15g、灵芝9g、莪术15g、木贼12g、板蓝根15g、大青叶15g、土茯苓15g、薏苡仁15g、川牛膝15g、甘草6g、白花蛇舌草15g、半枝莲15g、砂仁9g，30剂，水煎服。

【西医治疗】重组人干扰素α-2b阴道泡腾片：50万IU，阴道塞药，隔日一次，共3个月。

二诊：2019年6月20日。神疲稍减，带下量仍多，舌边红，苔薄黄，脉细数。

【辨证分析】带下仍多，舌象提示湿热减，故减清热解毒之品，加燥湿止带之剂以改善带下过多。

【处方】上方去板蓝根、大青叶，加白芷12g，30剂，水煎服。

三诊：2019年7月29日。精神好转，白带量较前减少，纳尚好，寐差。舌淡红，苔薄黄腻，脉细滑。

【辨证分析】诸症缓解，治疗有效，故继扶正祛邪，然苔转黄腻，湿热反复，继解毒祛湿，并加酸枣仁宁心安神改善睡眠。

【处方】山药15g、芡实15g、黄柏12g、车前子15g、白果9g、黄芪15g、灵芝9g、莪术15g、木贼12g、板蓝根15g、大青叶15g、土茯苓15g、薏苡仁15g、川牛膝15g、甘草6g、白花蛇舌草15g、半枝莲15g、砂仁9g、酸枣仁30g，30剂，水煎服。

嘱患者此次用药后，停药3个月复查TCT、HPV。

四诊：2019年11月2日。精神好，带下量少，纳尚好，寐安，二便调。舌质淡红，苔薄白，脉细滑。复查HPV转阴；TCT示轻度炎症。

后随访，未复发。

四、诊疗品析

【病案品析】

"邪之所凑，其气必虚""带下病者，由劳伤气血，损伤冲脉任脉，致令其血与秽液相兼而带下也"。该患者HPV感染源于多产体虚而摄生不慎，复感湿毒，下注胞宫，结于子门而成。治宜扶正补虚，解毒除湿，方选抗毒汤，方中黄芪扶正解毒；灵芝补气安神，"疗虚劳"；山药、芡实补脾益肾，固涩止带，二者"专补任脉之虚"，以扶正固本，四者共为君药以固护正气，以防祛邪而伤正。臣以木贼、板蓝根、大青叶清热解毒；车前子清热渗湿，导湿热从膀胱而下；土茯苓解毒除湿，"利湿去热，能入络，搜剔湿热之蕴毒"；黄柏苦寒，清泄而燥，清下焦相火，共为臣药以祛邪。薏苡仁清湿热；川牛膝甘苦，性善下行，引热下行，引诸药下行，且与黄柏、薏苡仁合用，取四妙散清下焦湿热之意，增强臣药利湿热之用；白果收涩止带；莪术活血行气生肌，消癥化瘀止痛，改善宫颈局部血液循环，共为佐药；甘草调和诸药为使。佐以白花蛇舌草、半枝莲增强清热祛湿之效；砂仁芳香化湿，醒脾和胃。全方共达益气扶正，清热解毒除湿之功。现代药理研究认为：黄芪、灵芝具有免疫调节活性，能提高机体免疫，并具有抗肿瘤的作用；木贼、板蓝根、大青叶、土茯苓具有抗肿瘤、抗病毒、抑制细胞免疫反应的作用；莪术挥发油制剂有抗癌的作用，温莪术挥发油能抑制多种致病菌的生长；白花蛇舌草具有调节机体免疫功能，抑制肿瘤组织血管、淋巴管生成，诱导肿瘤细胞凋亡的作用；半枝莲通过内源性通路和外源性通路促进肿瘤细胞凋亡；二者具有相同的抗肿瘤机制，相须而用，增强疗效。

重组人干扰素 α-2b阴道泡腾片系干扰素制剂，经阴道黏膜上皮吸收，通过激活细胞中抗病毒蛋白，提升机体局部免疫力，进而发挥抗病毒的作用。

二诊时去板蓝根、大青叶之寒，佐以白芷燥湿止带。现代药理研究表明白芷具有解热，镇痛，抗炎，抑制肿瘤生长，阻断肿瘤血管生成的作用。

三诊时诸症明显改善，然苔复黄腻，考虑湿热反复，故继续采用初诊的方药，加酸枣仁改善睡眠。本例患者经中西医结合，内外并治，病毒得以清除。

本案张晋峰谨遵本虚标实的病机，清除HPV感染，固护正气，防止疾病进一步发展，充分体现其"治已病，防传变"，辨病与辨证相结合，审病求因、治病求本，祛邪不伤正、扶正不留邪的思想。

【小结】

高危型HPV持续性感染是引起宫颈癌前病变和宫颈癌的高危因素，目前尚无有效治疗方法，故治疗宫颈HPV感染对预防宫颈癌的发生非常重要。中医通过改善宫颈局部微循环和调节全身免疫功能，及时有效清除 HPV 病毒，可以不同程度地阻断宫颈上皮细胞的癌前病变，对防治宫颈癌有重要的意义。

张晋峰认为宫颈高危型HPV感染病位在子门，累及脾、肾、冲任，系正气不足，湿毒乘虚侵袭阴部，结聚于子门（即宫颈），损伤任带二脉而成。本病以正气亏虚为本，湿毒为标。张晋峰主张扶正祛邪，标本兼顾，中西医并举。抗毒汤既可祛除疾病初期的湿、热、毒，又可防治机体正气亏虚，脏腑功能失调，达到驱邪扶正、防止复发之目的。

第六节　压力性尿失禁

压力性尿失禁为妇科常见病，成年女性患病率为18.9％，其中80％的患者伴有阴道前壁膨出，是重要的社会卫生问题，其治疗亦是妇科难题。

一、西医概述

压力性尿失禁是指腹压突然增加导致的尿液不自主流出，但不是由逼尿肌收缩压或膀胱壁对尿液的张力压引起。主要为妊娠与阴道分娩损伤，加之绝经后雌激素水平降低导致盆底组织松弛所致。临床表现为仅在咳嗽、打喷嚏或慢跑时发生不自主排尿，严重者日常活动后发生，甚至站立就会出现。以患者的症状为主要诊断依据，指压试验、压力试验和尿动力学检查可协助诊断。保守治疗作为单独的治疗模式，疗效尚无准确定论，手术创伤较大且容易出现并发症。

二、辨证分型

中医古籍中无压力性尿失禁的记载，据其临床特点，属"咳嗽遗尿"的范畴。咳嗽遗尿在《内经》中论述为"肾咳不已，则膀胱受之，膀胱咳状，咳而遗溺"。"虚则遗溺"，故本病属虚证。"膀胱……不约为遗尿"，系肾虚膀胱失约证。症见咳嗽则尿出，量少，伴气短、懒言、腰困、纳寐好，大便或利或便秘，舌淡红，苔薄，尺脉弱。张晋峰遵循"虚者补之，陷者举之"之原则，提倡以补肾益气升提为治，方选麦味地黄汤加减，常加升麻、柴胡、黄芪、桑螵蛸、缩泉丸等，以升阳举陷，缩尿止遗。

三、病案实录

❀ **病案：压力性尿失禁（肾虚膀胱失约证）**

宋某，女，40岁。2021年3月6日初诊。

【主诉】咳嗽时遗尿1年，加重3月。

【现病史】妊1顺产1。1年来，感觉咳嗽、大笑和跑步时出现尿液不自主流出，量少。近3个月，爬楼梯时，时有少许尿液流出。月经规律，量色正常，无痛经，末次月经：2021年2月7日。现症：患者精神好，咳嗽等腹压增加时漏尿，量少，纳寐一般，大便调。舌淡红，苔薄黄，脉细，尺脉无力。

【妇科检查】外阴：婚产型。阴道：通畅，分泌物量少，前壁膨出。宫颈：陈旧性裂伤。宫体：前位，正常大小，活动，无压痛。附件：双侧附件未触及明显异常。

【辅助检查】①阴道分泌物涂片：清洁度Ⅱ°。

②宫颈液基细胞学检查：轻度炎症。

③盆腔彩超：子宫及双侧附件未见明显异常。

【中医诊断】咳嗽遗尿（肾虚膀胱失约证）。

【西医诊断】压力性尿失禁。

【辨证分析】咳嗽、大笑和跑步时出现尿液流出，量少，尺脉无力，辨证属肾虚膀胱失约，治宜补肾固摄为主，方选麦味地黄汤加减。

【处方】熟地9g、山药15g、山茱萸12g、茯苓15g、丹皮9g、泽泻9g、麦冬9g、五味子9g、乌药9g、升麻3g、柴胡3g、黄芪15g、白术9g、补骨脂15g、杜仲15g，15剂，水煎服。

嘱患者做盆底锻炼。

二诊：2021年4月8日。症状缓解，舌淡红，苔薄，脉细，尺弱。

【辨证分析】经治症减，然肾之气化功能未复，故补肾固摄基础上加固肾缩泉之品。

【处方】上方加桑螵蛸15g、益智仁15g、川断15g，15剂，水煎服。

后随访，未复发。

四、诊疗品析

【病案品析】

肾为水脏，膀胱为水腑，膀胱的贮尿和排尿功能，依赖于肾的固摄与气化。肾之气化功能正常，固摄有权，膀胱开合有度；气化失常，则固摄无权，膀胱开合失度，可出现遗尿。本患者年四十而阴气自半，肾虚而膀胱失约，故咳而遗溺。以麦味地黄汤加味补肾固摄，方中六味地黄汤加麦冬、五味子补肾阴；乌药气雄性温，快气宣通，疏散凝滞，内宽中而顺气，防滋腻滞碍中焦；肺主通调水道，下输膀胱，脾主中州，主升清，故予黄芪、白术补脾肺之气；升麻、柴胡升阳举陷；补骨脂、杜仲补肾助气化。全方阴中求阳，肺脾肾同补。二诊加温肾缩泉之桑螵蛸、益智仁、川断以巩固疗效。

【小结】

本病为虚证，系肾虚膀胱失约之故，治宜补虚固肾为主。张晋峰以麦味地黄汤加减治疗取得满意疗效。临证结合盆底治疗效果更佳。

第七节　子宫肌瘤

子宫肌瘤是女性生殖器官中最常见的一种良性肿瘤。由于子宫肌瘤主要是由子宫平滑肌细胞增生而成，其中有少量纤维结缔组织作为一种支持组织而存在，故称为子宫平滑肌瘤较为确切，简称子宫肌瘤。目前子宫肌瘤的发病年龄已趋年轻，严重危害妇女身心健康。随着人们对子宫生理功能的深入认识，对子宫肌瘤发病机制的更多了解，保守治疗子宫肌瘤已成为医学追求的目标。由于西药保守治疗停药后复发率高、不良反应大，中医药治疗子宫肌瘤越来越受到重视。

按子宫肌瘤生长部位，可分为宫体肌瘤和宫颈肌瘤。按肌瘤与子宫肌壁的关系，可分为肌壁间肌瘤（肌瘤位于子宫肌壁内，被肌层所包围）和黏膜下肌瘤（肌瘤向宫腔方向生长，突出于宫腔，表面仅为子宫内膜覆盖）及浆膜下肌瘤。黏膜下肌瘤易形成蒂，在宫腔内生长犹如异物，常引起子宫收缩，肌瘤可被挤出宫颈外口而突入阴道；浆膜下肌瘤系肌瘤向子宫浆膜面生长，可突出于子宫表面，表面被浆膜覆盖。

一、西医概述

子宫肌瘤的病因尚不明确，可能涉及正常肌层的细胞突变、性激素及局部生长因子间的较为复杂的相互作用。大量临床观察和实验结果表明子宫肌瘤是一种激素依赖性肿瘤，雌激素是促使肌瘤生长的主要因素。还有学者认为生长激素与肌瘤生长亦有关，能协同雌激素促进有丝分裂而促进肌瘤生长，并推测人胎盘催乳素也能协同雌激素促有丝分裂作用。此外，卵巢功能、激素代谢均受高级神经中枢的控制调节，故神经中枢活动对肌瘤的发病也可能起重要作用。子宫肌瘤多发生于育龄期女性，以及丧偶、性生活不协调的女性。性生活失调而引起的盆腔慢性充血也可能是诱发子宫肌瘤的原因之一。

子宫肌瘤的常见症状有子宫出血、腹部包块及压迫症状、疼痛、白带增多，不孕与流产、贫血等。多数子宫肌瘤可在超声检查或盆腔检查时被发现。患者的自觉症状多与肌瘤生长部位、速度、有无变性及有无并发症关系密切，与肌瘤的大小、数目多少的关系相对较小。患有多个浆膜下肌瘤者未必有症状，但一个较小的黏膜下肌瘤常可引起不规则阴道流血或月经过多。超声检查是目前最常用的辅助诊断方法，可显示肌瘤数目、部位、大小，以及是否变性。常见治疗方法有随诊观察、药物治疗、手术治疗、聚焦超声治疗。手术治疗包括肌瘤剔除术和子宫切除术。黏膜下肌瘤多影响月经，出现异常子宫出血，宜采用手术治疗。肌壁间肌瘤及浆膜下肌瘤如直径＜5cm，且无明显临床症状，可采用药物治疗；如直径＞5cm，或有明显的临床症状，且药物治疗无效，则应手术治疗。

二、辨证分型

中医学典籍中无"子宫肌瘤"病名的记载，据其临床表现，归属祖国医学"癥瘕"范畴。坚硬不移，痛有定处为"癥"；聚散无常，痛无定处为"瘕"。多因脏腑失调、气机阻滞、瘀血内结引起，气聚为瘕，血瘀为癥。张晋峰认为本病的主要病理因素为瘀，病机为气滞血瘀，多见气滞血瘀证，症见月经异常、经量多，或阴道不规则出血，伴痛经及血块，平素感腹胀、烦躁，易生气，带下量不多，纳好，眠可，二便调。舌质暗，有瘀点、瘀斑，苔薄白，脉弦或沉弦。可兼气血虚弱、肾虚，病程日久，虚实夹杂，治疗当攻补兼施，以理气活血、软坚散结兼益气养血立法，方以活血消瘤汤。兼肾虚见腰困，加山药、川断、桑寄生补肾强腰；气虚失摄，月经量多，加黄芪益气摄血。

三、病案实录

❧ 病案：子宫肌瘤（气滞血瘀证）

杨某，女，44岁。2020年2月12日初诊。

【主诉】月经量多3年。

【现病史】患者平素体健，易生气，月经正常。3年前出现月经量增多，较以往增多近1倍。B超示多发性子宫肌瘤，最大者约4cm×3cm。月经周期、经期正常，经血量多，有血块，伴痛经。末次月经：2020年2月5日，经量、经色、经质同前。现症：月经周期第8天，烦躁易怒，胸闷不适，下腹胀痛，无阴道出血，纳寐好，二便调。舌质暗，有瘀斑，苔薄白，脉沉弦。

【妇科检查】外阴：已婚、已产式。阴道：通畅，分泌物量不多。宫颈：肥大、光滑。宫体：前位，大小约9cm×7cm，活动尚可，表面凹凸不平，轻压痛。附件：双侧附件区未扪及阳性体征。

【辅助检查】盆腔超声：多发性子宫肌瘤，最大者约4cm×3cm。

【中医诊断】癥瘕（气滞血瘀证）。

【西医诊断】子宫肌瘤。

【辨证分析】平素易生气，情志内伤，肝气郁结，胞宫、冲任气血阻滞，积久成癥。治宜理气活血，消癥散结，方选活血消瘤汤。

【处方】王不留行15g、鸡内金9g、夏枯草15g、三棱15g、莪术15g、丹皮12g、赤芍12g、桃仁9g、浙贝母15g、土鳖虫15g、紫草9g、黄芪15g、香附9g、柴胡9g、钩藤12g、甘草6g，10剂，水煎服。

【中成药】活血消癥颗粒：15g，3次/日，口服。

二诊：2020年4月18日。末次月经：2020年4月3日，痛经不明显，血块减少。现月经周期第16天，腹胀好转，仍觉烦躁胸闷，纳好，眠差，二便调。舌质暗，有瘀斑，苔薄白，脉沉弦。

【辨证分析】诸症好转，结合舌脉，仍为气滞血瘀之证，继以理气活血、消癥散结为治。仍感烦躁、失眠，故上方加酸枣仁宁心安神，郁金疏肝活血。

【处方】上方加酸枣仁15g、郁金12g，15剂，水煎服。

【中成药】活血消癥颗粒：15g，3次/日，口服。

后间断服用首诊方2月余，随访诉平素无腹胀且月经规律，经量较前减少。

四、诊疗品析

张晋峰认为凡癥瘕为病，大多由于气机阻滞，气滞日久导致血瘀，瘀血内阻，滞留胞宫、胞脉而成，故治疗需以活血化瘀为主，辅以软坚散结。一般的活血化瘀药物药单力薄，需加用三棱、莪术、山慈菇、水蛭等峻猛破血之品，另加行气之药以助活血。活血消瘤汤组方中，王不留行、鸡内金、夏枯草活血化瘀，软坚散结；三棱破血中之滞，莪术通气分之血瘀，加强行气导滞之功；丹皮、赤芍、桃仁凉血、活血；浙贝母、土鳖虫活血消癥、软坚散结；香附行气解郁，理气以助活血；妙用紫草，功在凉血活血，现代药理研究表明紫草提取物有抗肿瘤的作用；甘草调和诸药。加柴胡疏肝解郁，加强理气之力；黄芪益气摄血，且扶正以助行血；钩藤清热平肝以防郁久化热。全方共奏活血消癥，软坚散结之功。二诊时诸症好转，治疗有效，故继续予活血消瘤汤加味巩固疗效。

活血消癥颗粒为山西省中医院院内制剂，方中三棱、莪术、生牡蛎活血化瘀，软坚散结，行气止痛；当归、川芎养血活血；王不留行、益母草、桃仁、炮姜活血通经，通利血脉；夏枯草、浙贝母清热散结。诸药合用，共奏活血消癥、软坚散结之效。

第八章
产后病

第一节　产后身痛

产褥期内，产妇出现肢体或关节酸楚、疼痛、麻木、重着者，称为产后身痛，系产褥期妇女常见疾病。产后妇女多虚多瘀，由于营血亏虚或风寒湿邪留滞全身而致肢体关节酸痛、麻木、重着，故又称"产后风"。西医学中无明确的病名，与风湿、类风湿关节炎引起的关节痛、产后坐骨神经痛、多发性肌炎、产后血栓性静脉炎者类似。

产后身痛临床症状严重，病程长，缠绵难愈，严重影响患者的生活质量和身心健康，甚至造成巨大的心理压力。产后身痛没有明显的实验室指标异常，目前缺乏特异性治疗方案，故以中医药治疗为主。

一、辨证分型

产后身痛又名"产后痛风""产后关节疼"。《经效产宝》指出其系"产伤动气血，风邪乘之"。张晋峰认为本病的发生与产褥期的生理特点密切相关。产后机体处于亡血伤津、瘀血内阻、多虚多瘀的状态。虚为气虚、阳虚、血虚、肾虚；瘀乃产后余血浊液、胞衣残留。此时，风寒湿邪乘虚而入侵机体，使气血凝滞、经络阻滞或经络失养，不通则痛，不荣则痛而成产后身痛，故肾虚、气血亏虚是产后身痛发病的基础，风寒湿邪侵袭、瘀血阻滞经络是产后身痛发生的直接原因，临证多见肾虚兼风寒证、气血两虚证。

张晋峰对产后身痛的治疗遵循"勿拘于产后，亦勿忘于产后"及"治病必求于本"之则，"多血虚，宜滋养，或有风、寒、湿三气杂至之痹，以养血为主，稍参宣络"，标本兼治，方可使内外畅达，病祛身安。补虚的同时，兼顾活血祛风、通络止痛，灵活掌握剂量，一方面补养机体肾气及气血，另一方面祛除风寒湿邪，扶正与祛邪并举，使机体气血调和，经络通畅，达到祛邪不伤正、扶正不留邪之目的。

1.肾虚兼风寒证

产后腰骶、腰膝、关节、足跟疼痛，头晕耳鸣，夜尿频多，舌质暗，苔薄白，脉细滑。治以补肾养血，散寒止痛。方选独活寄生汤或养荣壮肾汤加味。

2.气血两虚证

产后关节酸楚、疼痛，肢体麻木，面色萎黄，头晕心悸，神疲乏力，舌质淡，苔薄白，脉沉细。治以益气养血，通络止痛，方选八珍汤或归脾汤加味。

二、病案实录

❀ **病案一：产后身痛（肾虚兼风寒证）**

张某，女，37岁。2020年9月11日初诊。

【主诉】剖宫产后间断周身疼痛1个月。

【现病史】妊4产2流产2。2020年8月6日行剖宫产，产后1周受寒后出现周身疼痛，遇寒加重。现产后1月余，正值哺乳期，时感周身关节冷痛，伴颠顶及左侧头部、背部抽痛，腰骶部劳累后疼痛，纳差，反酸，眠可，二便调。舌质暗，苔薄白，脉细滑。

【妇科检查】外阴：已婚型。阴道：通畅，分泌物量少。宫颈：光滑。宫体：如妊娠50天大小，无压痛。附件：双附件未触及明显异常。

【辅助检查】血常规、血沉、抗链O及类风湿因子均未见明显异常。

【中医诊断】产后身痛（肾虚兼风寒证）。

【辨证分析】《诸病源候论·卷四十三·产后腰痛候》曰"肾主腰脚，而妇人以肾系胞，产则劳伤，肾气损动，胞络虚；未平复，面风冷客之，冷气乘腰者，则令腰痛也。若寒冷邪气，连滞腰脊，则痛久不已。"房劳多产伤肾，加之产后气血俱伤，四肢百骸空虚，风寒湿邪乘虚而入，留滞经络，气血受阻，不通则痛，故关节疼、下肢冷。寒性凝滞，主收引，寒邪留滞经络关节，气血受阻，痹阻不通，故颠顶及左侧头部、背部抽痛、关节冷痛，证属肾虚兼风寒证。治以补肾养血，散寒止痛，方选独活寄生汤加减。

【处方】独活15g、桑寄生15g、秦艽12g、防风12g、细辛3g、当归12g、川芎9g、熟地12g、太子参15g、茯苓15g、甘草3g、桂枝6g、牛膝15g、杜仲15g、鸡血藤30g、片姜黄10g、羌活9g、木瓜12g，10剂，水煎服。

【中成药】补肝益肾丸：9g，2次/日，口服。

二诊：2020年9月20日。经治，颠顶及左侧头部、背部抽痛，腰骶部疼痛均明显好转，仍感周身关节冷痛，进食量增多，无反酸，睡眠可，二便调，舌质淡，苔薄白，脉沉细。

【辨证分析】周身关节冷痛，余症好转，治疗有效，辨证仍属肾虚兼风寒，继以巩固治疗。

【处方】上方，继服7剂。

【中成药】补肝益肾丸：9g，2次/日，口服。

嘱患者避风寒，适当穿衣，调饮食，适劳逸，切忌关门闭窗、穿衣过厚、大汗淋漓、汗后淋雨涉水。

后随访，诸症缓解，未再复发。

病案二：产后身痛（气血两虚证）

陈某，女，40岁。2012年12月5日初诊。

【主诉】引产后周身关节疼痛伴汗出1周。

【现病史】10天前，因妊娠5⁺月胚胎发育异常，行利凡诺尔引产术，并行清宫术，期间阴道出血量较多。1周前即出现全身关节疼痛，尤以受风、着凉后为著，伴头晕、乏力、汗出，无发热，无阴道出血。现症：周身关节疼痛，汗出，头晕，乏力，纳好，寐差，二便调。舌质淡，苔薄白，脉沉细。

【妇科检查】外阴：已婚已产式。阴道：通畅，分泌物量中。宫颈：肥大。宫体：前位，如妊娠2个月大小，活动可，无压痛。附件：双侧附件区未扪及阳性征。

【辅助检查】血细胞分析及血沉未见异常。

【中医诊断】产后身痛，产后汗证（气血两虚证）。

【辨证分析】素体气血虚弱，引产时、产后失血过多，气随血脱，致气血两虚，百骸空虚，血虚经脉失养，故周身关节疼痛；气血虚不能上荣于头面而致头晕，不能濡养四肢而致乏力；气随血耗，腠理不密，卫阳不固，故汗出；气血亏虚心神失养而致睡眠差。舌质淡，苔薄白，脉沉细属气血两虚之征。治以益气养血，通络止痛，方选八珍汤加味。

【处方】黄芪15g、太子参15g、白术12g、茯苓15g、当归12g、川芎9g、熟地12g、白芍15g、阿胶12g、川断15g、桑寄生15g、怀牛膝15g、酸枣仁15g、鹿角霜15g、桂枝6g、鸡血藤30g、甘草6g，7剂，水煎服。

二诊：2012年12月16日。用药后，周身疼痛明显好转，腰酸腿软、汗出、乏力均较前减轻，睡眠转佳，舌质淡，苔薄白，脉沉细。

【辨证分析】经治诸症均减轻，结合舌脉，辨证仍属气血两虚。仍治以益气养血，通络止痛。

【处方】上方，继服10剂。

嘱加强营养，调畅情志，避免劳累，切忌关门闭窗、穿衣过厚、大汗淋漓、汗后淋雨涉水。

后随访，诉身痛及汗出均已消失，睡眠好。

三、诊疗品析

【病案一品析】

张晋峰治疗本病，重视产后多虚多瘀、不荣则痛、不通则痛的特点，治以补肾养血，散寒止痛，选用独活寄生汤加味。独活寄生汤出自唐代医家孙思邈的《备急千金要方》，书载："夫腰背痛者，皆由肾气虚弱、卧冷湿地当风得之。不时速治，喜流入脚膝为偏枯、冷痹、缓弱疼重，或腰痛、挛脚重痹，宜急服此方。"独活寄生汤主治肝肾两亏，气血不足，风寒湿邪外侵，腰膝冷痛，酸重无力，屈伸不利，或麻木偏枯，冷痹日久不愈。方中独活、桑寄生祛风除湿，养血和营，活络通痹，为君药；牛膝、杜仲、熟地黄补益肝肾，强壮筋骨，为臣药；熟地、川芎、当归补血活血，太子参、茯苓、甘草益气扶脾，均为佐药，使气血旺盛，助于祛除风湿；又佐以细辛搜风治风痹，桂枝祛寒止痛，使以秦艽、防风祛周身风寒湿邪。针对产后多虚多瘀的病理特点，张晋峰在其基础上加用鸡血藤、片姜黄、羌活、木瓜。大剂量鸡血藤（至少30g）行血补血，调经，舒筋活络，且藤类药物易达其肢；片姜黄辛温相合、外散风寒、内行气血，苦温相合、外胜寒湿，内破瘀血，有破血行气、通络止痛、祛风疗痹之效；羌活散表寒、祛风湿、利关节、止痛；木瓜归经于肝、脾，具有舒筋活络、和胃化湿的功效，善治湿痹拘挛，腰膝关节酸重、疼痛。各药合用，共达标本兼顾，扶正祛邪之功。

同时，辅以补益肝肾，强腰壮骨的补肝益肾丸，与口服汤剂协同起效。

【病案二品析】

"夫产后中风，筋脉四肢拘急者，是气血不足，脏腑俱虚"。本例患者先用利凡诺尔引产，后因胚物残留予以清宫，整个过程失血过多，气随血脱，致气血两虚，百骸空虚，血虚经脉失养，进而导致产后身痛。"产后无得令虚，当大补气血为先，虽有杂症，以末治之"。张晋峰谨守病机，立法选方，以益气养血，通络止痛之八珍汤加味治之。八珍汤为四君子汤与四物汤合方，八味药物皆为补气养血之珍品，故名"八珍汤"。张秉成曰："夫人之所赖以生者，气与血耳，而医家之所以补偏救弊者，亦惟血与气耳。故一切补气诸方，皆从四君化出；一切补血诸方，又当从此四物化出也。"既能健脾养胃以益气，又能养肝行滞以补血，适于一切因气血不足所致之证。经云："有形之血难以速生，无形之气所当急固"，故而张晋峰加黄芪以助补气之功，寓气能生血，临证中，如气虚甚，黄芪可加量至30g，并加阿胶助四物以加强补血之效；且加川断、桑寄生、怀牛膝、鹿角霜等补肾强腰膝之品；妙用鸡血藤以养血活血、舒筋活络；桂枝取其温经通脉，助阳化气，散寒止痛之意；酸枣仁养心宁心，安神助眠；甘草调和诸药。故能气充血足而疾病向愈。

【小结】

张晋峰将中医经典理论与实践结合，根据产后多虚多瘀、易受风寒湿邪侵袭的特点，遵循"勿拘于产后、勿忘于产后""急则治其标，缓则治其本"的治疗原则，灵活运用经典方药治疗产后身痛，每获良效。遵从中医学整体观念、天人合一、人与自然是一个整体的指导思想，在用药治疗的同时，嘱咐患者调整生活方式，以利于产后康复。

第二节 产后汗证

产后汗证是妇女产褥期间常见的一种疾病，指妇女产后汗出持续不止，轻者稍感黏滞不适，可在数天后自行缓解；重者日夜多汗，动则尤甚，病程迁延，加重女性心理负担，影响其生活质量。产后汗证轻者数天内可自行缓解，重者病程迁延，变生他疾。产后汗证的发病机制尚未明确，现代医学认为本病多由自主神经功能紊乱，汗腺异常分泌所致，多采取谷维素、维生素等药物进行对症治疗，效果不甚明显，中医药治疗本病有其独到的优势。

一、辨证分型

产后汗证包括产后自汗和产后盗汗两种。产后自汗指妇人产后涔涔汗出，持续不止者。产后盗汗指妇人产后寐中汗出湿衣，醒来即止者。本病甚者可大汗淋漓、亡阳脱汗，故不可不察。

张晋峰根据其临床表现，结合产后亡血伤津之特点，将本病分为阳虚证、阴虚证两型。"产后汗不止者，皆由阳气顿虚，腠理不密，而津液妄泄也"。产后卫阳不固，腠理疏松，以致阳不敛阴，阴津妄泄而为自汗。"产后虚汗不止者，由阴气虚而阳气加之。里虚表实，阳气独发于外，故汗出也"。产后亡血伤阴，阴血不足，阴津益亏，阴气既虚，不能配阳，于是阳气内强，迫津外出而为盗汗。治宜补虚敛汗。

1.阳虚证

产后冷汗出，不能自止，喝汤、活动、紧张时加剧，伴畏寒恶风，身冷肢凉，乏力气短，神疲倦怠，舌质淡，苔薄白，脉细弱。治以温阳实卫，益气固表。方选桂枝加龙骨牡蛎汤加味。

2.阴虚证

产后睡中汗出，甚则湿透衣被，醒后即止，面色潮红，头晕耳鸣，咽干口燥，五心烦热，腰膝酸软，舌质红，苔少，脉细数。治以滋阴养血，生津敛汗，方选生脉散加味。

二、病案实录

 病案一：产后汗证（阳虚证）

李某，女，31岁。2020年7月5日初诊。

【主诉】顺产后汗出2月余。

【现病史】患者2个月前顺产一女婴，产后即出现汗出过多，为冷汗，不能自止，喝汤、活动后加剧，伴恶风、身冷肢凉，神疲倦怠，纳寐好，二便调，舌质淡，苔薄白，脉沉弱。

【中医诊断】产后汗证（阳虚证）。

【辨证分析】产时、产后伤血，阳气随血耗致阳虚，阳虚不敛则汗液外渗无度；阳气亏损，机体之温养、推动、蒸腾和气化功能减弱而致恶风，身冷肢凉；气虚推动无力，致神疲倦怠；冷汗不止，舌质淡，苔薄白，脉沉弱为阳气亏虚之征，辨证属阳虚证。治以温阳实卫，益气固表，方选桂枝加龙骨牡蛎汤加味。

【处方】桂枝9g、芍药15g、龙骨30g、牡蛎30g、黄芪15g、白术15g、防风12g、麻黄根12g、甘草3g、生姜3片、大枣2枚，10剂，水煎服。

二诊： 2020年7月16日。经治后，汗出明显好转，仍感神疲倦怠，身冷肢凉，舌质淡，苔薄白，脉沉弱。

【辨证分析】经治汗出明显减轻，神疲倦怠、身冷肢凉仍属阳虚之征。治疗仍当温阳实卫，益气固表。

【处方】上方，继服7剂。

嘱调饮食，畅情志，避免劳累，切忌关门闭窗、穿衣过厚、汗出当风。

后随访，患者诉诸症皆除。

 病案二：产后汗出（阴虚证）

孙某，女，35岁。2019年1月20日初诊。

【主诉】产后夜间汗出3周。

【现病史】患者1个月前剖宫产，产后母乳喂养，乳汁充足。3周前出现夜间睡中汗出，湿透衣被，醒后即止，入睡困难，伴口干咽干，纳好，二便调，舌质红，苔少，脉细数。

【中医诊断】产后汗证（阴虚证）。

【辨证分析】产时失血伤津，阴血亏虚，阴虚内热，寐时阳乘阴分，迫津外泄而致盗汗；醒后阳气卫外，腠理充，皮毛实而汗自止。虚热灼阴，津不上乘，则口干咽干；阴血亏虚，心神失养而致失眠；舌质红，苔少，脉细数为阴虚内热之征，辨证属阴虚证。治以滋阴养血，生津敛汗，宁心安神，方选生脉散合酸枣仁汤化裁。

【处方】太子参15g、五味子9g、麦冬12g、熟地15g、山茱萸12g、酸枣仁30g、茯苓15g、知母9g、川芎9g、百合15g、煅龙骨30g、煅牡蛎30g、甘草3g，10剂，水煎服。

二诊：2019年2月1日。经治后仍睡中汗出，但程度较前明显减轻，余症均有所减轻，舌质红，苔少，脉细数。

【辨证分析】盗汗减轻，治疗有效，效不更方，继以滋阴养血，生津敛汗，宁心安神。

【处方】上方，继服10剂。

嘱调饮食，畅情志，避免劳累，汗后应注意更换干爽衣物。

后随访，诸症悉除。

三、诊疗品析

【病案一品析】

《妇人大全良方》认为本病因"阳气频虚，腠理不密而津液妄泄也"。因产伤气，腠理不密，卫阳不固，持续汗出，病程迁延，气虚失其温煦之职，必损阳气，卫阳不足，腠理开阖无权，汗液外泄，治以温阳实卫，益气固表。桂枝加龙骨牡蛎汤出自《金匮要略》，集和营卫、调阴阳、收敛固涩为一体。方中桂枝温通血脉，和营散风；白芍，本草言其"益阴养血、滋润肝脾"，可补阴精而充营血，桂枝散在表之阳邪，白芍收营脉之阴血，散收兼用，恰合病机；生姜一则助桂枝以散邪，二则鼓舞卫气，助气血生化；大枣、甘草既和中益气，又调和诸药；龙骨、牡蛎重镇固涩、潜阳入阴，起到固涩汗液、摄纳浮阳的作用；黄芪、白术、防风取玉屏风散之意，加强益气固表止汗之效；麻黄根可实表气，固虚止汗。全方集散、补、涩、敛于一体，全面应对疾病各个环节，故疗效显著。

【病案二品析】

"寐中而通身如浴，觉来方知，属阴虚，营血之所主也"，产时失血致阴亏，荣弱卫强，阳盛阴弱，迫汗外出，治宜滋阴敛汗。《傅青主女科》云：凡分娩时汗出，由劳伤脾，惊伤心，恐伤肝也。产妇兼三者而汗出，不可即用敛汗之剂，神定而汗自止。张晋峰以滋阴生津之生脉散合宁心安神之酸枣仁汤加敛汗之品治疗本病。以太子参易人参加强益气生津之功，防人参过于峻补；五味子、麦冬、熟地、山茱萸滋阴敛汗；酸枣仁、百合、茯苓养血补肝，宁心安神；知母苦寒质润，滋阴润燥，清热除烦；川芎辛散，调肝血而疏肝气，与大量酸枣仁相伍，辛散与酸收并用，补血与行血结合，具有养血调肝之妙；煅龙骨、煅牡蛎镇惊安神，敛汗；甘草调和诸药。诸药合用，寓补、润、养、调、敛于一体，滋阴润燥，养血调肝，生津敛汗，宁心安神，则气复津生，汗止阴存，血足神宁，诸症自除。

【小结】

张晋峰认为产后汗证临床以产后出汗量过多、持续时间长为特点。治疗时，需注意产后营血津液亏虚的体质因素，及时治疗，防止气随津脱，变生他疾。辨证分为阳虚证、阴虚证，治疗时尚需注意阴损及阳，阳损及阴，自汗与盗汗并存的情况。需加强产后营养，并适当锻炼，增强体质。切忌关门闭窗、穿衣过厚、汗后当风。

第三节 缺 乳

正常产妇分娩后1～2天乳房即有乳汁分泌。产后哺乳期内，产妇乳汁少或全无者，称"缺乳"，又称"产后乳汁不行"。先天乳腺发育异常，婴儿未能及时吮吸、营养差、饮食量少等均可导致乳汁不足。精神情志因素与乳汁分泌直接相关，如失眠、过劳、焦虑、恼怒、疼痛等均能使乳汁分泌减少。缺乳多发生于新产后，亦可见于整个哺乳期。近年来，产妇年龄趋于增高，加之剖宫产率上升等因素，导致产后缺乳的发病率有上升的趋势，严重影响产妇身心健康和婴幼儿健康成长。

一、辨证分型

"妇人乳汁，乃冲任气血所化，故下则为经，上则为乳""产妇有两种乳汁不行，有气血盛而壅闭不行者，有血少气弱涩而不行者"。张晋峰认为缺乳的主要病机为乳汁生化不足或乳络不畅，辨证可分为气血虚弱证和肝郁气滞证两型。临证应根据乳汁清稀或稠、乳房有无胀痛，结合舌脉及其他症状以辨虚实。如乳汁甚少而清稀，乳房柔软，多为气血虚弱证；若乳汁稠，胸胁胀满，乳房胀硬疼痛，多为肝郁气滞证。治疗遵循"虚则补之，实则疏之"的治则。

1.气血两虚证

产后乳汁少，甚或全无，乳汁稀薄，乳房柔软无憋胀感，面色无华，精神倦怠，寐欠安，舌质淡，苔薄白，脉细弱。治以益气养血，通络下乳，方选八珍汤加味。

2.肝郁气滞证

产后乳汁涩少，乳汁浓稠，乳房胀满疼痛，伴胸胁胀满，食欲不振，嗳气叹息，舌质淡红，苔薄白，脉弦或弦滑。治以疏肝解郁，调理气血，通络下乳，方选逍遥散加味。

二、病案实录

病案一：缺乳（气血两虚证）

于某，女，33岁。2018年8月23日初诊。

【主诉】剖宫产后乳汁少22天。

【现病史】平素挑食，食后不易消化。22天前剖宫产1胎，产后母乳喂养，乳汁较少，近1周来乳汁减少明显，双乳房无胀感，乳汁稀薄，婴儿吮吸后哭闹不止，需补充奶粉。感乏力，恶露量少、色淡，纳呆，小便调，大便稀溏，面色萎黄，舌质淡，苔薄白，脉细弱。

【中医诊断】缺乳（气血两虚证）。

【辨证分析】"产后乳迟、乳少者，由气血之不足。"产后脾胃之气旺，则血旺而乳多；脾胃之气衰，则血减而乳少。素体脾胃虚弱，气血生化不足，加之剖宫产失血耗气，致气血愈虚，乳汁化生乏源，而致缺乳。气虚血少不能上荣头面四肢，致面色萎黄，乏力；脾虚生湿，湿邪下注走于大肠，致大便稀溏。乳汁稀薄、恶露量少、色淡，舌质淡，苔薄白，脉细弱皆为气血两虚之征。治以益气养血，通络下乳，方选八珍汤加味。

【处方】党参9g、白术15g、茯苓15g、当归9g、熟地9g、川芎9g、白芍15g、黄芪30g、鸡血藤30g、阿胶6g、白扁豆12g、黄精15g、山药15g、通草9g、王不留行15g、益母草15g、甘草3g，7剂，水煎服。

嘱患者服黄豆炖乌鸡汤。

二诊： 2018年9月3日。经治后乳汁明显增多，但每日仍需加奶粉2~3次，余症均有所减轻，舌质淡，苔薄白，脉细弱。

【辨证分析】乳汁增加，诸症皆减轻，观其舌脉，辨证仍属气血两虚。治疗仍当益气养血，通络下乳。

【处方】上方，继服7剂。

嘱多饮汤水，加强营养，定时喂养，保证睡眠。

后随访，自述乳汁可满足婴儿需求。

病案二：缺乳（肝郁气滞证）

李某，女，30岁。2020年10月15日初诊。

【主诉】产后1个月，乳汁量少7天。

【现病史】1个月前顺产一胎，产后母乳喂养，乳汁充足。1周前与丈夫生气后乳汁量骤减，婴儿每日需添加奶粉4~5次。乳汁浓稠，伴乳房胀痛，乳房无红肿及灼热感，胸胁胀满，嗳气叹息，纳寐好，二便调，舌质淡红，苔薄白，脉弦。

【中医诊断】缺乳（肝郁气滞证）。

【辨证分析】情志郁结，肝气不舒，气机不畅，乳络受阻，故乳汁涩少；乳汁壅滞，运行受阻，故乳房胀满而痛，乳汁浓稠；胸胁为肝所布，肝气郁结，疏泄不利，气机不畅，故胸胁胀满、善叹息；肝气郁滞，横逆克犯脾胃，致胃失和降，胃气上逆而嗳气。舌质淡红，苔薄白，脉弦，为肝郁气滞之征。治宜疏肝解郁，调理气血，通络下乳，方选逍遥散加味。

【处方】柴胡9g、当归12g、白芍15g、白术15g、茯苓15g、薄荷9g、熟地9g、川芎9g、青皮12g、漏芦12g、王不留行15g、路路通12g、合欢皮15g、甘草3g，7剂，水煎服。

二诊： 2020年10月24日。经治后乳汁有所增加，乳房胀痛、胸胁胀满、嗳气叹息均已消失，舌质淡红，苔薄白，脉弦。

【辨证分析】乳汁增加，余症皆消失，治疗效果明显，继续巩固治疗。

【处方】上方，继服7剂。

嘱其家人要积极配合创造良好温馨的环境，调畅情志，定时喂养，保证睡眠。

后随访，自述乳汁可满足婴儿需求。

三、诊疗品析

【病案一品析】

"夫乳乃气血之所化而成也，无血固不能生乳汁，无气亦不能生乳汁。然二者之中，血之化乳，又不若气之所化为尤速。""乳全赖气之力，以行血而化之也。"本例患者素体脾胃素弱，气血生化不足，复因分娩失血耗气，致气血亏虚，乳汁生化乏源，因而乳汁少。张晋峰以益气养血，通络下乳法治疗，方选八珍汤加味。八珍汤益气养血，以增乳汁生化之源；另加大剂量黄芪、黄精益气生血；鸡血藤、阿胶养血；白扁豆、山药健脾止泻；通草、王不留行通络下乳；益母草祛瘀止血以生新，能使恶露止，新血上行而化乳；甘草调和诸药。全方共奏益气养血、通络下乳之功，使气血充足，乳脉通畅，则乳汁自出。

【病案二品析】

本案例源于产后情志不舒，肝失条达，气机郁滞，致乳汁分泌甚少。张晋峰以疏肝解郁，调理气血、通络下乳为法，以逍遥散加味治疗此类缺乳。方中逍遥散疏肝解郁，养血健脾；熟地补血养血；青皮、合欢皮加强疏肝解郁之功；漏芦通乳管，利经脉，解毒下乳；王不留行活血通经下乳，善于通利血脉，行而不住，走而不守，上能通乳汁，下能通经闭；路路通祛风活络，利水通经，为通乳常用药；川芎辛散温通，为血中之气药。全方疏肝理气，调和气血，通络下乳之功效著。

【小结】

缺乳临证多见气血两虚证和肝郁气滞证。虚者宜益气养血，通络下乳；实者宜疏肝解郁，调和气血，通络下乳。张晋峰在治疗的过程中特别注意指导产妇正确哺乳，保证产妇充分休息，保持心情舒畅，有足够的营养和水分摄入，养成良好的哺乳习惯，治养结合，疗效显著。

参考文献

［1］许茜亚，全松．排卵障碍性不孕症的诊疗策略［J］，实用妇产科杂志，2020，36（5）：328．

［2］周建军，孙海翔．子宫性不孕症诊治的经验与体会［J］．实用妇产科杂志，2020，36（50）：332–335．

［3］冷金花，史精华．子宫腺肌病合并不孕治疗策略［J］．中国实用妇科与产科杂志，2020，36（6）：516–518．

［4］谢幸，孔北华，段涛．妇产科学［M］．北京．人民卫生出版社，2018：70–74．

［5］谈勇．中医妇科学［M］．北京．中国中医药出版社，2018：154–160．

［6］自然流产诊治中国专家共识编写组．自然流产诊治中国专家共识［J］．中国实用妇科与产科杂志，2020，36（11）：1082–1090．

［7］高学敏．中药学［M］．北京：中国中医药出版社，2008：320–321．

［8］刘影，张伟娟，任亚娟等．生化汤的临床应用及实验药理［J］．河南中医，2013，33（4）：603–604．

［9］李冀，李奇玮，朱明雪等．四君子汤、四物汤、八珍汤的药理作用及其作用机制的比较研究进展［J］．中医药学报，2016，44（1）：77–78．

［10］宋晓钰，姜玉婷，菟丝子总黄酮的药理作用及其治疗痛经的研究［J］．医学信息，2020，33（8）：29–31．

［11］蒋莎，张扬，陈璐等．补肾活血法调节孕激素对不明原因复发性流产分泌晚期蜕膜化的影响［J］．中华中医药学刊，2019，37（10）：2362–2368．

［12］韩莹，张岩，杨德芳等．基于当归/白芍提取物调节原发性痛经大鼠子宫供血的机制研究［J］．中南医药，2018，16（5）：625–628．

［13］童琦，张之燕．辅助生殖技术的并发症［J］．国外医学：计划生育分册，1996，15（1）：25–28．

［14］徐慧，王燕，方庆霞等. 陈瑞雪治疗先兆流产合并宫腔积血临床经验探赜［J］. 中华中医药杂志，2019，34（12）：5717-5719.

［15］周立. 复方丹参注射液联合寿胎丸治疗复发性流产临床观察［J］. 中医药临床杂志，2016，28（1）：60-62.

［16］卫爱武，娄丽霞，宋艳丽. 丹寿汤正交t值分析及其不同配伍对抗心磷脂抗体致复发性流产的影响［J］. 中医学报，2010，25（3）：468-470.

［17］田昕. 保胎三七汤联合地屈孕酮对先兆流产妊娠结局及血清P、β-HCG、E_2的影响［J］. 现代中西医结合杂志，2016，25（14）：1528-1530.

［18］张慧雯. IVF-ET术后先兆流产孕妇焦虑情绪相关影响因素分析及社会支持调查研究［J］. 齐齐哈尔医学院学报，2016，37（13）：1715-1717.

［19］张志城. 临床产科学［M］. 天津：天津科学技术出版社，2001：75-727.

［20］贺一新，赵素霞，崔瑛等. 酸枣仁抗焦虑活性物质分析［J］. 中药材，2010，33（2）：229.

［21］兖娜娜，杨菁. 复发性流产的治疗进展［J］. 中华生殖与避孕杂志，2018，38（11）：81-86.

［22］温梦乔，徐琳. 不同原因不孕症中子宫内膜容受性的评价［J］. 实用妇科内分泌杂志：电子版，2017，4（3）：14-15.

［23］高敏芝. 控制性超排卵对子宫内膜容受性的影响［J］. 复旦学报（医学版），2009. 36（2）：248.

［24］辛明蔚，何军琴. 中医药改善子宫内膜容受性的机制研究进展［J］. 现代中医临床，2018，25（2）：55-58.

［25］陈芊. 补肾活血对子宫内膜的影响［J］. 青岛医药卫生，2004，36（2）：112-113.

参考文献